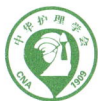

中华护理学会手术室护理专业委员会　组织编写

手术室专科护理技术质量评价标准

编写委员会

主　审　吴欣娟

主　编　孙育红

副主编　王　维　马　艳　王惠珍　安晶晶　王　菲　李国宏　陈肖敏　穆　莉
　　　　张增梅　彭玉娜　赵　鑫　敬　洁　张琳娟　王　薇　于　婧　邓述华

编者（以姓氏笔画为序）

于　婧（吉林大学第一医院）

马　艳（中国医学科学院阜外医院）

王　菲（首都医科大学附属北京友谊医院）

王　维（上海交通大学医学院附属瑞金医院）

王　薇（北京市朝阳区妇幼保健院）

王惠珍（中国医学科学院北京协和医院）

邓述华（北京大学第三医院）

刘　莉（北京大学肿瘤医院）

安晶晶（四川大学华西医院）

孙育红（中日友好医院）

李国宏（东南大学附属中大医院）

李根娣（复旦大学附属华山医院）

张琳娟（西安交通大学第一附属医院）

张增梅（郑州大学第一附属医院）

陈肖敏（浙江省人民医院）

赵　青（上海交通大学医学院附属胸科医院）

赵　鑫（中国医科大学附属第一医院）

胡崟清（上海交通大学医学院附属第九人民医院）

钱文静（上海交通大学医学院附属瑞金医院）

钱维明（浙江大学医学院附属第二医院）

彭玉娜（天津市第一中心医院）

敬　洁（四川省医学科学院·四川省人民医院）

普　鹰（上海市第一人民医院）

穆　莉（北京大学第一医院）

魏彦姝（北京大学人民医院）

人民卫生出版社

·北　京·

图书在版编目（CIP）数据

手术室专科护理技术质量评价标准 / 孙育红主编.
北京 ：人民卫生出版社，2025. 4 （2025. 9重印）.
ISBN 978-7-117-37782-9

Ⅰ. R472. 3

中国国家版本馆 CIP 数据核字第 2025JG5564 号

人卫智网	www.ipmph.com	医学教育、学术、考试、健康，购书智慧智能综合服务平台
人卫官网	www.pmph.com	人卫官方资讯发布平台

手术室专科护理技术质量评价标准

Shoushushi Zhuanke Huli Jishu Zhiliang Pingjia Biaozhun

主　　编：孙育红
出版发行：人民卫生出版社（中继线 010-59780011）
地　　址：北京市朝阳区潘家园南里 19 号
邮　　编：100021
E - mail：pmph @ pmph.com
购书热线：010-59787592　010-59787584　010-65264830
印　　刷：河北环京美印刷有限公司
经　　销：新华书店
开　　本：710×1000　1/16　　印张：15
字　　数：246 千字
版　　次：2025 年 4 月第 1 版
印　　次：2025 年 9 月第 3 次印刷
标准书号：ISBN 978-7-117-37782-9
定　　价：58.00 元
打击盗版举报电话：010-59787491　E-mail：WQ @ pmph.com
质量问题联系电话：010-59787234　E-mail：zhiliang @ pmph.com
数字融合服务电话：4001118166　E-mail：zengzhi @ pmph.com

序

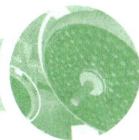

手术室作为医疗体系中的重要平台科室，其护理工作的专业性与精细度直接关系到患者的生命安全和医疗效果。为此，中华护理学会手术室护理专业委员会编撰了《手术室专科护理技术质量评价标准》一书，以此规范手术室护理工作，提升护理质量，保障患者安全。

本书系统地梳理了手术室专科护理的核心技术要点，结合临床实践，制定了科学、实用的评价标准。该标准不仅涵盖了手术室护理的基本流程与操作规范，还强调了护理人员在手术过程中的责任心与专业素养，为手术室护理工作提供了参考与指引。相信，通过本书的学习与实践，护理人员能够更好地掌握手术室护理的重点与精髓，提升个人技术水平，为患者提供更加优质、高效的护理服务。

《手术室专科护理技术质量评价标准》是中华护理学会手术室护理专业委员会对手术室护理工作的凝练总结，本书的编撰工作汇聚了众多手术室护理领域的专家及一线护理骨干的智慧和力量。在此基础上，作者结合自身的实践经验和理论知识，对手术室专科护理技术进行了深入剖析和研究，形成了这套具有指导意义和实用价值的评价标准。该标准的出台将推动手术室护理工作向更加专业化、规范化的方向发展。希望手术室护理人员通过学习、领会并践行这一标准，共同为手术室护理事业的发展贡献力量。

衷心感谢参与本书编撰的专家与同仁们的辛勤付出。谨以此序，祝贺《手术室专科护理技术质量评价标准》的编撰出版。相信，在中华护理学会手术室护理专业委员会的带领下，手术室护理工作将不断迈向新高度，为患者的健康与生命保驾护航。

中华护理学会理事长

吴欣娟

2025 年 2 月

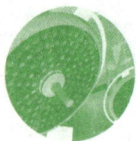

前　言

　　随着医疗技术的飞速发展,手术室作为医疗体系中的核心部门,其护理工作的质量和安全性愈发受到重视。手术室护理不仅是医疗过程中的重要环节,更是保障患者生命安全、促进患者康复的关键因素。因此,制定一套科学、规范、实用的手术室专科护理技术质量评价标准,对于提升手术室护理水平、保障患者安全具有重要意义。

　　中华护理学会手术室护理专业委员会深知肩负的重任,经过长期的实践探索与深入研究,充分借鉴国内外先进理念和技术,对手术室专科护理技术进行了全面梳理和规范,编写了《手术室专科护理技术质量评价标准》。本书共8章,包括无菌技术、手术体位、电外科安全、手术隔离技术、手术物品清点、手术室管理、感染控制管理、患者安全管理。旨在为手术室护理人员提供一套全面、系统的评价标准和指导原则,帮助大家更好地掌握手术室护理的核心技术,提高护理工作的质量和安全。

　　本书的特点主要体现在以下几个方面:

　　1. 实用性　本书根据手术室护理的各个环节和关键节点,制定了详细的手术室护理技术操作标准和流程。这些标准既符合医疗护理的基本规范,又充分考虑了手术室护理的特殊性和复杂性,旨在确保每一项护理操作都能达到规范、安全、实用的要求。

　　2. 标准化、流程化　本书注重理论与实践相结合,详细介绍了手术室各项专科护理技术的操作评价内容和标准,使护理人员能够更加直观地理解和掌握各项手术室护理技术。另外,本书将手术室护理技术操作过程进行流程化设计,明确了各环节的先后顺序、操作要点和注意事项,旨在提高工作效率。

　　由于全书内容都是以评价标准及操作流程展开讲解,为读者阅读方便表格和流程图均在相应标题下,避免重复全书不写表号表题和图号图题。

　　相信本书的出版,有助于提升手术室各项护理技术在临床规范化、标准化和科学化的开展。同时,我们也期待广大护理同仁能够认真学习和应用本书中的评价标准和技术要求,并在使用中不断总结经验、完善标准、优化流程,共同推动我国手术室护理事业的发展。

特别感谢所有为本书编写付出辛勤努力的各位专家和护理同仁们,感谢他们对手术室护理事业的贡献和支持。未来让我们继续携手共进、再攀新高峰!

中华护理学会手术室护理专业委员会主任委员

孙育红

2025 年 2 月

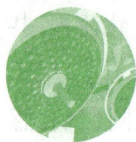

目 录

第一章　无菌技术

一、外科手消毒质量评价标准及操作流程

(一) 目的

清除或者杀灭手表面暂居菌,减少常居菌,抑制手术过程中手表面微生物的生长,减少手部皮肤细菌的释放,防止病原微生物在医务人员和病人之间的传播,有效预防手术部位感染发生。

(二) 注意事项

1. 在整个过程中双手应保持位于胸前并高于肘部,保持指尖朝上,使水由指尖流向肘部,避免倒流。

2. 手部皮肤应无破损。

3. 冲洗双手时避免溅湿衣裤。

4. 戴无菌手套前,避免污染双手。

5. 术后摘除外科手套后,应用洗手液清洁洗手。

6. 外科手消毒液开启后应标明日期、时间,易挥发的醇类产品开瓶后的使用期不得超过 30d,不易挥发的产品开瓶后使用期不得超过 60d,或遵循产品使用说明。

（三）刷手消毒法质量评价标准

评价指标			评价内容	分值	扣分标准	扣分
操作前准备（12分）	环境准备（2分）		在洁净区内	1	环境不符合要求各1分	
			环境清洁	1		
	自身准备（10分）	着装（2分）	服装整洁、着装符合手术室规范	2	洗手衣、裤着装不符合要求各1分	
		帽子口罩（4分）	帽子遮住所有头发；口罩佩戴正确,松紧适宜	4	帽子未遮住头发1分,口罩佩戴不正确1分,松紧不适宜2分	
		手及指甲（3分）	手部无伤口；指甲长度不超过指尖、无指甲油及装饰	3	手有伤口1分,指甲不符合要求2分	
		首饰（1分）	无戒指、无手表及手镯、无耳环、无珠状项链	1	有一项不符合要求1分	
操作流程质量标准（68分）	物品准备（6分）	手消毒用品（2分）	洗手液(查有效期)及干手物品	0.5	物品准备遗漏一项0.5分	
			外科手消毒液(查有效期)	0.5		
			无菌擦手巾(查有效期、化学指示胶带)、擦手巾收纳筐	0.5		
			计时装置及水温调试	0.5		
		手刷持物钳（4分）	手刷(按照无菌包检查)	2	一项遗漏2分	
			持物钳(按照无菌包检查)	2		
	刷手法（21分）	初步洗手（21分）	洗手前（6分） 打开无菌擦手巾的包装	2	未打开包装2分	
			检查灭菌指示卡	2	未查指示卡2分	
			挽起衣袖至上臂下1/3以上	2	未执行2分	
			湿手取液（2分） 湿润双手及前臂	1	未湿润双手1分、洗手液不适量1分	
			取适量洗手液涂抹(根据洗手液说明)	1		
			洗手（6分） 清洗(按六步洗手法彻底揉搓双手)	3	六步洗手法操作不规范3分,时间不正确3分	
			清洗时间≥1min	3		

续表

评价指标				评价内容	分值	扣分标准	扣分
操作流程质量标准（68分）	刷手法	初步洗手（21分）	清洗手臂（4分）	旋转揉搓前臂及上臂下1/3处	2	旋转揉搓操作不规范2分 时间过短2分	
				揉搓时间至少15s（双臂）	2		
			冲洗擦干手（3分）	冲洗双手、前臂、上臂下1/3处；冲洗时应始终保持双手指尖朝上，高于肘部的姿势	2	冲洗时来回移动手臂、程序错误、洗手衣裤潮湿2分	
				使用干手物品擦干双手、前臂和上臂下1/3	1	操作不符合要求1分	
		外科手消毒（31分）	取刷取消毒液（4分）	取无菌手刷	2	操作不规范每项2分	
				取适量外科手消毒液（遵循产品使用说明）	2		
			刷指甲及手指（12分）	手在上刷在下，先刷甲缘、甲沟、指蹼	3	刷洗步骤错误每项2~3分	
				再由拇指桡侧开始，到指背、尺侧、掌侧	3		
				依次刷完双手手指	3		
				无遗漏刷指尖及指间	3		
			刷手掌、手背及手臂（13分）	分段交替刷左右手掌、手背，腕部	2		
				分段交替刷左右前臂、肘部	2		
				分段交替刷左右上臂下1/3处	2		
				无遗漏腕部、尺侧	2		
				无遗漏肘窝部	2		
				刷手时间≥3min	3		
			冲洗双手（2分）	冲洗时应始终保持双手指尖朝上，高于肘部的姿势，流动水自指尖流向肘部	2	冲洗时来回移动手臂、流动水自肘部倒流2分	

续表

评价指标	评价内容			分值	扣分标准	扣分
操作流程质量标准（68分）	刷手法	无菌巾擦手（10分）	擦手及手臂			
			取无菌擦手巾先擦干双手	1	擦拭方法不当1~2分	
			再将擦手巾完全展开,两手捏住擦手巾对角,齐边向肘侧	2		
			将未擦拭面向外折成三角形放于左侧腕部,右手抓住擦手巾两角,擦至上臂下1/3	2	无菌巾污染2分	
			同样的方法擦干右手至上臂下1/3	2	擦拭方法不当2分 无菌巾污染1分 双手位置不当2分	
			无菌擦手巾不得触及洗手衣,用毕弃于擦手巾收纳筐	1		
			双手保持胸前半伸位并高于肘部,避免污染	2		
效果评价（10分）	熟练程度		揉搓规范,用力恰当,时间合理	5	超时1min 1分	
			操作熟练、动作流畅、准确,洗手衣裤保持干燥	3	酌情1~3分	
			冲洗双手方法正确,无污染	2	酌情1~2分	
理论（10分）	提问内容		目的、注意事项	10	酌情1~10分	

（四）刷手消毒法操作流程

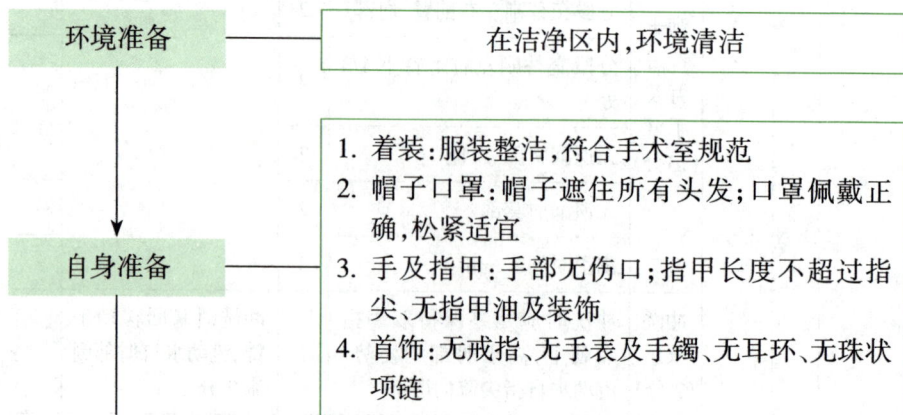

环境准备 —— 在洁净区内,环境清洁

自身准备 ——
1. 着装:服装整洁,符合手术室规范
2. 帽子口罩:帽子遮住所有头发;口罩佩戴正确,松紧适宜
3. 手及指甲:手部无伤口;指甲长度不超过指尖、无指甲油及装饰
4. 首饰:无戒指、无手表及手镯、无耳环、无珠状项链

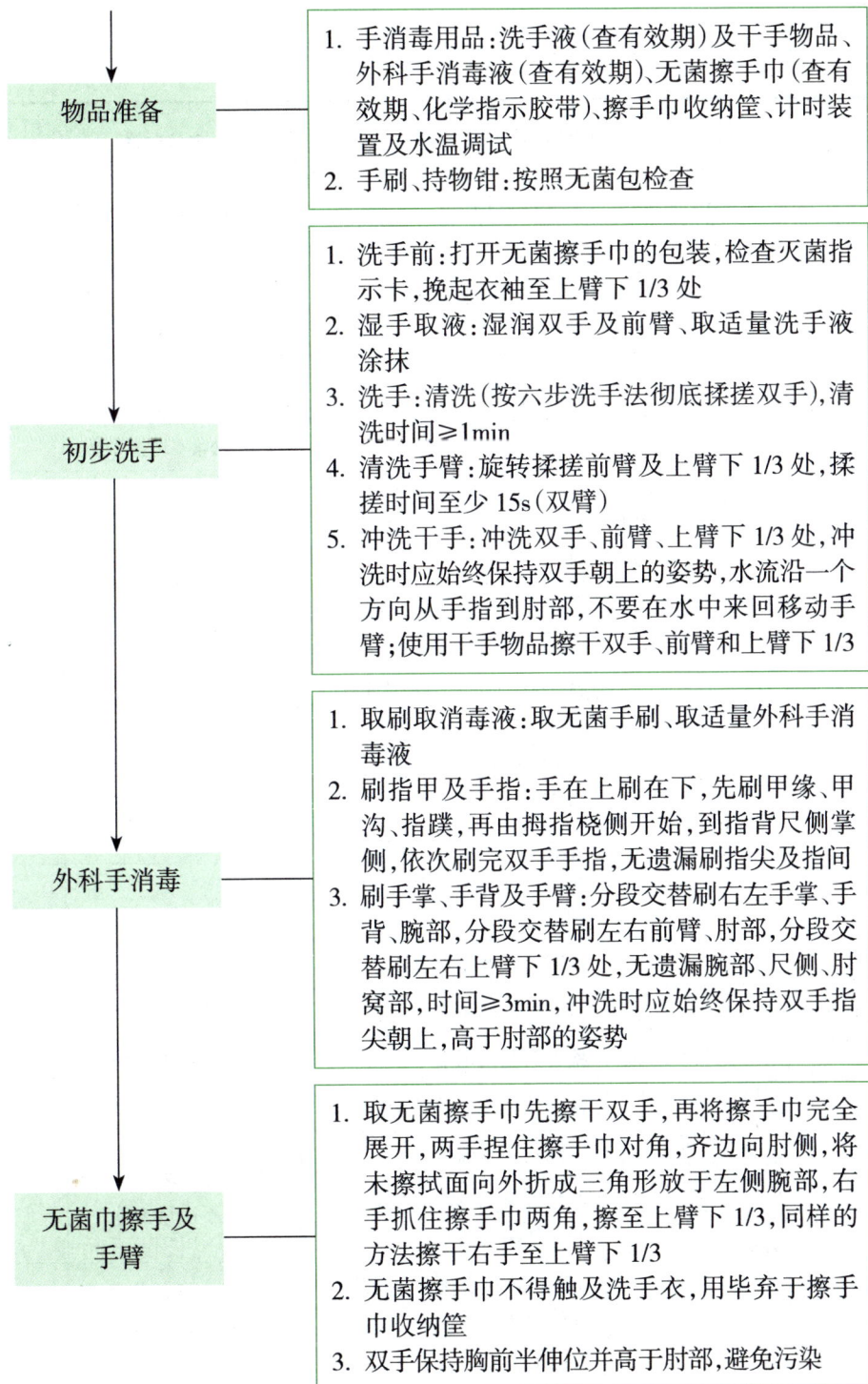

物品准备	1. 手消毒用品：洗手液（查有效期）及干手物品、外科手消毒液（查有效期）、无菌擦手巾（查有效期、化学指示胶带）、擦手巾收纳筐、计时装置及水温调试 2. 手刷、持物钳：按照无菌包检查
初步洗手	1. 洗手前：打开无菌擦手巾的包装，检查灭菌指示卡，挽起衣袖至上臂下 1/3 处 2. 湿手取液：湿润双手及前臂、取适量洗手液涂抹 3. 洗手：清洗（按六步洗手法彻底揉搓双手），清洗时间≥1min 4. 清洗手臂：旋转揉搓前臂及上臂下 1/3 处，揉搓时间至少 15s（双臂） 5. 冲洗干手：冲洗双手、前臂、上臂下 1/3 处，冲洗时应始终保持双手朝上的姿势，水流沿一个方向从手指到肘部，不要在水中来回移动手臂；使用干手物品擦干双手、前臂和上臂下 1/3
外科手消毒	1. 取刷取消毒液：取无菌手刷、取适量外科手消毒液 2. 刷指甲及手指：手在上刷在下，先刷甲缘、甲沟、指蹼，再由拇指桡侧开始，到指背尺侧掌侧，依次刷完双手手指，无遗漏刷指尖及指间 3. 刷手掌、手背及手臂：分段交替刷右左手掌、手背、腕部，分段交替刷左右前臂、肘部，分段交替刷左右上臂下 1/3 处，无遗漏腕部、尺侧、肘窝部，时间≥3min，冲洗时应始终保持双手指尖朝上，高于肘部的姿势
无菌巾擦手及手臂	1. 取无菌擦手巾先擦干双手，再将擦手巾完全展开，两手捏住擦手巾对角，齐边向肘侧，将未擦拭面向外折成三角形放于左侧腕部，右手抓住擦手巾两角，擦至上臂下 1/3，同样的方法擦干右手至上臂下 1/3 2. 无菌擦手巾不得触及洗手衣，用毕弃于擦手巾收纳筐 3. 双手保持胸前半伸位并高于肘部，避免污染

（五）免刷手冲洗手消毒法质量评价标准

评价指标	评价内容			分值	扣分标准	扣分
操作前准备（12分）	环境准备（2分）		在洁净区内	1	环境不符合要求各1分	
			环境清洁	1		
	自身准备（10分）	着装（2分）	服装整洁、着装符合手术室规范	2	洗手衣、裤着装不符合要求各1分	
		帽子口罩（4分）	帽子遮住所有头发；口罩佩戴正确，松紧适宜	4	帽子未遮住头发1分，口罩佩戴不正确1分，松紧不适宜2分	
		手及指甲（3分）	手部无伤口；指甲长度不超过指尖、无指甲油及装饰	3	手有伤口1分、指甲不符合要求2分	
		首饰（1分）	无戒指、无手表及手镯、无耳环、无珠状项链	1	有一项不符合要求1分	
操作流程质量标准（68分）	物品准备（4分）	手消毒用品（4分）	洗手液（查有效期）及干手物品	1	物品准备遗漏一项1分	
			外科免洗手消毒液（查有效期）	1		
			无菌擦手巾（查有效期、化学指示胶带）、擦手巾收纳筐	1		
			计时装置及水温调试	1		
	免刷手冲洗手消毒方法（64分）	初步洗手（21分）—洗手前（6分）	打开无菌擦手巾的包装	2	未打开包装2分	
			检查灭菌指示卡	2	未查指示卡2分	
			挽起衣袖至上臂下1/3处	2	未执行2分	
		湿手取液（2分）	湿润双手及前臂	1	未湿润双手1分、洗手液不适量1分	
			取适量洗手液涂抹（遵循产品使用说明）	1		
		洗手（6分）	清洗（按六步洗手法彻底揉搓双手）	3	六步洗手法操作不规范3分，时间不正确3分	
			清洗时间≥1min	3		

续表

评价指标	评价内容			分值	扣分标准	扣分
操作流程质量标准(68分)	免刷手冲洗手消毒方法(64分)	初步洗手(21分)	清洗手臂(4分) 旋转揉搓前臂及上臂下1/3处	2	旋转揉搓操作不规范2分	
			揉搓时间至少15s(双臂)	2	时间过短2分	
			冲洗擦干手(3分) 冲洗双手、前臂、上臂下1/3处;冲洗时应始终保持双手指尖朝上,高于肘部的姿势	2	冲洗程序错误、洗手衣裤潮湿2分	
			使用干手物品擦干双手、前臂和上臂卜1/3	1	操作不符合要求1分	
		外科手消毒(33分)	外科手消毒 取适量外科免洗手消毒液(遵循产品使用说明)	2	操作不规范每项2分	
			按六步洗手法均匀涂抹揉搓双手的每个部位	10	操作不规范1~10分	
			从腕部开始分段交替环状揉搓前臂和上臂下1/3,无遗漏	10	操作不规范1~10分揉搓各部位有空白5分	
			揉搓时间3~5min(遵循产品使用说明)	6	时间不符合要求2~6分	
			冲洗双手、前臂、上臂下1/3处;冲洗时应始终保持双手指尖朝上,高于肘部的姿势	5	口述:流动水达到GB5749规定(水质未达标戴手套前应使用醇类消毒液再次消毒双手)冲洗方法错误、有逆流污染2~5分	
		无菌巾擦手(10分)	无菌巾擦手 取无菌擦手巾先擦干双手	1	擦拭方法不当2分	
			再将擦手巾完全展开,两手捏住擦手巾对角,齐边向肘侧	2		
			将未擦拭面向外折成三角形放于左侧腕部,右手抓住擦手巾两角,擦至上臂下1/3	2	无菌巾污染2分	

续表

评价指标	评价内容			分值	扣分标准	扣分
操作流程质量标准（68分）	免刷手冲洗手消毒方法（64分）	无菌巾擦手（10分）	无菌巾擦手	同样的方法擦干右手及上臂下1/3	2	擦拭方法不当2分 无菌巾污染1分 双手位置不当2分	
				无菌擦手巾不得触及洗手衣，用毕弃于擦手巾收纳筐	1		
				双手保持胸前半伸位并高于肘部，避免污染	2		
效果评价（10分）	熟练程度			揉搓规范，用力恰当，时间合理	5	超时1min 1分	
				操作熟练、动作流畅、准确，洗手衣裤保持干燥	3	酌情1~3分	
				冲洗双手方法正确，无污染	2	酌情1~2分	
理论（10分）	提问内容			目的、注意事项	10	酌情1~10分	

（六）免刷手冲洗手消毒法操作流程

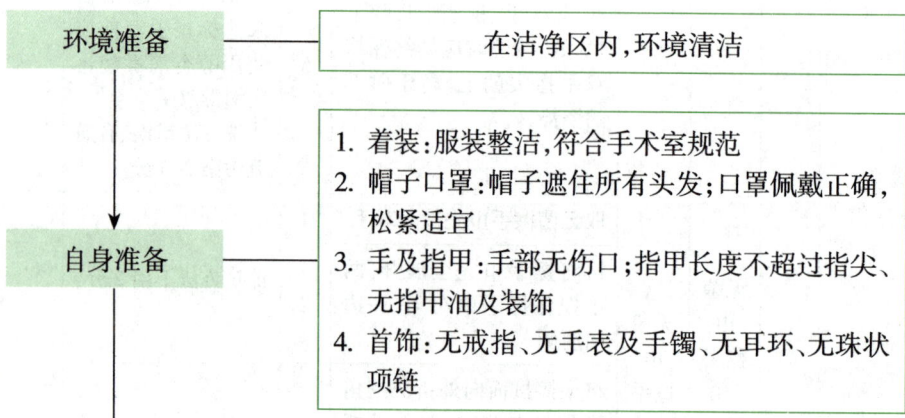

| 环境准备 | —— | 在洁净区内，环境清洁 |

1. 着装：服装整洁，符合手术室规范
2. 帽子口罩：帽子遮住所有头发；口罩佩戴正确，松紧适宜
3. 手及指甲：手部无伤口；指甲长度不超过指尖、无指甲油及装饰
4. 首饰：无戒指、无手表及手镯、无耳环、无珠状项链

↓ 自身准备 ——

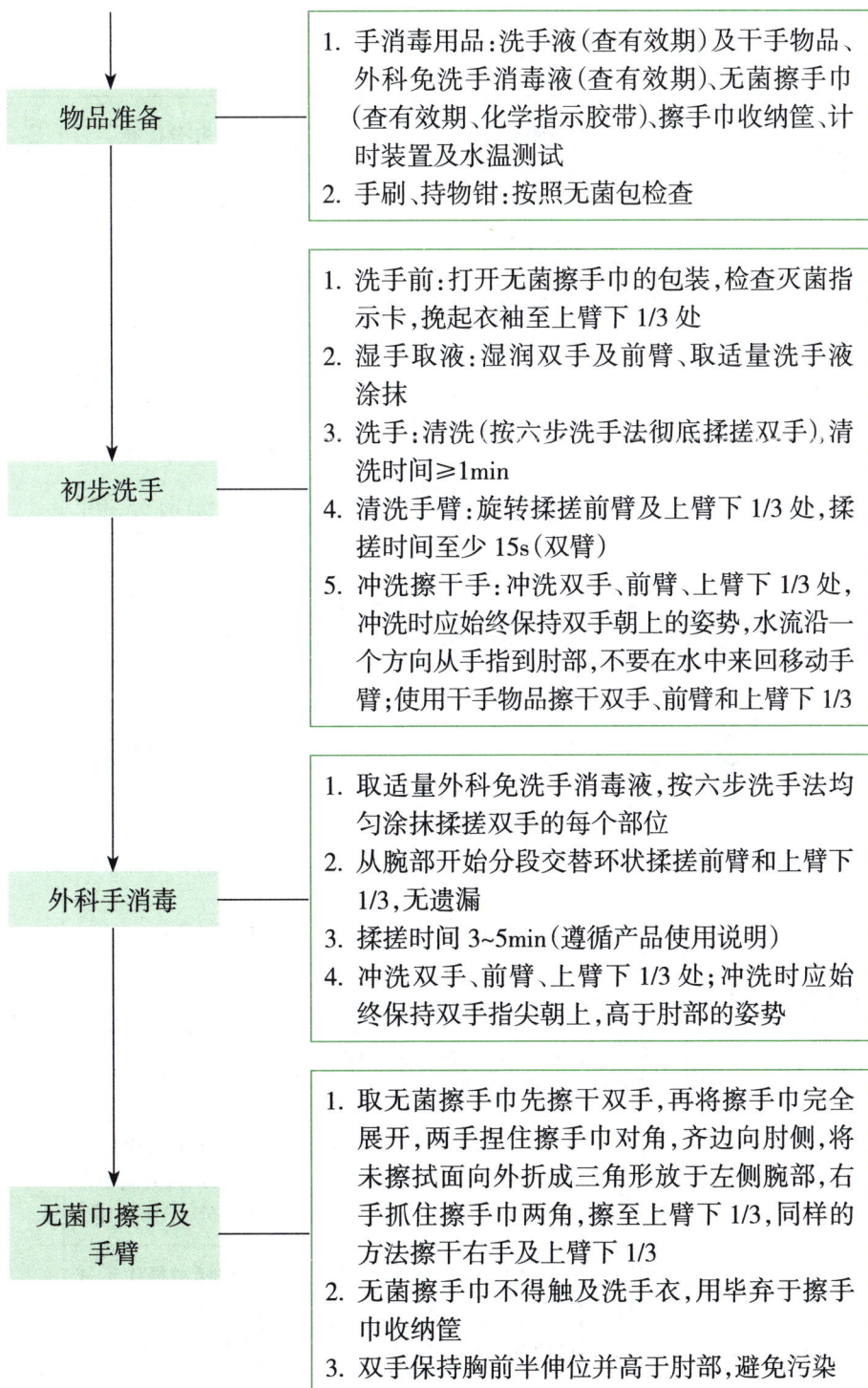

物品准备

1. 手消毒用品:洗手液(查有效期)及干手物品、外科免洗手消毒液(查有效期)、无菌擦手巾(查有效期、化学指示胶带)、擦手巾收纳筐、计时装置及水温测试
2. 手刷、持物钳:按照无菌包检查

初步洗手

1. 洗手前:打开无菌擦手巾的包装,检查灭菌指示卡,挽起衣袖至上臂下 1/3 处
2. 湿手取液:湿润双手及前臂、取适量洗手液涂抹
3. 洗手:清洗(按六步洗手法彻底揉搓双手),清洗时间≥1min
4. 清洗手臂:旋转揉搓前臂及上臂下 1/3 处,揉搓时间至少 15s(双臂)
5. 冲洗擦干手:冲洗双手、前臂、上臂下 1/3 处,冲洗时应始终保持双手朝上的姿势,水流沿一个方向从手指到肘部,不要在水中来回移动手臂;使用干手物品擦干双手、前臂和上臂下 1/3

外科手消毒

1. 取适量外科免洗手消毒液,按六步洗手法均匀涂抹揉搓双手的每个部位
2. 从腕部开始分段交替环状揉搓前臂和上臂下 1/3,无遗漏
3. 揉搓时间 3~5min(遵循产品使用说明)
4. 冲洗双手、前臂、上臂下 1/3 处;冲洗时应始终保持双手指尖朝上,高于肘部的姿势

无菌巾擦手及手臂

1. 取无菌擦手巾先擦干双手,再将擦手巾完全展开,两手捏住擦手巾对角,齐边向肘侧,将未擦拭面向外折成三角形放于左侧腕部,右手抓住擦手巾两角,擦至上臂下 1/3,同样的方法擦干右手及上臂下 1/3
2. 无菌擦手巾不得触及洗手衣,用毕弃于擦手巾收纳筐
3. 双手保持胸前半伸位并高于肘部,避免污染

（七）免刷手免冲洗手消毒法质量评价标准

评价指标	评价内容			分值	扣分标准	扣分
操作前准备（12分）	环境准备（2分）		在洁净区内	1	环境不符合要求各1分	
			环境清洁	1		
	自身准备（10分）	着装（2分）	服装整洁、着装符合手术室规范	2	洗手衣、裤着装不符合要求各1分	
		帽子口罩（4分）	帽子遮住所有头发；口罩佩戴正确，松紧适宜	4	帽子未遮住头发1分、口罩佩戴不正确1分,松紧不适宜2分	
		手及指甲（3分）	手部无伤口；指甲长度不超过指尖、无指甲油及装饰	3	手有伤口1分、指甲不符合要求2分	
		首饰（1分）	无戒指、无手表及手镯、无耳环、无珠状项链	1	有一项不符合要求1分	
操作流程质量标准（68分）	物品准备（4分）	手消毒用品（4分）	洗手液(查有效期)	1	物品准备遗漏一项1分	
			外科免洗手消毒液(查有效期)	1		
			干手物品、计时装置及水温调试	2		
	初步洗手（17分）	洗手前（2分）	挽起衣袖至上臂下1/3处	2	未执行2分	
		湿手取液（2分）	湿润双手及前臂	1	未湿润双手1分、洗手液不适量1分	
			取适量洗手液涂抹(遵循产品使用说明)	1		
		洗手（6分）	清洗(按六步洗手法彻底揉搓双手)	3	六步洗手法操作不规范3分,时间不正确3分	
			清洗时间≥1min	3		
		清洗手臂（4分）	旋转揉搓前臂及上臂下1/3处	2	旋转揉搓操作不规范2分 时间过短2分	
			揉搓时间至少15s(双臂)	2		

续表

评价指标			评价内容	分值	扣分标准	扣分
操作流程质量标准（68分）	初步洗手（17分）	冲洗擦干手（3分）	冲洗双手、前臂、上臂下1/3处；冲洗时应始终保持双手指尖朝上，高于肘部的姿势	2	冲洗程序错误、洗手衣裤潮湿2分	
			使用干手物品擦干双手、前臂和上臂下1/3	1	操作不符合要求1分	
	免冲洗外科手消毒（47分）	消毒前臂及上臂下1/3（30分）	取适量外科免洗手消毒液放置于左手掌	2	操作不规范每项2分	
			将右手手指尖浸泡在手消毒液中（≥5s），揉搓右手指尖、手背、手腕	2	操作不规范、时间不符合要求2分	
			通过环形运动将手消毒液涂抹于右手、前臂直至上臂下1/3处	8	操作不规范1~8分揉搓各部位有空白8分	
			揉搓时间10~15s，直至消毒液干燥	3	时间不符合要求、消毒液未干燥3分	
			取适量外科免洗手消毒液放置于右手掌	2	操作不规范每项2分	
			将左手手指尖浸泡在手消毒液中（≥5s）揉搓左手指尖、手背、手腕	2	操作不规范、时间不符合要求2分	
			通过环形运动将手消毒液涂抹于左手、前臂直至上臂下1/3处	8	操作不规范1~8分	
			揉搓10~15s，直至消毒液干燥	3	时间不符合要求、消毒液未干燥3分	
		消毒双手（17分）	取适量外科免洗手消毒液放置于手掌	2	操作不规范每项2分	
			按六步洗手法步骤揉搓双手至手腕	10	操作不规范1~10分	
			揉搓时间遵循产品使用说明并直至消毒液干燥	5	时间不符合要求、消毒液未干燥1~5分	

续表

评价指标	评价内容		分值	扣分标准	扣分
效果评价（10分）	熟练程度	揉搓规范,用力恰当,时间合理	5	超时 1min 1 分	
		操作熟练、动作流畅、准确,洗手衣裤保持干燥	3	酌情 1~3 分	
		消毒液取液量及使用方法正确	2	酌情 1~2 分	
理论（10分）	提问内容	目的、注意事项	10	酌情 1~10 分	

（八）免刷手免冲洗手消毒法操作流程

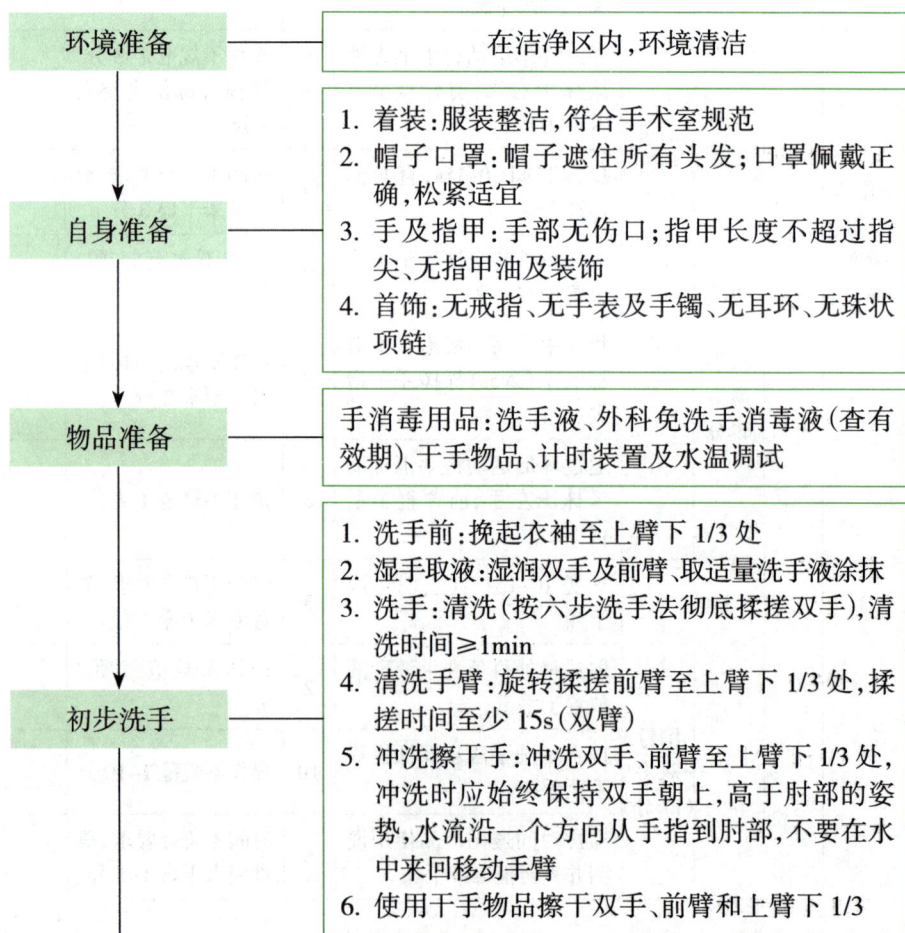

| 环境准备 |—| 在洁净区内,环境清洁 |

| 自身准备 |—|
1. 着装:服装整洁,符合手术室规范
2. 帽子口罩:帽子遮住所有头发;口罩佩戴正确,松紧适宜
3. 手及指甲:手部无伤口;指甲长度不超过指尖、无指甲油及装饰
4. 首饰:无戒指、无手表及手镯、无耳环、无珠状项链
|

| 物品准备 |—| 手消毒用品:洗手液、外科免洗手消毒液(查有效期)、干手物品、计时装置及水温调试 |

| 初步洗手 |—|
1. 洗手前:挽起衣袖至上臂下 1/3 处
2. 湿手取液:湿润双手及前臂、取适量洗手液涂抹
3. 洗手:清洗(按六步洗手法彻底揉搓双手),清洗时间≥1min
4. 清洗手臂:旋转揉搓前臂至上臂下 1/3 处,揉搓时间至少 15s(双臂)
5. 冲洗擦干手:冲洗双手、前臂至上臂下 1/3 处,冲洗时应始终保持双手朝上,高于肘部的姿势,水流沿一个方向从手指到肘部,不要在水中来回移动手臂
6. 使用干手物品擦干双手、前臂和上臂下 1/3
|

```
免冲洗手消毒
```

1. 消毒右手指尖:取适量外科免洗手消毒液放置于左手手掌,将右手手指尖浸泡在手消毒液中(≥5s),搓揉右手指尖、手背、手腕
2. 消毒右手手臂:通过环形运动将手消毒液涂抹于右手、前臂直至上臂下 1/3 处,揉搓 10~15s,直至消毒液干燥
3. 消毒左手指尖:取适量外科免洗手消毒液放置于右手手掌,将左手手指尖浸泡在手消毒液中(≥5s),搓揉左手指尖、手背、手腕
4. 消毒左手手臂:通过环形运动将消毒液涂抹于左手、前臂、上臂下 1/3 处,揉搓 10~15s,直至消毒液干燥
5. 消毒双手至手腕:取适量外科免洗手消毒液放置于手掌,按六步洗手法步骤揉搓双手至手腕,直至消毒液干燥
6. 双手保持胸前半伸位并高于肘部,避免污染

二、穿无菌手术衣、无接触式戴无菌手套质量评价标准及操作流程

(一) 目的

1. 避免和预防手术过程中医护人员衣物上的细菌污染手术切口,同时保障手术人员安全,预防职业暴露。

2. 保证操作的无菌性,防止医务人员手部的微生物污染切口。

(二) 注意事项

1. 穿无菌手术衣须在手术间内进行。

2. 无菌手术衣不可触及非无菌区域,如有质疑立即更换。

3. 有破损的无菌衣或可疑污染时立即更换。

4. 巡回护士向后拉衣领时,不可触及手术衣外面。

5. 穿无菌手术衣人员须戴好无菌手套,方可解开腰间活结,未戴手套的手不可拉衣袖或触及其他无菌区域。

6. 无菌手术衣的无菌区范围为肩以下、腰以上及两侧腋前线之间。

7. 无接触式戴无菌手套时,双手不能露于衣袖外,所有操作双手均在衣袖内。

8. 戴手套时,将反折边的手套口翻转过来包裹住袖口,不可将腕部裸露。

9. 感染、骨科等手术时手术人员应戴双层手套,有条件内层为彩色手套。

(三) 穿无菌手术衣、无接触式戴无菌手套质量评价标准

评价指标	评价内容			分值	扣分标准	扣分
操作前准备（12分）	环境准备（2分）	在洁净区内		1	环境不符合要求各1分	
		环境清洁		1		
	自身准备（10分）	着装（2分）	服装整洁、着装符合手术室规范	2	洗手衣、裤着装不符合要求各1分	
		帽子口罩（4分）	帽子遮住所有头发;口罩佩戴正确,松紧适宜	4	帽子未遮住头发1分、口罩佩戴不正确1分,松紧不适宜2分	
		手及指甲（3分）	手部无伤口;指甲长度不超过指尖、无指甲油及装饰	3	手有伤口1分、指甲不符合要求2分	
		首饰（1分）	无戒指、无手表及手镯、无耳环、无珠状项链	1	有一项不符合要求1分	
操作流程质量标准（68分）	物品准备（6分）	手术衣（1分）	无菌手术衣尺寸与穿戴者相符	1	手术衣的尺寸与穿戴者不符1分	
		手套（1分）	无菌手套尺寸与穿戴者相符	1	手套的尺寸与穿戴者不符1分	
		器械台及持物钳（4分）	器械台大小与无菌包大小匹配	2	不符合要求2分	
			无菌持物钳、罐	2	一罐一钳,不符要求2分	
	穿手术衣、戴无菌手套（62分）	检查无菌包（4分）	检查无菌包的名称	1	一项不符合要求每项1分	
			有效期,化学指示胶带	1		
			包布整洁,有无潮湿、破损	1		
			手术衣尺寸	1		

续表

评价指标			评价内容	分值	扣分标准	扣分
操作流程质量标准（68 分）	穿手术衣、戴无菌手套（62 分）	打开无菌包（12 分）	打开无菌包方法正确无污染	5	一项操作不规范每项1~5 分	
			打开无菌手套方法正确无污染	5		
			不跨越无菌区	2	跨越无菌区 2 分	
		检查指示卡（4 分）	检查包内灭菌指示卡符合要求	2	未检查一项 2 分	
			双人核对	2	未双人核对 2 分	
		穿手术衣（14 分）	口述已外科手消毒并举手示意	1	未说明 1 分	
			拿取手术衣内面，方法正确，未触及手术衣外面	3	拿取方法不正确 1~3 分	
			检查手术衣的大小、尺寸，有无潮湿、破损	2	未检查一项 1~2 分	
			操作者面向无菌台	1	操作不规范每项 1~2 分	
			捏住衣领内面两角，抖开手术衣	1		
			无菌手术衣另一端下垂、无污染	2		
			双手捏住衣领两角	1		
			衣袖向前、衣领与肩同一水平	1		
			双手和前臂伸入衣袖	1		
			双手臂向前平行伸直	1		
		无接触式戴无菌手套（13 分）	穿无菌手术衣后双手不露出袖口	3	操作不合格 3 分	
			隔手术衣交叉取手套置于同侧的掌侧面	2	操作不合格每项 2 分	
			手套的指端朝向前臂，拇指相对	2		
			手套的反折边与袖口平齐	2		

续表

评价 指标		评价内容		分 值	扣分标准	扣 分
操作流程质量标准 (68分)	穿手术衣、戴无菌手套(62分)	无接触式戴无菌手套 (13分)	隔手术衣袖打开手套边缘并将之翻转包裹双手及袖口	2	操作不规范1~2分	
			操作正确动作流畅	2	操作不规范1~2分	
		系腰带 (2分)	解开腰间系带,巡回护士用无菌持物钳夹取右侧一根系带,旋转至洗手护士胸前并递交给洗手护士,洗手护士将系带系好	2	旋转方法不正确2分	
		协助穿无菌手术衣 (6分)	洗手护士选择合适的无菌手术衣,在宽敞的无菌区域	1	操作不规范1分	
			将衣领内面朝向医生打开,护士双手套入手术衣肩部的外面并举至与肩同齐水平	2	手术衣打开方式不正确1~2分	
			医生面对护士,将双手同时伸入袖管至上臂中部,巡回护士协助系好领口及背部的系带	2	系带不正确1~2分	
			洗手护士协助医生戴手套并将手术衣腰带系好	1	操作不规范1分	
		协助戴手套 (7分)	选择适合医生的手套尺寸	2	物品准备不当1分	
			检查手套的完整性	2	不检查手套1分	
			手套大拇指对准医生,将手套撑开,协助医生戴手套,洗手护士戴手套的手不能触碰手套的内面及手术医生的手	3	操作不规范1~3分	
效果评价 (10分)	熟练程度		动作规范,时间合理(时间正确小于10min)	3	超时1min 1分	
			严格无菌操作,准确,无污染	5	酌情1~5分	
			符合节力原则	2	酌情1~2分	
理论 (10分)	提问内容		目的、注意事项	10	酌情1~10分	

（四）穿无菌手术衣、无接触式戴无菌手套操作流程

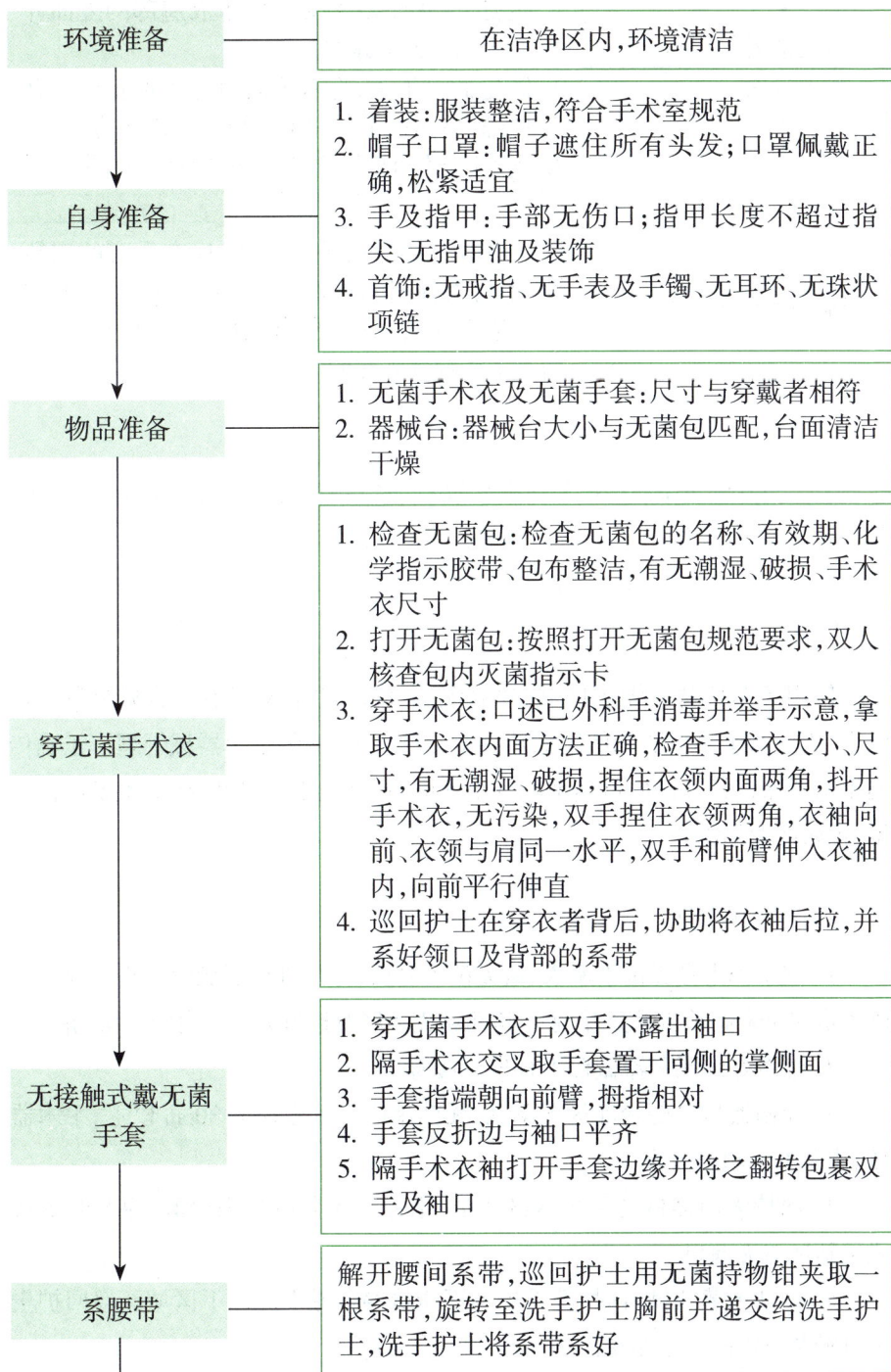

环境准备	在洁净区内,环境清洁

自身准备	1. 着装:服装整洁,符合手术室规范 2. 帽子口罩:帽子遮住所有头发;口罩佩戴正确,松紧适宜 3. 手及指甲:手部无伤口;指甲长度不超过指尖、无指甲油及装饰 4. 首饰:无戒指、无手表及手镯、无耳环、无珠状项链

物品准备	1. 无菌手术衣及无菌手套:尺寸与穿戴者相符 2. 器械台:器械台大小与无菌包匹配,台面清洁干燥

穿无菌手术衣	1. 检查无菌包:检查无菌包的名称、有效期、化学指示胶带、包布整洁,有无潮湿、破损、手术衣尺寸 2. 打开无菌包:按照打开无菌包规范要求,双人核查包内灭菌指示卡 3. 穿手术衣:口述已外科手消毒并举手示意,拿取手术衣内面方法正确,检查手术衣大小、尺寸,有无潮湿、破损,捏住衣领内面两角,抖开手术衣,无污染,双手捏住衣领两角,衣袖向前、衣领与肩同一水平,双手和前臂伸入衣袖内,向前平行伸直 4. 巡回护士在穿衣者背后,协助将衣袖后拉,并系好领口及背部的系带

无接触式戴无菌手套	1. 穿无菌手术衣后双手不露出袖口 2. 隔手术衣交叉取手套置于同侧的掌侧面 3. 手套指端朝向前臂,拇指相对 4. 手套反折边与袖口平齐 5. 隔手术衣袖打开手套边缘并将之翻转包裹双手及袖口

系腰带	解开腰间系带,巡回护士用无菌持物钳夹取一根系带,旋转至洗手护士胸前并递交给洗手护士,洗手护士将系带系好

协助穿无菌手术衣	1. 选择合适的无菌手术衣,将衣领内面朝向医生打开,护士双手套入手术衣肩部的外面并举至与肩同齐水平 2. 医生面对护士,将双手同时伸入袖管至上臂中部,巡回护士协助系好领口及背部的系带 3. 洗手护士协助医生戴手套并将手术衣腰带系好
协助戴手套	选择被戴者相应的手套尺寸,检查手套的完整性,手套大拇指对准医生,将手套撑开,协助被戴者依次插入相应的手套中,洗手护士戴手套的手不能触碰手套的内面

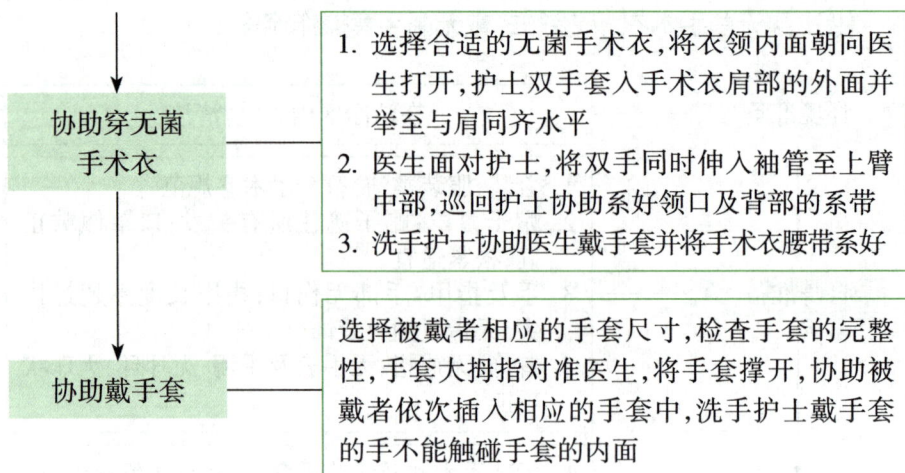

三、铺置无菌手术器械台及传递器械质量评价标准及操作流程

(一) 目的

使用无菌单建立无菌区域、建立无菌屏障,防止无菌手术器械及敷料再污染,避免微生物由非无菌区域转移至无菌区域,加强手术器械管理。正确传递手术器械,可以准确、迅速地配合手术医生,缩短手术时间,降低手术部位感染,预防职业暴露。

(二) 注意事项

1. 洗手护士穿无菌手术衣、戴无菌手套后,方可进行器械台整理。未穿无菌手术衣及未戴无菌手套者,手不得跨越无菌区及接触无菌台内的一切物品。

2. 铺置好的无菌器械台不宜进行覆盖。

3. 无菌器械台的台面为无菌区,无菌单应下垂台缘下 30cm 以上,手术器械、物品不可超出台缘。

4. 保持无菌器械台及手术区整洁、干燥。无菌巾如果浸湿,应及时更换或重新加盖无菌单。

5. 移动无菌器械台时,洗手护士不能接触台缘平面以下区域。巡回护士不可触及下垂的手术布单。

6. 洁净手术室建议使用一次性无菌敷料,防止污染洁净系统。

7. 无菌包的规格、尺寸应遵循《医院消毒供应中心　第2部分:清洗消毒及灭菌技术操作规范》WS 310.2—2016的规定。

(三)铺置无菌手术器械台及传递器械质量评价标准

评价指标	评价内容			分值	扣分标准	扣分
操作前准备 (12分)	环境准备 (2分)		在洁净区内	1	环境不符合要求各1分	
			环境清洁	1		
	自身准备 (10分)	着装 (2分)	服装整洁、上衣及裤带塞于洗手裤内	2	洗手衣、裤着装不符合要求各1分	
		帽子口罩 (4分)	帽子遮住所有头发;口罩佩戴正确,松紧适宜	4	帽子未遮住头发1分、口罩佩戴不正确1分、松紧不适宜2分	
		手及指甲 (3分)	手部无伤口;指甲长度不超过指尖、无指甲油及装饰	3	手有伤口1分、指甲不符合要求2分	
		首饰 (1分)	无戒指、无手表及手镯、无耳环、无珠状项链	1	有一项不符合要求1分	
操作流程质量标准 (68分)	物品准备 (3分)	各种用物	无菌持物钳、敷料包、器械包、手套、手术刀片、缝线、纱布、器械台等	3	用物准备不全1~3分	
	开包前 (4分)	检查手术包 (4分)	检查无菌包的名称	1	不合格每项1分	
			有效期,化学指示胶带	1		
			手术包规格、包扎完好	1		
			包布整洁、有无潮湿、破损	1		
	铺无菌台 (28分)	使用无菌持物钳 (4分)	检查持物钳(同无菌包要求)	1	不合格每项1分	
			开启记录时间	1		
			不倒举、不随意甩动、不低于操作平面	2	有一项不合格2分	
		检查指示卡 (5分)	检查包内灭菌指示卡符合要求	3	查看方法不正确3分	
			双人核对	2	未双人核对2分	

评价指标	评价内容			分值	扣分标准	扣分
操作流程质量标准（68分）	铺无菌台（28分）	打开无菌包（15分）	手臂不跨越无菌区、不触及包布内面	3	不合格每项1~3分	
			包布平整、遮盖器械台四角	3		
			使用无菌持物钳打开近侧内层包布	3		
			检查包内灭菌指示卡符合要求	1		
			打开对侧内层包布	3		
			严禁在无菌区上方长时间停留或跨越	2		
		无菌台（4分）	无菌单下垂台缘下30cm以上，且下缘在回风口以上	2	不符合要求2分	
			无菌器械台铺巾保证4~6层	2	不符合要求2分	
	穿衣戴手套	穿手术衣戴手套	口述已行外科手消毒并举手示意	0	穿手术衣戴手套不作为考核项目	
	器械、敷料整理（16分）	清点手术敷料数量及完整性（6分）	洗手护士与巡回护士共同唱点敷料的名称及数量，清点方法正确（逐块打开清点）	3	不合格每项3分	
			检查敷料完整性，折叠边向外放置	3		
		分类放置手术器械（4分）	顺序正确、排列整齐、分类清晰	2	不合格每项2分	
			不超过台缘	2		
		清点手术器械的数量及完整性（6分）	洗手护士与巡回护士共同唱点器械的名称及数量	3	不合格每项3分	
			检查器械完整性；物品排列整齐、有序	3		

评价指标	评价内容			分值	扣分标准	扣分
操作流程质量标准（68分）	器械传递（17分）	安装及传递手术刀片（6分）	安装刀片时,用持针器夹持刀片前端背侧,轻轻用力将刀片与刀柄槽相对合	3	操作不熟练1分,方法不正确2分	
			用弯盘传递手术刀	3		
		穿针及传递缝针（5分）	穿针:持针器开口处的前1/3夹住缝针的后1/3;缝线卡入持针器的前1/3;回头线为长线的1/3,不可过长、过短	3	不符合要求1~3分	
			传递:洗手护士右手捏住持针器的中部,针尖端向手心,针弧朝背,缝线搭在手背上或握在手心中,将柄拍打在术者掌心上	2	传递方法不正确2分	
		传递手术器械（4分）	单手传递:手持手术剪的上端,弯曲面朝向术者,将柄端递予术者	2	传递方法不正确2分	
			双手传递:左、右手同时持血管钳的上端,弯曲面朝上,将柄端同时轻轻拍打在术者与助手掌心上,右手上左手下	2	传递方法不正确2分	
		卸刀片（2分）	用持针器夹住刀片的尾端背侧,向上轻抬,推出刀柄槽	2	操作方法不正确2分	
效果评价（10分）	熟练程度		动作规范,时间合理(时间正确<15min)	3	超时1min 1分	
			严格无菌操作,准确,无污染	5	酌情1~5分	
			符合节力原则	2	酌情1~2分	
理论（10分）	提问内容		目的、注意事项	10	酌情1~10分	

（四）铺置无菌手术器械台及传递器械操作流程

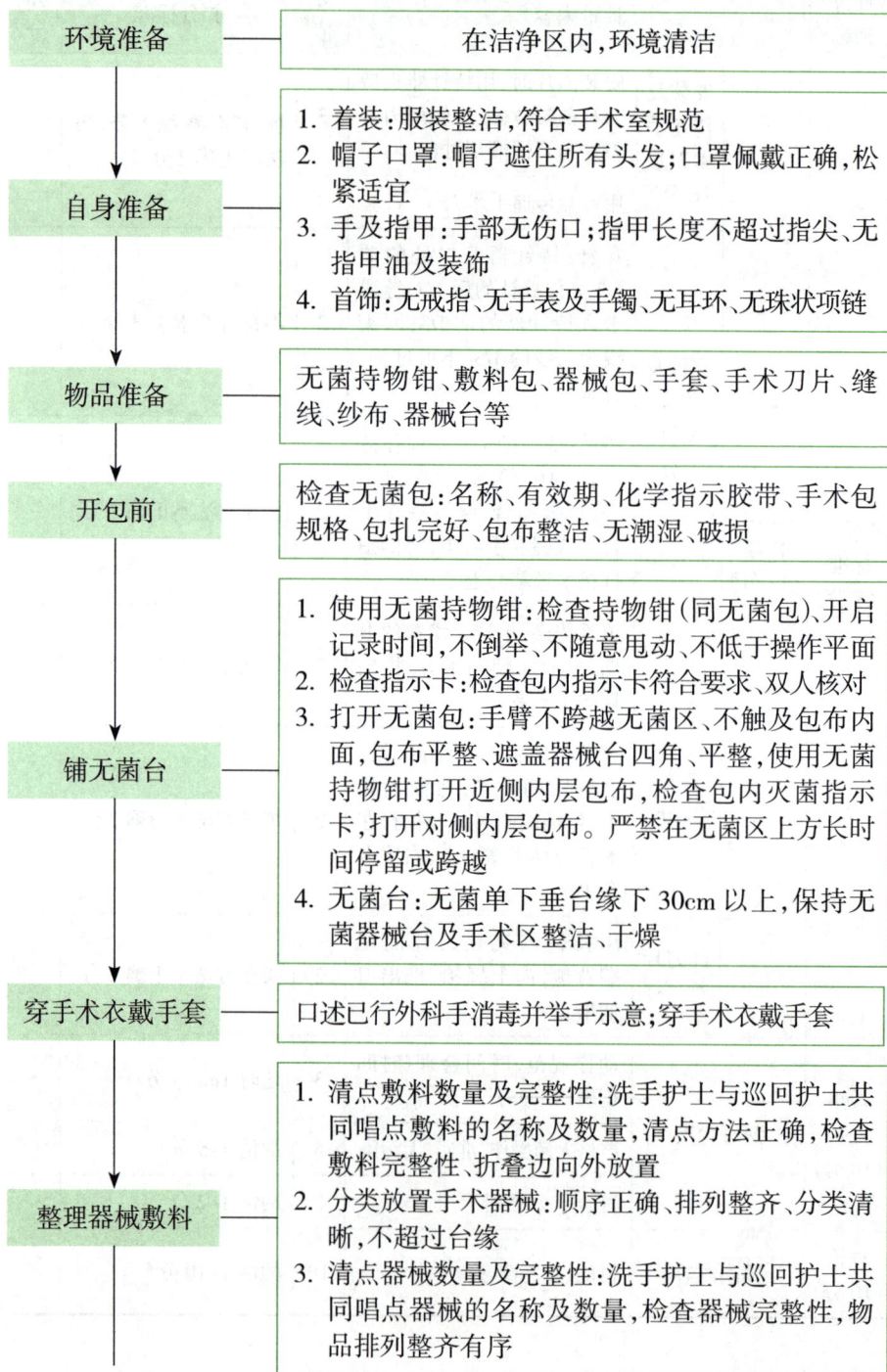

环境准备	在洁净区内，环境清洁

↓

自身准备	1. 着装：服装整洁，符合手术室规范 2. 帽子口罩：帽子遮住所有头发；口罩佩戴正确，松紧适宜 3. 手及指甲：手部无伤口；指甲长度不超过指尖、无指甲油及装饰 4. 首饰：无戒指、无手表及手镯、无耳环、无珠状项链

↓

物品准备	无菌持物钳、敷料包、器械包、手套、手术刀片、缝线、纱布、器械台等

↓

开包前	检查无菌包：名称、有效期、化学指示胶带、手术包规格、包扎完好、包布整洁、无潮湿、破损

↓

铺无菌台	1. 使用无菌持物钳：检查持物钳（同无菌包）、开启记录时间，不倒举、不随意甩动、不低于操作平面 2. 检查指示卡：检查包内指示卡符合要求、双人核对 3. 打开无菌包：手臂不跨越无菌区、不触及包布内面，包布平整、遮盖器械台四角、平整，使用无菌持物钳打开近侧内层包布，检查包内灭菌指示卡，打开对侧内层包布。严禁在无菌区上方长时间停留或跨越 4. 无菌台：无菌单下垂台缘下 30cm 以上，保持无菌器械台及手术区整洁、干燥

↓

穿手术衣戴手套	口述已行外科手消毒并举手示意；穿手术衣戴手套

↓

整理器械敷料	1. 清点敷料数量及完整性：洗手护士与巡回护士共同唱点敷料的名称及数量，清点方法正确，检查敷料完整性、折叠边向外放置 2. 分类放置手术器械：顺序正确、排列整齐、分类清晰，不超过台缘 3. 清点器械数量及完整性：洗手护士与巡回护士共同唱点器械的名称及数量，检查器械完整性，物品排列整齐有序

<table>
<tr><td>器械传递</td><td>1. 安装及传递手术刀片：安装刀片时，用持针器夹持刀片前端背侧，轻轻用力将刀片与刀柄槽相对合；用弯盘传递手术刀
2. 穿针及传递缝针：穿针，持针器开口处的前 1/3 夹住缝针的后 1/3；缝线卡入持针器的前 1/3；回头线为长线的 1/3，不可过长、过短；传递，洗手护士右手捏住持针器的中部，针尖端向手心，针弧朝背，缝线搭在手背上或握在手心中，将柄拍打在术者掌心上
3. 传递手术器械：单手传递，手持手术剪的上端，弯曲面朝向术者，将柄端递予术者；双手传递，左、右手同时持血管钳的上端，弯曲面朝上，将柄端同时轻轻拍打在术者与助手掌心上，右手上左手下
4. 卸刀片：用持针器夹住刀片的尾端背侧，向上轻抬，推出刀柄槽</td></tr>
</table>

四、手术区皮肤消毒质量评价标准及操作流程

（一）目的

为医务人员正确进行病人手术区皮肤消毒提供指导建议。清除手术切口处及周围皮肤上的暂居菌，抑制常居菌的移动，最大限度地减少手术部位相关感染。

（二）注意事项

1. 消毒液的使用

（1）根据手术部位、病人年龄、医生需求，参照使用说明书选择和使用。

（2）专人负责、定基数、专柜存放（手术量大的单位可采用专用库房存放）。

（3）易燃消毒液属于危化品类，按照国家危化品管理规范。

2. 常用皮肤消毒液 用 2%~3% 碘酊消毒手术区，待其干燥后以 75% 医用酒精消毒 2~3 遍；或使用 0.5%~1% 碘伏直接消毒手术区至少 2 遍。

3. 消毒前

（1）检查消毒区皮肤：是否清洁，有破口或疖肿者应立即告知手术医生。

（2）检查消毒液：名称、有效期、浓度、质量、开启时间。

（3）**防止损伤皮肤**：使用适量消毒液，以不滴为宜；应注意相关部位用垫巾保护。

4. 消毒时机 应在麻醉完成（除局部麻醉）、体位安置妥当后进行。

5. 消毒质量 范围符合手术部位要求、消毒均匀无遗漏、皮肤皱褶、脐、腋下等处的消毒规范、消毒液无渗漏手术床面。

6. 结肠造口病人 皮肤消毒前应先将造口部位用无菌纱布覆盖，使之与手术切口及周围区域相隔离，再进行常规皮肤消毒、最后再消毒造口处。

7. 烧伤、腐蚀或皮肤受创伤病人 应先用 0.9% 氯化钠溶液进行皮肤冲洗准备。

8. 注意观察 消毒后的皮肤有无不良反应。

（三）手术区皮肤消毒质量评价标准

评价指标	评价内容		分值	扣分标准	扣分
操作前准备（25分）	环境准备（2分）	在洁净区内	1	环境不符合要求各1分	
		环境清洁	1		
	自身准备（9分）	着装（2分）	服装整洁、着装符合手术室规范	2	洗手衣、裤着装不符合要求各1分	
		帽子口罩（3分）	帽子完全遮住所有头发；口罩佩戴正确，松紧适宜	3	帽子未遮住头发1分、口罩佩戴不正确1分、松紧不适宜1分	
		手消毒（2分）	规范执行外科手消毒	2	未按规定手消毒2分	
		戴手套（2分）	无接触式戴无菌手套	2	未按规定戴手套2分	
	物品准备（8分）	检查物品（2分）	检查各类无菌用品的有效期和化学指示胶带	2	无菌物品有效期未检查1分，化学指示胶带未检查1分	
		消毒液的选择（2分）	合理选择皮肤消毒液，并查看有效期	2	皮肤消毒液选择错误1分，有效期未查看1分	
		备齐消毒物品（4分）	碘类消毒液、无菌纱棉、消毒钳至少两把、消毒容器	4	用物未备齐每项1分	

续表

评价 指标	评价内容			分 值	扣分标准	扣 分
操作前 准备 (25分)	病人 准备 (6分)	病人体位 (2分)	已放置合适的体位、暴 露手术部位	2	病人体位放置不合适 1分,未暴露手术部位 1分	
		皮肤检查 (2分)	检查病人的皮肤是否清 洁、有无破溃、疖肿	2	未检查病人皮肤2分	
		核对病人 (2分)	巡回护士、手术医生、麻 醉医师三方核对	2	未进行三方核对病人 手术信息2分	
操作流程质量 标准 (60分)	消毒 物品 传递 (4分)	巡回护士	遵循无菌技术操作原则 提供消毒液	2	倒消毒液不规范2分	
		洗手护士	将盛有消毒液纱球的容 器及消毒钳传递给术者	2	传递物品不规范2分	
	消毒 方式 (8分)	环形或 螺旋形	用于小手术野	2	消毒方式错误每项 1~2分	
		平行或 叠瓦形	用于大手术野	2		
		离心形	用于消毒清洁切口皮肤	2		
		向心形	用于消毒污染手术、感 染伤口或肛门、会阴部 等	1		
			以原切口为中心,自上而 下,自外向内进行消毒	1		
	消毒 范围 (30分)	头颈部手术 (头、颈、耳 部、眼、面)	头部手术:头部及前额	2	各类手术消毒范围错 误每项2分	
			颈前手术:上至下唇、下 至乳头,两侧至斜方肌 前缘	2		
			颈椎手术:上至颅顶、下 至两腋窝连线	2		
			锁骨手术:上至颈部上 缘,下至上臂上1/3处和 乳头上缘、两侧过腋中线	2		

续表

评价指标			评价内容	分值	扣分标准	扣分
操作流程质量标准（60分）	消毒范围（30分）	胸部手术（食管、肺部、心脏、乳腺）	侧卧位(食管、肺部手术)：前后过正中线，上至肩及上臂上1/3，下过肋缘；包括同侧腋窝	2	各类手术消毒范围错误每项2分	
			仰卧位：左右过腋中线，上至锁骨及上臂，下过脐平行线	2		
			乳房手术：前至对侧锁骨中线，后至腋后线、上过锁骨及上臂、下过脐平行线	2		
		腹部手术（胃肠、腹股沟和阴囊手术）	上腹部：自乳头至耻骨联合平面，两侧到腋后线	2		
			腹股沟和阴囊手术：上到脐平行线、下至大腿上1/3，两侧至腋中线	2		
		肾部手术（肾）	前后过正中线、上至腋窝、下至腹股沟	2		
		背部手术（脊柱）	胸椎手术：上至肩，下至髂嵴连线，两侧至腋中线	2		
			腰椎手术：上至两腋窝连线，下过臀部，两侧至腋中线	2		
		四肢手术（四肢、髋关节）	四肢手术：手术区周围消毒、上下各超过一个关节	2		
			髋关节：前后过正中线、上至剑突，患肢远端至踝关节上方，健肢远端至膝关节	2		
		会阴手术（子宫、肛肠）	耻骨联合、肛门周围及臀、大腿上1/3内侧	2		

续表

评价指标	评价内容				分值	扣分标准	扣分
操作流程质量标准(60分)	消毒原则(18分)	消毒顺序	消毒部位注意事项	由清洁区向相对不清洁区稍用力消毒	2	消毒方向错误2分	
				清洁手术,以手术切口区为中心向周围消毒	2	操作不规范2分	
				消毒时,范围应超过手术切口周围15cm的区域	2	未超过手术切口范围15cm 2分	
				关节手术,消毒范围超过上或下一个关节	2	操作不规范2分	
				污染手术或肛门、会阴处手术,由手术区周围向切口中心消毒	2	操作不规范2分	
				已接触污染部位的消毒纱球,不得再返至清洁处	2	操作不规范2分	
				每一次的消毒均不超过前一遍的范围,如切口有延长的可能,应事先扩大皮肤消毒范围	2	消毒范围超过前一遍1分,延长切口未事先扩大消毒范围1分	
				注意婴儿、碘过敏者以及面部、会阴、生殖器处消毒液选择	2	消毒液选择错误操作不规范2分	
				消毒腹部皮肤时,可先将消毒液滴入脐部,待皮肤擦拭完毕后,再将脐部消毒液擦干	2	操作不规范2分	
效果评价(5分)	熟练程度			操作规范,动作流畅,时间合理	2	超时1min 1分,视操作情节1分	
	消毒质量			符合手术野部位要求进行消毒,消毒液不滴漏	2	消毒部位不符合要求1分,消毒液滴漏1分	
				消毒方式规范,涂抹均匀,无遗漏	1	消毒涂抹不均有遗漏0.5分,操作欠规范0.5分	
理论(10分)	提问内容			目的、注意事项	10	酌情1~10分	

(四) 手术区皮肤消毒操作流程

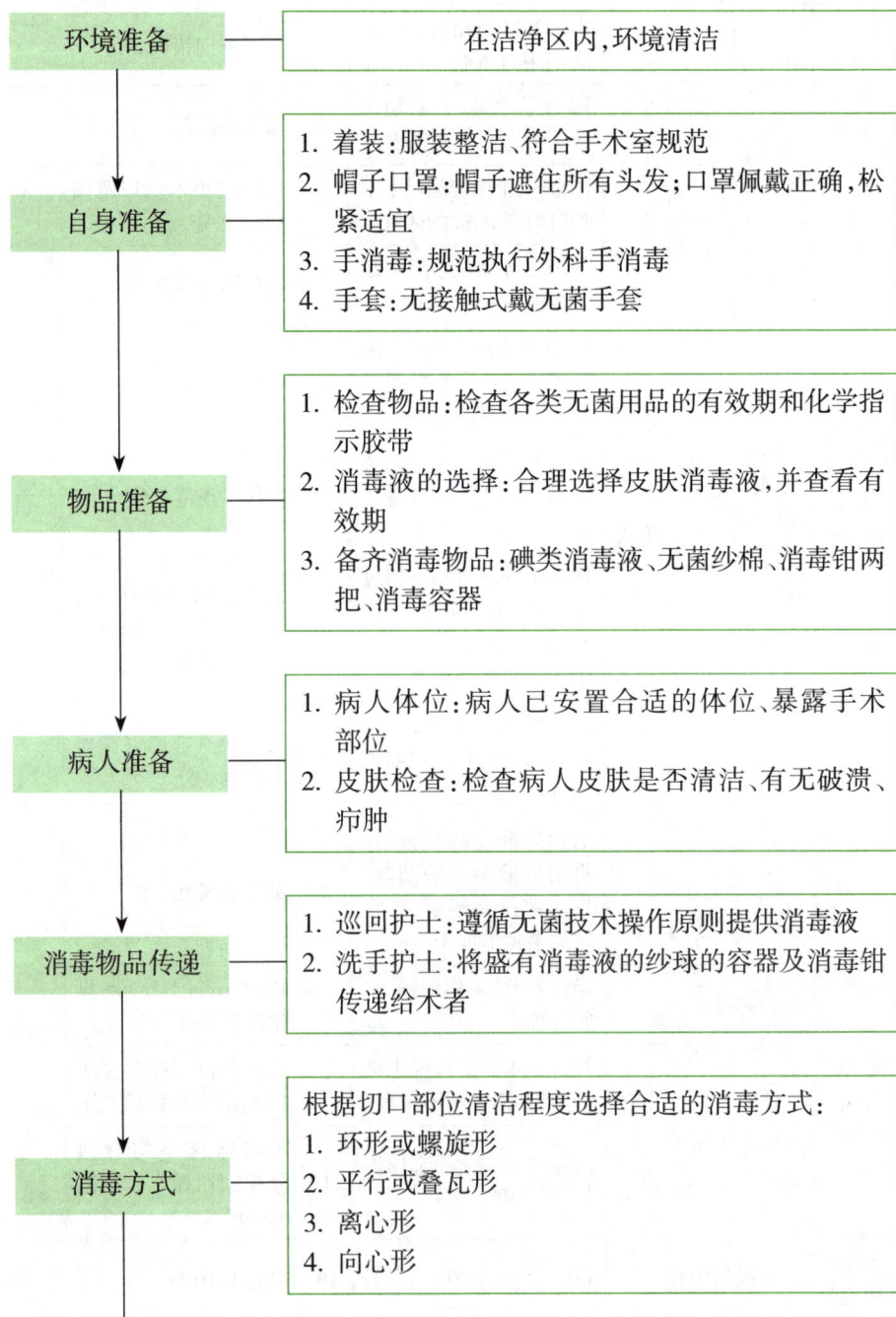

环境准备	在洁净区内,环境清洁

自身准备	1. 着装:服装整洁、符合手术室规范 2. 帽子口罩:帽子遮住所有头发;口罩佩戴正确,松紧适宜 3. 手消毒:规范执行外科手消毒 4. 手套:无接触式戴无菌手套

物品准备	1. 检查物品:检查各类无菌用品的有效期和化学指示胶带 2. 消毒液的选择:合理选择皮肤消毒液,并查看有效期 3. 备齐消毒物品:碘类消毒液、无菌纱棉、消毒钳两把、消毒容器

病人准备	1. 病人体位:病人已安置合适的体位、暴露手术部位 2. 皮肤检查:检查病人皮肤是否清洁、有无破溃、疖肿

消毒物品传递	1. 巡回护士:遵循无菌技术操作原则提供消毒液 2. 洗手护士:将盛有消毒液的纱球的容器及消毒钳传递给术者

消毒方式	根据切口部位清洁程度选择合适的消毒方式: 1. 环形或螺旋形 2. 平行或叠瓦形 3. 离心形 4. 向心形

不同手术消毒范围	按照不同部位手术野皮肤消毒范围涂抹消毒、无遗漏

消毒顺序	1. 由清洁区向相对不清洁区稍用力消毒 2. 清洁手术,以手术切口区为中心向周围消毒 3. 消毒时,范围应超过手术切口周围 15cm 的区域 4. 关节手术,消毒范围超过上或下一个关节 5. 污染手术或肛门、会阴处手术,由手术区周围向切口中心消毒 6. 已接触污染部位的消毒纱球,不得再返至清洁处 7. 每一次的消毒均不超过前一遍的范围,如切口有延长的可能,应事先扩大皮肤消毒范围 8. 注意婴儿、碘过敏者以及面部、会阴、生殖器处消毒液选择 9. 消毒腹部皮肤时,可先将消毒液滴入脐部,待皮肤擦拭完毕后,再将脐部消毒液擦干

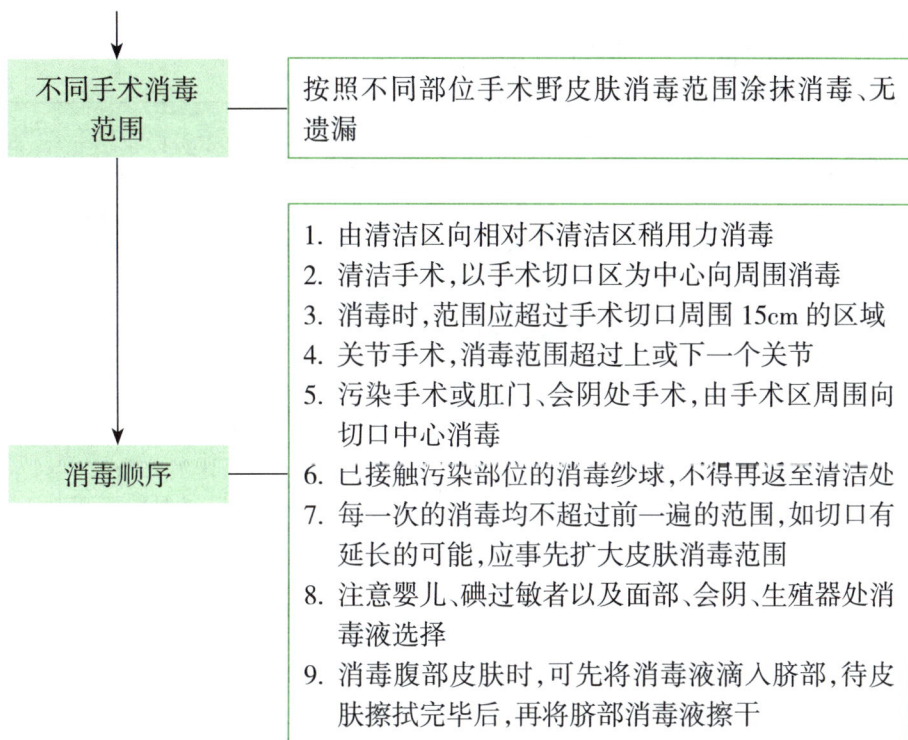

五、手术铺单质量评价标准及操作流程

(一) 目的

在手术切口或其他有创操作部位铺置无菌手术单,显露所需的最小皮肤区域,建立无菌屏障,为医护人员临床操作提供指导性建议。

(二) 注意事项

1. 手术铺单　应遵循无菌技术操作原则

2. 布类铺单　切口铺单 1/3 折边,确保手术铺单层数;手术切口周围保证 4~6 层覆盖。

3. 在无菌区域中使用到的仪器设备,如 C 形臂,需加铺无菌手术单或保护套,使用后撤除。

4. 无菌手术单疑似污染或被液体浸湿时,应及时加盖或更换。

（三）手术铺单——腹部开放手术质量评价标准

评价指标	评价内容		分值	扣分标准	扣分
操作前准备（30分）	环境准备（2分）	在洁净区内	1	环境不符合要求各1分	
		环境清洁	1		
	自身准备（9分）	着装（2分）	服装整洁、上衣及裤带塞于洗手裤内	1	洗手衣、裤着装不符合要求各0.5分	
			规范穿无菌手术衣	1	无菌手术衣不符合要求1分	
		帽子口罩（3分）	帽子完全遮住所有头发；口罩佩戴正确,松紧适宜	3	帽子未遮住头发1分、口罩佩戴不正确1分、松紧不适宜1分	
		手消毒（2分）	规范执行外科手消毒	2	未按规定手消毒2分	
		穿衣戴手套（2分）	穿无菌手术衣、无接触式戴无菌手套	2	未按规定戴手套2分	
	物品准备（17分）	无菌铺单包管理（4分）	无菌包储存环境符合《医院消毒供应中心 第2部分:清洗消毒及灭菌技术操作规范》WS 310.2—2016	2	未按规定储存无菌包2分	
			无菌铺单包放置有序、专人负责、标识清楚	2	无菌包放置不规范2分	
		无菌包使用（13分）	巡回护士或洗手护士根据配合手术方式,评估、准备所需无菌铺单包	2	评估、准备无菌铺单包不正确2分	
			使用前,检查无菌铺单包是否松散、潮湿、破损、检查灭菌标识、灭菌日期和失效日期	7	无菌铺单包松散、潮湿2分,破损1分,未检查无菌标识2分,未检查日期和失效日期2分	
			打开后,检查无菌铺单包内灭菌指示标识	2	未检查包内无菌指示标识1分	

续表

评价指标	评价内容			分值	扣分标准	扣分
操作前准备（30分）	物品准备（17分）	无菌包使用（13分）	正确打开无菌铺单包，参照第一章无菌技术中铺置无菌器械台的方法执行	2	未按照规范打开无菌铺单包2分	
	手术医生准备（2分）	铺置切口巾（1分）	手术区皮肤消毒后，医生外科手消毒后、未穿无菌手术衣前直接铺置手术区域周围的切口巾	1	操作不规范1分	
		站位（1分）	手术床右侧或手术病人患侧	1	手术站位不规范1分	
操作流程质量标准（50分）	铺手术切口巾（22分）	切口巾传递（8分）	洗手护士站在无菌器械台旁，切口铺单折边1/3，确保手术铺单层数	4	操作不规范酌情1~4分	
			手术医生未佩戴无菌手套的手不可触及洗手护士	4	触及洗手护士4分	
		切口巾距离（4分）	距离手术切口2~3cm铺切口巾	4	操作不规范酌情1~4分	
		切口巾铺置（8分）	将4块治疗巾覆盖切口四周，交角固定，也可一次性铺下一块长方孔巾形成无菌区	4	操作不规范酌情每项1~4分	
			遵循先污后洁的原则进行铺巾	4		
	手术医生手消毒、戴手套、穿无菌手术衣（2分）		再次进行外科手消毒、穿无菌手术衣、戴无菌手套，铺手术单	2		
	铺置其他层次无菌手术单（28分）	无菌手术单传递（8分）	洗手护士传递手术单时需用无菌巾边角，由内向外翻转遮住手背，不可暴露在手术单外	4	操作不规范酌情每项1~4分	
			打开无菌单时不可触及操作者腰以下的无菌手术衣	4		

续表

评价指标	评价内容			分值	扣分标准	扣分
操作流程质量标准（50分）	铺置其他层次无菌手术单（28分）	无菌手术单铺设要点（20分）	铺单上方头端覆盖麻醉头架、下方脚端覆盖器械托盘	4	操作不规范酌情每项1~4分	
		无菌手术单铺设要点（20分）	手术单应悬垂于手术床左右缘30cm以上	4		
			不可随意移动已铺置的无菌手术单，只能向切口外移动	4	未按规范移动无菌单4分	
			遵循先污后洁的原则进行铺巾	4	操作不规范酌情每项1~4分	
			手术切口周围保证4~6层覆盖，其他部位至少2层	4		
效果评价（10分）	熟练程度		操作规范，动作流畅，时间合理	2	超时1min 1分，根据操作情节1分	
	质量控制		严格遵循无菌技术操作原则	8	酌情1~8分	
理论（10分）	提问内容		目的、注意事项	10	酌情1~10分	

（四）手术铺单——腹部开放手术操作流程

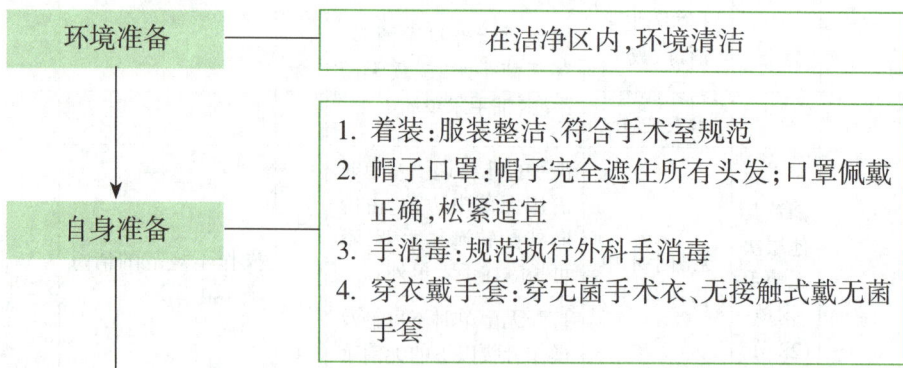

环境准备	在洁净区内，环境清洁

自身准备	1. 着装：服装整洁、符合手术室规范 2. 帽子口罩：帽子完全遮住所有头发；口罩佩戴正确，松紧适宜 3. 手消毒：规范执行外科手消毒 4. 穿衣戴手套：穿无菌手术衣、无接触式戴无菌手套

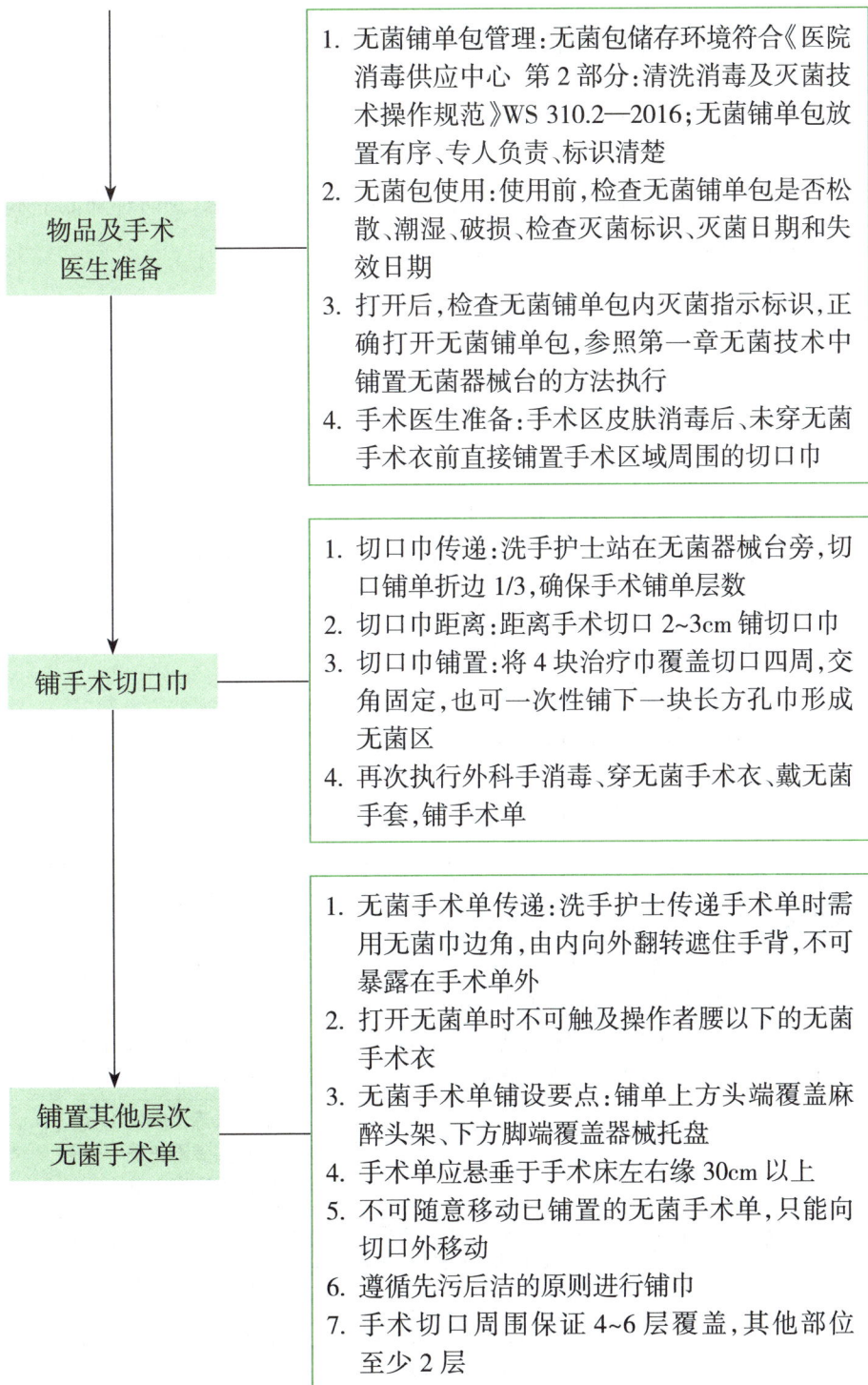

物品及手术医生准备

1. 无菌铺单包管理:无菌包储存环境符合《医院消毒供应中心 第2部分:清洗消毒及灭菌技术操作规范》WS 310.2—2016;无菌铺单包放置有序、专人负责、标识清楚
2. 无菌包使用:使用前,检查无菌铺单包是否松散、潮湿、破损、检查灭菌标识、灭菌日期和失效日期
3. 打开后,检查无菌铺单包内灭菌指示标识,正确打开无菌铺单包,参照第一章无菌技术中铺置无菌器械台的方法执行
4. 手术医生准备:手术区皮肤消毒后、未穿无菌手术衣前直接铺置手术区域周围的切口巾

铺手术切口巾

1. 切口巾传递:洗手护士站在无菌器械台旁,切口铺单折边1/3,确保手术铺单层数
2. 切口巾距离:距离手术切口2~3cm铺切口巾
3. 切口巾铺置:将4块治疗巾覆盖切口四周,交角固定,也可一次性铺下一块长方孔巾形成无菌区
4. 再次执行外科手消毒、穿无菌手术衣、戴无菌手套,铺手术单

铺置其他层次无菌手术单

1. 无菌手术单传递:洗手护士传递手术单时需用无菌巾边角,由内向外翻转遮住手背,不可暴露在手术单外
2. 打开无菌单时不可触及操作者腰以下的无菌手术衣
3. 无菌手术单铺设要点:铺单上方头端覆盖麻醉头架、下方脚端覆盖器械托盘
4. 手术单应悬垂于手术床左右缘30cm以上
5. 不可随意移动已铺置的无菌手术单,只能向切口外移动
6. 遵循先污后洁的原则进行铺巾
7. 手术切口周围保证4~6层覆盖,其他部位至少2层

六、手术无菌物品管理质量评价标准及操作流程

(一) 目的

规范手术无菌物品的分类、储存、使用、处理等管理要求,预防和降低手术部位感染风险。

(二) 注意事项

1. 一次性无菌物品使用前参照厂家说明书。

2. 应根据灭菌方式,确认化学指示物的正确及有效。化学监测不合格的无菌物品不得使用。

3. 湿包情况表示灭菌失败,不能使用。

4. 提前放行的无菌物品,生物监测不合格时,应及时召回同锅次所有物品,重新灭菌检测并按不良事件上报,对已使用的无菌物品,应追溯手术病人术后切口愈合情况。

5. 严禁医生自行携带无菌物品入手术室。

6. 体内植入物使用应具有可追溯性,可复用无菌物品宜使用信息化追溯。

(三) 手术无菌物品管理质量评价标准

评价指标	评价内容		分值	扣分标准	扣分
使用前准备 (35分)	环境准备 (2分)	在洁净区内	1	环境不符合要求各1分	——
		环境清洁	1		
	自身准备 (9分)	着装 (2分)	服装整洁、上衣及裤带塞于洗手裤内	2	洗手衣、裤着装不符合要求各1分	
		帽子口罩 (3分)	帽子完全遮住所有头发;口罩佩戴正确,松紧适宜	3	帽子未遮住头发1分、口罩佩戴不正确1分、松紧不适宜1分	
		手及指甲 (3分)	手部无伤口;指甲长度不超过指尖、无指甲油及装饰	2	手有伤口1分、指甲不符合要求2分	
		首饰 (1分)	无戒指、无手表及手镯、无耳环、无珠状项链	2	有一项不符合要求1分	

评价 指标	评价内容			分 值	扣分标准	扣 分
使用前 准备 (35分)	无菌物 品使用 前评估 (24分)	无菌物品 的管理 (12分)	无菌物品储存环境符合 《医院消毒供应中心 第 二部分:清洗消毒及灭 菌技术操作规范》WS 310.2—2016	2	未按规定储存无菌包 2分	
			无菌包大小及重量符合 WS 310.2—2016标准	2	未符合规定2分	
			无菌包内外监测方法 WS 310.2—2016标准	2		
			无菌物品使用有效期 WS 310.2—2016标准	2		
			无菌物品应独立区域、分 类、分架放置、标识清楚	2		
			一次性无菌物品进入洁 净区或手术室,须脱去外 包装	2	未脱去包装2分	
		无菌物品 使用前检 查(12分)	查看灭菌方式与化学指 示物标识是否一致、有效	2	未符合规定2分	
			检查灭菌时间是否在有 效期内	2	未在有效期内2分	
			包装是否闭合、完整,是 否潮湿和破损	6	包装未闭合完整2分, 潮湿2分,破损2分	
			硬质容器包装无菌物品, 进气孔或排气孔、锁扣处 于闭合状态,灭菌标识变 色符合标准	2	包装检查未符合标准 2分	
无菌物 品使用 的质量 标准 (45分)	无菌物 品的使用 中 (26分)	无菌物品 拿取使用 原则 (4分)	遵循先进先出原则	4	未遵循先进先出原则 4分	
		使用中操 作规范 (6分)	遵循无菌技术操作原则 及《手术室护理实践指 南》中的要求	6	酌情1~6分	

续表

评价指标	评价内容			分值	扣分标准	扣分
无菌物品使用的质量标准（45分）	无菌物品的使用中（26分）	疑似物品（4分）	无菌物品使用中发现疑似或已经被污染的物品应立即更换	4	未立即更换酌情1~4分	
		一次性物品使用（4分）	一次性无菌物品禁止重复灭菌使用	4	重复使用酌情1~4分	
		外来手术器械（4分）	遵循《2024版手术室护理实践指南》外来手术器械管理的要求	4	未按符合规定4分	
		可复用物品（4分）	全程质量信息追溯，保障回收、清洗、检查、包装、灭菌、储存、发放、使用等环节质量安全	4	没有信息追踪酌情1~4分	
	无菌物品的使用（19分）	常见灭菌方式（3分）	压力蒸汽灭菌	1	灭菌方式不知晓各1分	
			环氧乙烷灭菌	1		
			过氧化氢等离子体低温灭菌	1		
		无菌物品使用后处理（16分）	可复用的物品使用后由中心消毒供应室处理	4	未按符合规定4分	
			一次性无菌物品使用后按照医疗废弃物处理	4		
			被朊病毒、气性坏疽及突发不明的传染病病原体污染的器械器具、物品应执行卫生行业标准——《医疗机构消毒技术规范》WS/T 367—2012	4		
			外来器械处理按卫生行业标准 WS 310.2—2016	4		
效果评价（10分）	质量控制		严格遵循无菌技术操作原则；参照 WS 310.2—2016、WS/T 367—2012 标准	10	酌情1~10分	
理论（10分）	提问内容		目的、注意事项	10	酌情1~10分	

（四）手术无菌物品操作流程

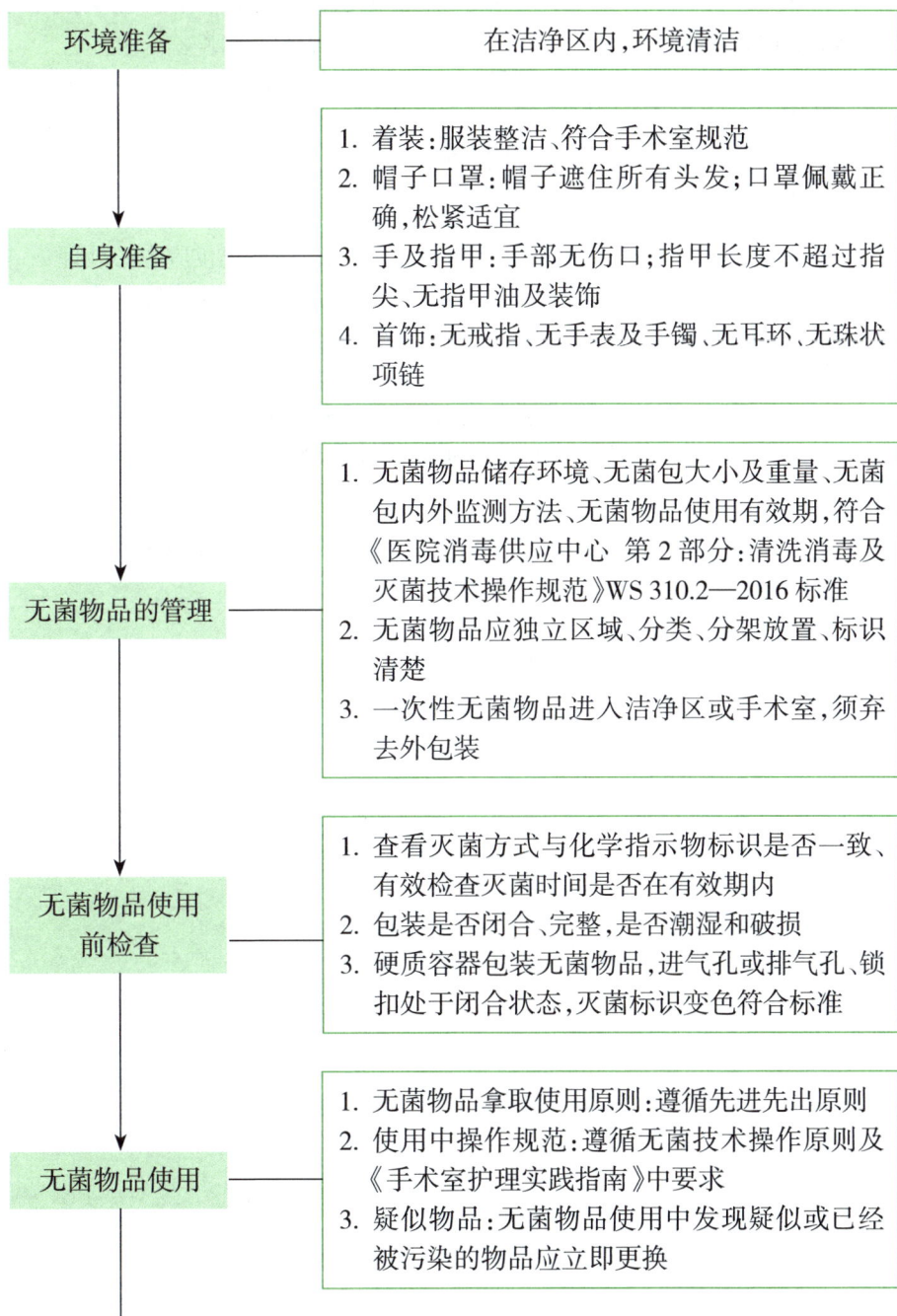

| 环境准备 | —— | 在洁净区内,环境清洁 |

| 自身准备 | —— | 1. 着装:服装整洁、符合手术室规范
2. 帽子口罩:帽子遮住所有头发;口罩佩戴正确,松紧适宜
3. 手及指甲:手部无伤口;指甲长度不超过指尖、无指甲油及装饰
4. 首饰:无戒指、无手表及手镯、无耳环、无珠状项链 |

| 无菌物品的管理 | —— | 1. 无菌物品储存环境、无菌包大小及重量、无菌包内外监测方法、无菌物品使用有效期,符合《医院消毒供应中心 第2部分:清洗消毒及灭菌技术操作规范》WS 310.2—2016标准
2. 无菌物品应独立区域、分类、分架放置、标识清楚
3. 一次性无菌物品进入洁净区或手术室,须弃去外包装 |

| 无菌物品使用前检查 | —— | 1. 查看灭菌方式与化学指示物标识是否一致、有效检查灭菌时间是否在有效期内
2. 包装是否闭合、完整,是否潮湿和破损
3. 硬质容器包装无菌物品,进气孔或排气孔、锁扣处于闭合状态,灭菌标识变色符合标准 |

| 无菌物品使用 | —— | 1. 无菌物品拿取使用原则:遵循先进先出原则
2. 使用中操作规范:遵循无菌技术操作原则及《手术室护理实践指南》中要求
3. 疑似物品:无菌物品使用中发现疑似或已经被污染的物品应立即更换 |

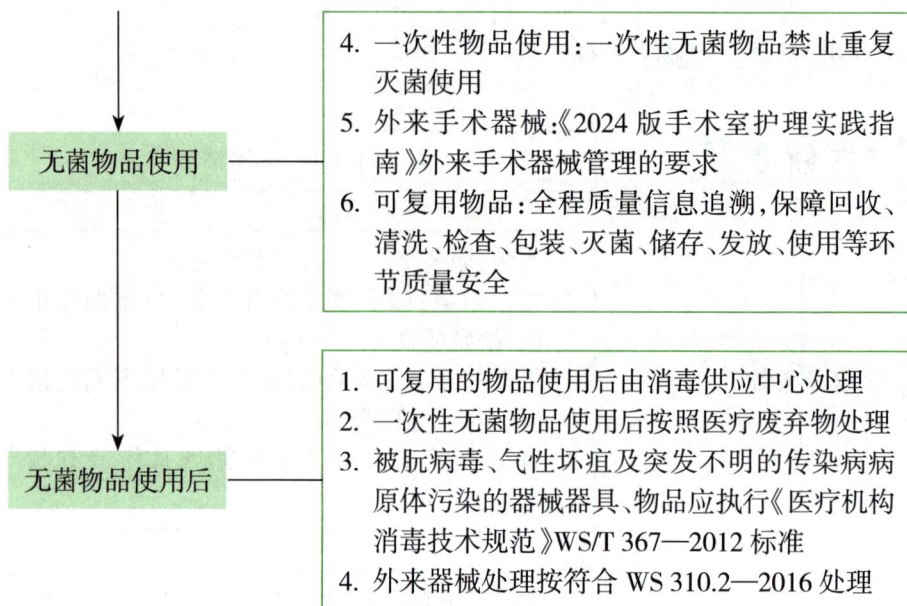

无菌物品使用

4. 一次性物品使用:一次性无菌物品禁止重复灭菌使用
5. 外来手术器械:《2024 版手术室护理实践指南》外来手术器械管理的要求
6. 可复用物品:全程质量信息追溯,保障回收、清洗、检查、包装、灭菌、储存、发放、使用等环节质量安全

无菌物品使用后

1. 可复用的物品使用后由消毒供应中心处理
2. 一次性无菌物品使用后按照医疗废弃物处理
3. 被朊病毒、气性坏疽及突发不明的传染病病原体污染的器械器具、物品应执行《医疗机构消毒技术规范》WS/T 367—2012 标准
4. 外来器械处理按符合 WS 310.2—2016 处理

（王 维 胡鉴清 钱文静）

第二章　手术体位

一、仰卧位放置质量评价标准及操作流程

(一) 目的

1. 主要用于头、颈、胸、腹、四肢等部位的手术。

2. 在减少对病人生理功能影响的前提下,充分显露手术视野,保护病人隐私。

(二) 注意事项

1. 保持人体脊柱正常的生理曲度,维持各肢体、关节的生理功能体位,防止肢体过度牵拉、扭曲及血管神经损伤。

2. 注意分散压力,根据需要在骨隆突处(枕后、肩胛、骶尾、肘部、足跟等)垫保护垫,以防局部组织长时间受压,保护病人皮肤完整性。

3. 正确约束病人,松紧适宜,维持体位稳定,防止术中移位、坠床。

4. 防止颈部过度扭曲、牵拉造成神经损伤。

5. 保持病人呼吸通畅、循环稳定。

6. 妊娠晚期孕妇在仰卧时需适当左侧卧,以预防仰卧位低血压综合征的发生。

（三）仰卧位放置质量评价标准

评价指标	评价内容		分值	扣分标准	扣分
操作前准备（20分）	环境准备（2分）	在洁净区内	1	环境不符合要求各1分	—
		环境清洁	1		
	自身准备（7分）	着装（1分）服装整洁、着装符合手术室规范	1	洗手衣、裤着装不符合要求每项1分	
		帽子口罩（2分）帽子遮住所有头发;口罩佩戴正确,松紧适宜	2	帽子未遮住头发1分 不正确佩戴口罩1分	
		手及指甲（1分）手部无伤口;指甲长度不超过指尖、无指甲油及装饰	1	不符合要求1分	
		首饰（1分）无戒指、无手表及手镯、无耳环、无珠状项链	1	有一项不符合要求1分	
		洗手（2分）正确手卫生	2	洗手方法不规范1分 时间不正确1分	
	病人准备（6分）	基本信息（2分）正确核对病人姓名、病案号、手术方式、手术部位（左右侧）、手术体位等信息	1	遗漏一项1分	
		评估病人病情、年龄、BMI、病史、意识、合作程度	1	遗漏一项1分	
		身体情况（4分）评估病人皮肤情况、血管情况、骨关节活动度	4	遗漏一项1分	
	操作准备（5分）	床单位（2分）准备手术床单位,床单干燥、平整、无异物	2	不符合要求2分	
		辅助用物（3分）根据病人手术体位及评估结果准备用物,包括头枕、约束带、膝枕、腿枕、踝枕、肩垫、棉垫、上肢托臂板、腰枕等,必要时备肩挡、脚挡及防压力性损伤泡沫敷料	3	遗漏一项1分	

续表

评价指标			评价内容	分值	扣分标准	扣分
操作流程质量标准（60分）	操作中（50分）	充分沟通（5分）	术前告知病人体位放置的目的和方法，取得病人配合；清醒放置测试：在病人清醒时预摆手术体位，评估其承受度和舒适性	5	遗漏一项1分	
		共同放置（5分）	与麻醉医生、手术医生沟通，明确放置体位时机	5	遗漏一项1分	
		体位放置（28分）	头部置头枕并处于中立位置，头枕高度适宜	2	每项1分	
			头和颈椎处于水平中立位	2	未按要求放置2分	
			上肢根据手术要求放置：放于体侧时，要求掌心朝向体侧，肘部微屈，合理固定防止压伤、掉落；如需外展，角度不超过90°，避免损伤臂丛神经，远端关节略高于近端关节，约束带松紧合适	12	掌心位置、肘部位置、外展角度、关节高度、约束带位置及松紧度每项2分	
			膝下垫膝枕，踝部垫踝枕，悬空足跟	6	每项2分	
			距离膝关节上5cm处使用约束带固定，松紧适宜	6	约束带位置及松紧度不符合要求各3分	
		病人保护（12分）	安置完毕后进行核查，从头到脚依次确认病人各受压部位衬垫合适；确保肢体各关节处于功能位	6	遗漏一项3分	
			检查床单平整，无异物遗留；检查病人受压部位保护垫是否移位；检查各种导线及管路位置是否受压、打折，检查各管路是否通畅，如心电血氧监护、静脉通路、尿管等	6	遗漏一项2分	

续表

评价指标		评价内容		分值	扣分标准	扣分
操作流程质量标准（60分）	操作后（10分）	洗手（2分）	正确手卫生	2	洗手方法不规范1分时间不正确1分	
		恢复体位（4分）	与手术医生和麻醉医生确认体位恢复时机。恢复体位时，动作轻柔、逐个撤除各种辅助用具，关注病人生命体征，评估皮肤受压情况	4	恢复时机不恰当2分、未关注生命体征1分、未再次评估2分	
		归还物品（4分）	清点检查体位垫数量及完整性，重复使用的用具按要求进行处理，物归原处	4	未检查体位垫2分、用具未正确处理2分	
效果评价（10分）		熟练程度	操作规范，用力适度，注重病人保暖及隐私保护	5	操作不规范2分、未注意保暖2分、未注意隐私保护1分	
			动作简洁流畅，操作准确到位	5	动作烦琐欠流畅2分、操作粗暴不到位3分	
理论（10分）		提问内容	目的、注意事项	10	体位安置目的4分；注意事项6分，每项1分	

（四）仰卧位放置操作流程

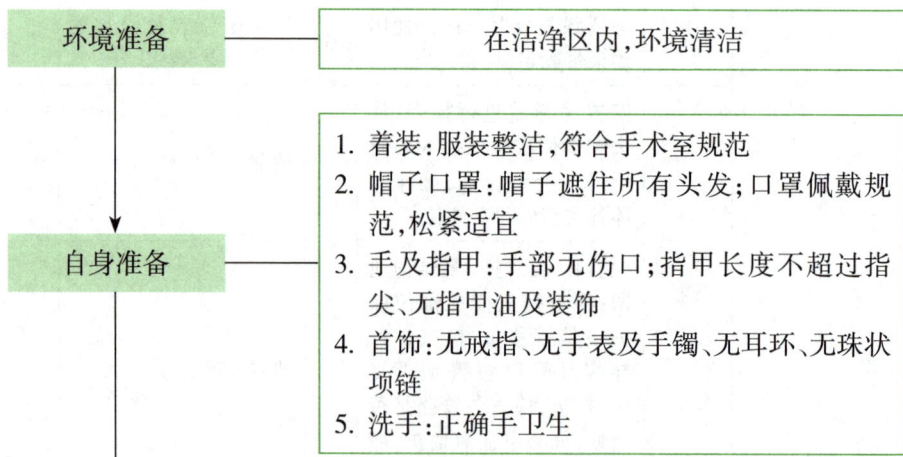

环境准备	在洁净区内，环境清洁
自身准备	1. 着装：服装整洁，符合手术室规范 2. 帽子口罩：帽子遮住所有头发；口罩佩戴规范，松紧适宜 3. 手及指甲：手部无伤口；指甲长度不超过指尖、无指甲油及装饰 4. 首饰：无戒指、无手表及手镯、无耳环、无珠状项链 5. 洗手：正确手卫生

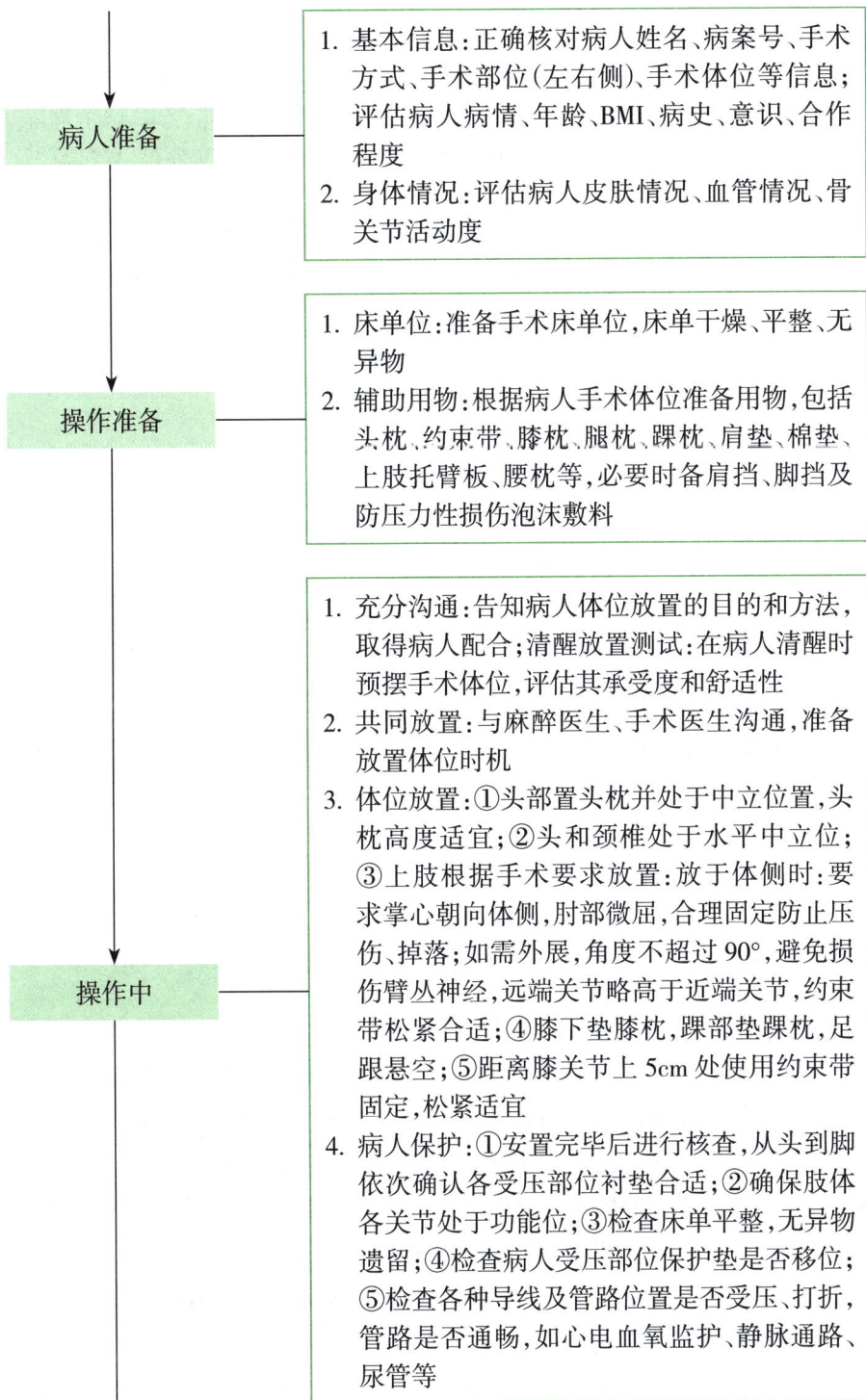

病人准备

1. 基本信息:正确核对病人姓名、病案号、手术方式、手术部位(左右侧)、手术体位等信息;评估病人病情、年龄、BMI、病史、意识、合作程度
2. 身体情况:评估病人皮肤情况、血管情况、骨关节活动度

操作准备

1. 床单位:准备手术床单位,床单干燥、平整、无异物
2. 辅助用物:根据病人手术体位准备用物,包括头枕、约束带、膝枕、腿枕、踝枕、肩垫、棉垫、上肢托臂板、腰枕等,必要时备肩挡、脚挡及防压力性损伤泡沫敷料

操作中

1. 充分沟通:告知病人体位放置的目的和方法,取得病人配合;清醒放置测试:在病人清醒时预摆手术体位,评估其承受度和舒适性
2. 共同放置:与麻醉医生、手术医生沟通,准备放置体位时机
3. 体位放置:①头部置头枕并处于中立位置,头枕高度适宜;②头和颈椎处于水平中立位;③上肢根据手术要求放置:放于体侧时:要求掌心朝向体侧,肘部微屈,合理固定防止压伤、掉落;如需外展,角度不超过90°,避免损伤臂丛神经,远端关节略高于近端关节,约束带松紧合适;④膝下垫膝枕,踝部垫踝枕,足跟悬空;⑤距离膝关节上5cm处使用约束带固定,松紧适宜
4. 病人保护:①安置完毕后进行核查,从头到脚依次确认各受压部位衬垫合适;②确保肢体各关节处于功能位;③检查床单平整,无异物遗留;④检查病人受压部位保护垫是否移位;⑤检查各种导线及管路位置是否受压、打折,管路是否通畅,如心电血氧监护、静脉通路、尿管等

| 操作后 | 1. 洗手:正确手卫生
2. 恢复体位:与手术医生和麻醉医生确认体位恢复时机,恢复体位时,动作轻柔、逐个撤除各种辅助用具,关注病人生命体征,评估皮肤受压情况
3. 归还物品:清点检查体位垫数量及完整性,重复使用的用具按要求进行处理,物归原处 |

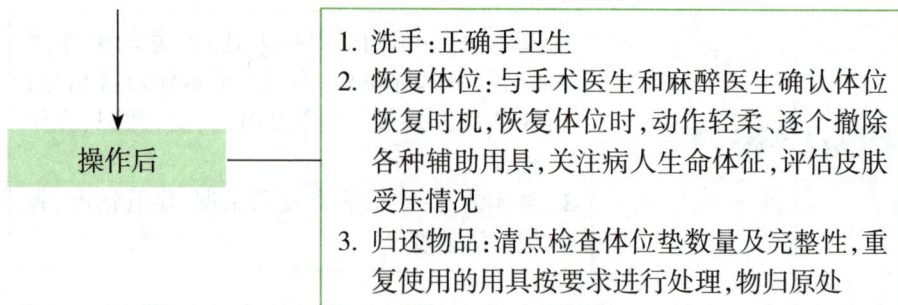

二、侧卧位放置质量评价标准及操作流程

(一) 目的

1. 主要用于肺、食管、侧胸壁、泌尿外科、脊柱等部位的手术。

2. 从手术操作角度,侧卧位能很好地暴露手术区域。在胸外科手术中,侧卧位可使患侧胸腔充分打开。在脊柱手术中,侧卧位可以帮助医生对脊柱侧方的结构进行处理。

3. 从病人安全角度,侧卧位有助于维持病人的呼吸和循环稳定。合理的侧卧位放置可以防止身体重量对重要器官造成压迫,避免呼吸不畅和循环障碍。对于一些特殊的手术,侧卧位能减少术中出血,例如在某些神经外科手术中,适当的侧卧位能降低颅内静脉压,从而减少出血风险。

(二) 注意事项

1. 注意对病人心肺功能的观察。

2. 注意保护骨隆突处(肩部、健侧胸部、髋部、膝外侧及踝部等),根据病情及手术时间建议使用防压力性损伤垫及泡沫敷料,预防压力性损伤。

3. 标准侧卧位安置后,评估病人脊椎是否处于同一水平线上,是否维持脊椎生理弯曲,下侧肢体及腋窝处是否悬空。颅脑手术侧卧位时肩部肌肉牵拉是否过紧。肩带牵拉部位应用软垫保护,防止压力性损伤。

4. 防止健侧眼睛、耳郭及男性病人外生殖器受压。避免固定挡板压迫腹股沟,导致下肢缺血或深静脉血栓的形成。

5. 下肢约束带应距膝关节上方5cm处,避开膝外侧腓总神经走行位置,防止神经损伤。

6. 术中调节手术床时需密切关注病人,防止体位移位导致重要器官受压。

7. 髋部手术侧卧位,评估病人胸部及髋部固定的稳定性,避免术中体位移动造成术后两侧肢体不等长。

8. 肾脏、输尿管等手术侧卧位时,手术部位对准手术床背板与腿板折叠处,腰下置腰垫,调节手术床呈"︿"形,使病人凹陷的腰区逐渐变平,腰部肌肉拉伸,肾区充分显露。双下肢屈曲约45°分开放置,下侧在前,上侧在后,两腿间垫一软枕,约束带固定肢体。缝合切口前及时将腰桥复位。

9. 安置侧卧后倾45°体位时,病人仰卧,与手术床纵轴平行垫胸垫,垫高术侧胸部;健侧手臂外展置于托手板上,术侧手臂用衬垫保护后,呈屈肘功能位固定于麻醉头架上;患侧下肢用大软枕支撑,健侧大腿上端用挡板固定。注意患侧上肢不可直接接触麻醉头架,预防电烧伤;手指外露以观察血运;保持前臂稍抬高,避免肘关节过度屈曲或上举,防止损伤尺、桡神经。

10. 恢复体位时应妥善固定病人,防止坠床。

(三) 侧卧位放置质量评价标准

评价指标	评价内容		分值	扣分标准	扣分
操作前准备(20分)	环境准备(2分)	在洁净区内	1	环境不符合要求各1分	——
		环境清洁	1		
	自身准备(7分)	着装(1分)	服装整洁、着装符合手术室规范	1	洗手衣、裤着装不符合要求每项1分
		帽子口罩(2分)	帽子遮住所有头发;口罩佩戴正确,松紧适宜	2	帽子未遮住头发1分不正确佩戴口罩1分
		手及指甲(1分)	手部无伤口;指甲长度不超过指尖、无指甲油及装饰	1	不符合要求1分
		首饰(1分)	无戒指、无手表及手镯、无耳环、无珠状项链	1	有一项不符合要求1分
		洗手(2分)	正确手卫生	2	洗手方法不规范1分时间不正确1分

续表

评价指标			评价内容	分值	扣分标准	扣分
操作前准备（20分）	病人准备（6分）	基本信息（2分）	正确核对病人姓名、病案号、手术方式、手术部位（左右侧）、手术体位等信息	1	遗漏一项1分	
			评估病人病情、年龄、BMI、病史、意识、合作程度	1	遗漏一项1分	
		身体情况（4分）	评估病人皮肤情况、血管情况、骨关节活动度	4	遗漏一项1分	
	操作准备（5分）	床单位（2分）	准备手术床单位，床单干燥、平整、无异物	2	床单位不符合要求2分	
		辅助用物（3分）	根据病人手术方式，正确准备用物，包括上肢托臂板、托手架、固定挡板、约束带、下肢支撑垫、头枕、胸垫、腿枕、棉垫等，必要时准备防压力性损伤泡沫敷料	3	遗漏一项0.5分	
操作流程质量标准（60分）	操作中（56分）	充分沟通（2分）	告知病人体位放置的目的和方法，取得病人配合；清醒放置测试：在病人清醒时预摆手术体位，评估其承受度和舒适性	2	未告知目的和方法1分，未清醒预摆手术体位1分	
		共同放置（2分）	与麻醉医生、手术医生沟通，确认放置体位时机	2	遗漏一项1分	
		体位放置（47分）	确认各种导线及管路固定完好和畅通，将病人轴线翻身至健侧卧位，托臂板和托手架放置位置合适	5	翻身前管路及导线未确认2分，未同步轴线翻身1分，托臂板及托手板位置不合适2分	
			病人头下置头枕，高度平下侧肩高，确保脊柱处于水平位置	5	脊柱未处于水平位置5分	
			腋下距肩峰10cm处垫胸垫	4	胸垫位置不合适4分	
			术侧上肢屈曲呈抱球状，置于可调节托手架上，远端关节稍低于近端关节	5	上肢高度不合适2分、角度不合适2分、关节位置不合适1分	

续表

评价指标	评价内容			分值	扣分标准	扣分
操作流程质量标准（60分）	操作中（56分）	体位放置（47分）	对侧上肢外展于托臂板上，远端关节高于近端关节，维持胸廓自然舒展	4	上肢外展角度不合适2分、关节位置不合适2分	
			肩关节外展或上举不超过90°	4	角度不合适4分	
			两肩连线与手术台面垂直成90°	4	角度不合适4分	
			腹侧用固定挡板支撑于耻骨联合，背侧用挡板固定骶尾部，必要时肩带牵拉肩胛区（离手术野至少15cm），共同维持病人90°侧卧位	4	腹侧、背侧固定挡板支撑位置不合适各2分	
			双下肢约45°自然屈曲，前后分开放置，保持双腿呈跑步时姿态	4	双下肢放置位置不正确4分	
			两腿间用支撑垫承托术侧下肢；注意对侧下肢足踝部保护	4	双下肢保护不恰当4分	
			小腿及双上肢用约束带固定，松紧适宜	4	约束带位置不正确2分、约束带松紧不合适2分	
		病人保护（5分）	检查病人受压部位保护垫是否移位	1	保护垫移位1分	
			检查肢体各关节处于功能位	1	肢体关节未处于功能位1分	
			检查病人脊柱是否处于水平线上，从头到脚依次确认病人各受压部位；查看腋窝是否悬空	2	遗漏一项1分	
			检查各种导线及管路，检查管路是否通畅，连接导线是否脱落	1	遗漏一项1分	

续表

评价指标	评价内容			分值	扣分标准	扣分
操作流程质量标准（60分）	操作后（4分）	洗手（2分）	正确手卫生	2	洗手方法不规范1分时间不正确1分	
		恢复体位（1分）	与手术医生和麻醉医生确认体位恢复时机,恢复体位时,动作轻柔、逐个撤除各种辅助用具,关注病人生命体征,查看病人皮肤受压情况	1	恢复时机不恰当0.5分、未再次评估0.5分	
		归还物品（1分）	清点检查体位垫数量及完整性,重复使用的用具按要求进行处理,物归原处	1	未检查体位垫0.5分、用具未正确处理0.5分	
效果评价（10分）	熟练程度（10分）		操作规范,用力适度,注意病人保暖及隐私保护	5	操作不规范2分、未注意保暖2分、未注意隐私保护1分	
			动作简洁流畅,操作准确到位	5	动作烦琐欠流畅2分、操作粗暴不到位3分	
理论（10分）	提问内容（10分）		目的、注意事项	10	酌情1~10分	

（四）侧卧位放置操作流程

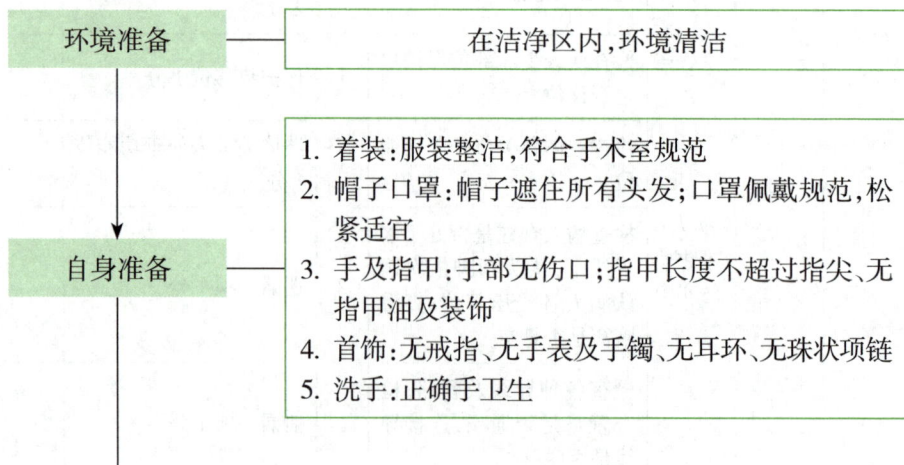

环境准备	→	在洁净区内,环境清洁

自身准备	→	1. 着装:服装整洁,符合手术室规范 2. 帽子口罩:帽子遮住所有头发;口罩佩戴规范,松紧适宜 3. 手及指甲:手部无伤口;指甲长度不超过指尖、无指甲油及装饰 4. 首饰:无戒指、无手表及手镯、无耳环、无珠状项链 5. 洗手:正确手卫生

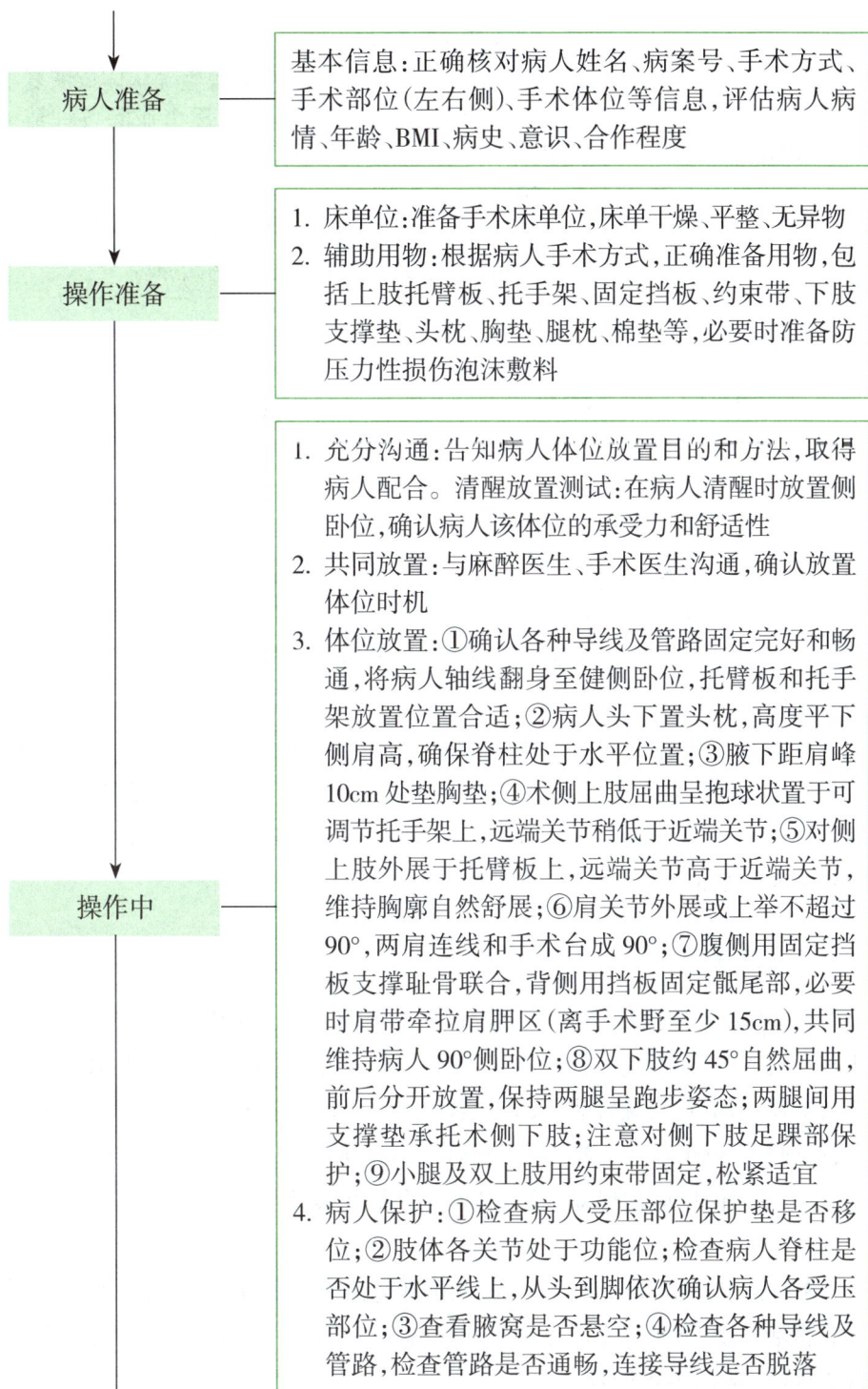

病人准备 — 基本信息:正确核对病人姓名、病案号、手术方式、手术部位(左右侧)、手术体位等信息,评估病人病情、年龄、BMI、病史、意识、合作程度

操作准备 —
1. 床单位:准备手术床单位,床单干燥、平整、无异物
2. 辅助用物:根据病人手术方式,正确准备用物,包括上肢托臂板、托手架、固定挡板、约束带、下肢支撑垫、头枕、胸垫、腿枕、棉垫等,必要时准备防压力性损伤泡沫敷料

操作中 —
1. 充分沟通:告知病人体位放置目的和方法,取得病人配合。清醒放置测试:在病人清醒时放置侧卧位,确认病人该体位的承受力和舒适性
2. 共同放置:与麻醉医生、手术医生沟通,确认放置体位时机
3. 体位放置:①确认各种导线及管路固定完好和畅通,将病人轴线翻身至健侧卧位,托臂板和托手架放置位置合适;②病人头下置头枕,高度平下侧肩高,确保脊柱处于水平位置;③腋下距肩峰10cm处垫胸垫;④术侧上肢屈曲呈抱球状置于可调节托手架上,远端关节稍低于近端关节;⑤对侧上肢外展于托臂板上,远端关节高于近端关节,维持胸廓自然舒展;⑥肩关节外展或上举不超过90°,两肩连线和手术台成90°;⑦腹侧用固定挡板支撑耻骨联合,背侧用挡板固定骶尾部,必要时肩带牵拉肩胛区(离手术野至少15cm),共同维持病人90°侧卧位;⑧双下肢约45°自然屈曲,前后分开放置,保持两腿呈跑步姿态;两腿间用支撑垫承托术侧下肢;注意对侧下肢足踝部保护;⑨小腿及双上肢用约束带固定,松紧适宜
4. 病人保护:①检查病人受压部位保护垫是否移位;②肢体各关节处于功能位;检查病人脊柱是否处于水平线上,从头到脚依次确认病人各受压部位;③查看腋窝是否悬空;④检查各种导线及管路,检查管路是否通畅,连接导线是否脱落

操作后 ── 　1. 洗手:正确手卫生
　2. 恢复体位:与手术医生和麻醉医生确认体位恢复
　　 时机,恢复体位时,动作轻柔、逐个撤除各种辅
　　 助用具,关注病人生命体征,评估病人皮肤受压
　　 情况
　3. 归还物品:清点检查体位垫数量及完整性,重复
　　 使用的用具按要求进行处理,物归原处

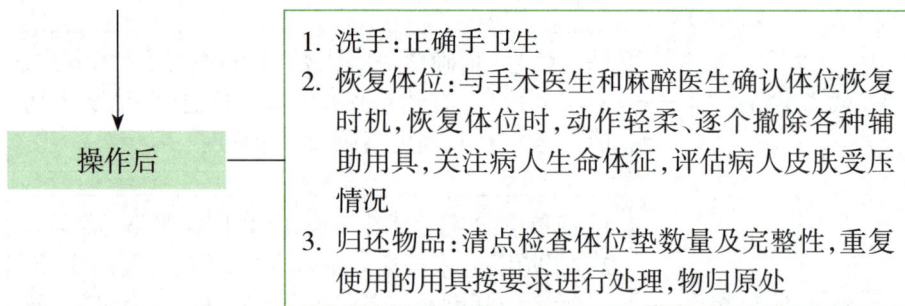

三、俯卧位放置质量评价标准及操作流程

(一) 目的

1. 主要用于脑、脊柱、背部、臀部、下肢后侧等部位的手术。

2. 充分暴露手术部位。对于脊柱外科手术,俯卧位可以让脊柱充分暴露。在神经外科后颅窝手术中,该体位也能够提供良好的手术视野,使医生能够顺利地进行手术操作。

3. 减少手术并发症。俯卧位有助于改善某些手术中的血液循环和呼吸功能。比如在一些脊柱手术中,合适的俯卧位放置可以减少对腹部脏器的压迫,降低术中因腹压过高导致的出血风险,同时还能保证良好的通气,减少呼吸相关的并发症。

(二) 注意事项

1. 轴线翻身时需要至少四名医护人员步调一致、共同协作完成。麻醉医生位于病人头部,负责保护头颈部、气管插管及监护线路等;一名手术医生位于转运床一侧,负责翻转病人;另一名手术医生位于手术床一侧,负责接住病人;巡回护士位于病人足部,负责翻转病人双下肢。

2. 眼部保护应确保双眼眼睑闭合、角膜无暴露,头部支撑点避开眼眶、眼球。

3. 病人头部应处于中立位,避免颈部过伸或过屈,颈椎病病人术前需评估日常活动度;下颌部支撑点应避开口唇部,并防止舌外伸后造成损伤,头面部支撑点应避开两侧颧骨。

4. 放置双上肢时,应遵循远端关节低于近端关节的原则;约束腿部时应避开腘窝。

5. 妥善固定各类管道,粘贴心电监护电极片的位置应避开俯卧时的受压部位。

6. 放置体位后,应逐一检查各受压部位及各重要器官的保护情况,尽量分散各部位承受的压力,并妥善固定。

7. 术中应定时检查病人眼睛、面部等受压部位情况,确认气管插管的位置,确保各管路通畅。

8. 若术中唤醒或体位发生变化时,应及时评估各支撑物有无移位,并按上述要求重新确认病人体位保护及受压情况。

9. 肛门、直肠手术时,双腿分别置于左右腿板上,腿下垫体位垫,双腿分开,中间以站一人为宜,角度小于90°。

10. 枕部入路手术、后颅凹手术、颈椎手术可选用专用头架固定头部,各关节固定牢靠,避免松动。

(三)俯卧位放置质量评价标准

评价指标	评价内容		分值	扣分标准	扣分
操作前准备（20分）	环境准备（2分）	在洁净区内	1	环境不符合要求各1分	
		环境清洁	1		
	自身准备（7分）	着装（1分）服装整洁、着装符合手术室规范	1	洗手衣、裤着装不符合要求每项1分	
		帽子口罩（2分）帽子遮住所有头发;口罩佩戴正确,松紧适宜	2	帽子未遮住头发1分不正确佩戴口罩1分	
		手及指甲（1分）手部无伤口;指甲长度不超过指尖、无指甲油及装饰	1	不符合要求1分	
		首饰（1分）无戒指、无手表及手镯、无耳环、无珠状项链	1	有一项不符合要求1分	
		洗手（2分）正确手卫生	2	洗手方法不规范1分时间不正确1分	

续表

评价指标	评价内容			分值	扣分标准	扣分
操作前准备（20分）	病人准备（6分）	基本信息（2分）	正确核对病人姓名、病案号、手术方式、手术部位（左右侧）、手术体位等信息	1	遗漏一项1分	
			评估病人病情、年龄、BMI、病史、意识、合作程度	1	遗漏一项1分	
		身体情况（4分）	评估病人皮肤情况、血管情况、骨关节活动度	4	遗漏一项1分	
	操作准备（5分）	床单位（2分）	准备手术床单位，床单干燥、平整、无异物	2	床单位不符合要求2分	
		辅助用物（3分）	根据病人手术方式，正确准备用物，包括头架、面托、上肢托臂板、俯卧位体位架、胸垫、棉垫、会阴保护垫、约束带等，必要时准备防压力性损伤泡沫敷料	3	遗漏一项0.5分	
操作流程质量标准（60分）	操作中（53分）	充分沟通（2分）	告知病人体位放置目的和方法，取得病人配合，清醒放置测试：在病人清醒时确认其承受力和舒适性	2	遗漏一项1分	
		共同放置（2分）	根据病人清醒放置测试情况，与麻醉医生、手术医生沟通后，确认放置体位时机并选择合适的体位垫放置于手术床上	2	遗漏一项1分	
		病人保护（翻身前）（6分）	将病人眼睑自然闭合并粘贴保护膜，必要时在前额、颧骨、下颌、胸前、肋缘、髂前上棘、耻骨联合等受压部位粘贴防压力性损伤泡沫敷料	3	眼睛未保护1分，重点受压部位未保护2分	
			确认各种导线及管路固定完好和畅通	3	翻身前管路及导线未确认3分	
		体位放置（33分）	翻身前双上肢放体侧，梳理确认各种管路，保证翻身过程无牵拉和拖拽	4	翻身前双上肢位置不准确1分，翻身过程中若有管路脱落或者牵拉3分	

评价指标		评价内容	分值	扣分标准	扣分
操作流程质量标准（60 分）	操作中（53 分）		翻身后迅速撤出转运床	4	酌情 1~4 分	
		体位放置（33 分）	麻醉医生、手术医生、巡回护士至少 4 人采用轴线翻身法，步调一致、共同协作完成：由麻醉医生主导，在病人头部，负责保护头颈部、气管插管及监护线路等；一名手术医生位于转运床侧，负责翻转病人；另一名手术医生位于手术床侧，负责保护病人卧于体位垫上，巡回护士位于病人足侧，负责病人双下肢的翻转	5	未按照要求轴线翻身 2 分、步调不一致 1 分、分工不明确 1 分、病人未准确卧于体位垫上 1 分	
			头面部：根据病人脸型调整头部支撑物的位置，将头部置于头托上，保持颈椎呈中立位，维持脊柱正常的生理弯曲；选择前额、两颊及下颌作为支撑点，避免压迫眼部眶上神经、眶上动脉、眼球、颧骨、鼻及口唇等	5	头部支撑物放置位置不合适 1 分、颈椎未呈中立位 1 分、头面部有重要部位压迫 3 分	
			上肢：掌心朝下将双上肢自然向前伸展放于头部两侧或置于托手架上，高度适中，避免指端下垂，使用约束带固定。肘关节处衬垫适合，避免尺神经损伤；或根据手术需要双上肢自然放置在体侧，掌心向内，用布巾包裹固定	5	上肢位置未处于功能位 2 分、未正确固定 1 分、有神经压迫 2 分	
			胸腹部：将前胸、肋骨两侧、髂前上棘、耻骨联合作为支撑点，胸腹部悬空，避免受压。注意保护男性病人会阴部以及女性病人乳房	5	支撑点不正确 3 分、会阴部或者女性乳房受压 2 分	

续表

评价指标	评价内容			分值	扣分标准	扣分
操作流程质量标准（60分）	操作中（53分）	体位放置（33分）	下肢:将双腿置于腿架或软枕上,保持膝关节的功能位,确保双膝部悬空,给予体位垫保护,双下肢略分开,足踝部垫软枕,维持踝关节功能位,足尖自然下垂,约束带置于膝关节上5cm处	5	双下肢未处于功能位2分、膝部受压2分、未正确约束1分	
		病人保护（翻身后）（10分）	安置完毕后进行全面检查,从头到脚依次确认病人各受压部位情况;确认肢体各关节处于功能位	3	遗漏一项3分	
			检查床单平整,无异物遗留;检查病人受压部位保护垫是否移位,检查各种导线及管路位置是否正确,管路是否通畅,如心电血氧监护、静脉通路、尿管等	2	遗漏一项2分	
			术中观察:若术中唤醒或体位发生变化时,应及时确认支撑物有无移位,同时检查各受压部位情况	5	未确认支撑物2分、未重新检查受压部位3分	
	操作后（7分）	洗手（2分）	正确手卫生	2	洗手方法不规范1分时间不正确1分	
		恢复体位（3分）	人员和要求同术前翻身;与手术医生和麻醉医生确认体位恢复时机,恢复体位时,动作轻柔,逐个撤除各种辅助用具,关注病人生命体征。固定转运车;翻身后立即拉上双侧床挡,再次固定转运车;梳理各类管路有无脱落和受压;检查各受压部位,评估受压情况	3	恢复体位时机不恰当1分、病人未妥善保护1分、未再次评估1分	

评价指标	评价内容			分值	扣分标准	扣分
操作流程质量标准（60分）	操作后（7分）	归还物品（2分）	清点检查体位垫数量及完整性,重复使用的用具按要求进行处理,物归原处	2	未检查体位垫1分、用具未正确处理1分	
效果评价（10分）	熟练程度（10分）		操作规范,用力适度,注重病人保暖及隐私保护	5	操作不规范2分、未注意保暖2分、未注意隐私保护1分	
			动作简洁流畅,操作准确到位	5	动作烦琐欠流畅2分、操作粗暴不到位3分	
理论（10分）	提问内容		目的、注意事项	10	酌情1~10分	

（四）俯卧位放置操作流程

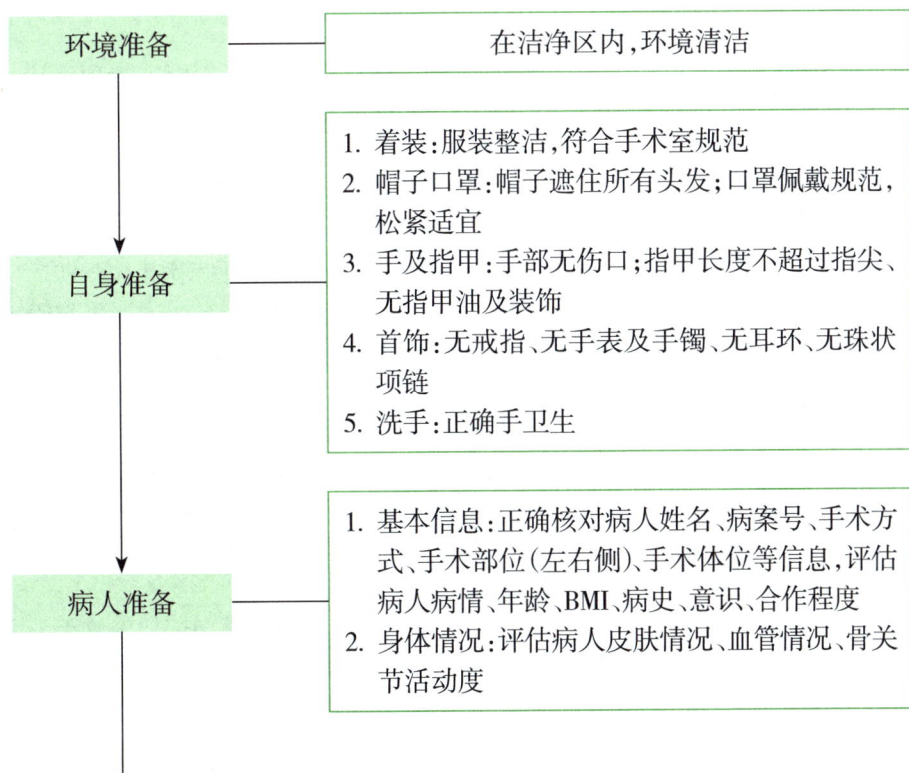

环境准备 —— 在洁净区内,环境清洁

自身准备 ——
1. 着装:服装整洁,符合手术室规范
2. 帽子口罩:帽子遮住所有头发;口罩佩戴规范,松紧适宜
3. 手及指甲:手部无伤口;指甲长度不超过指尖、无指甲油及装饰
4. 首饰:无戒指、无手表及手镯、无耳环、无珠状项链
5. 洗手:正确手卫生

病人准备 ——
1. 基本信息:正确核对病人姓名、病案号、手术方式、手术部位(左右侧)、手术体位等信息,评估病人病情、年龄、BMI、病史、意识、合作程度
2. 身体情况:评估病人皮肤情况、血管情况、骨关节活动度

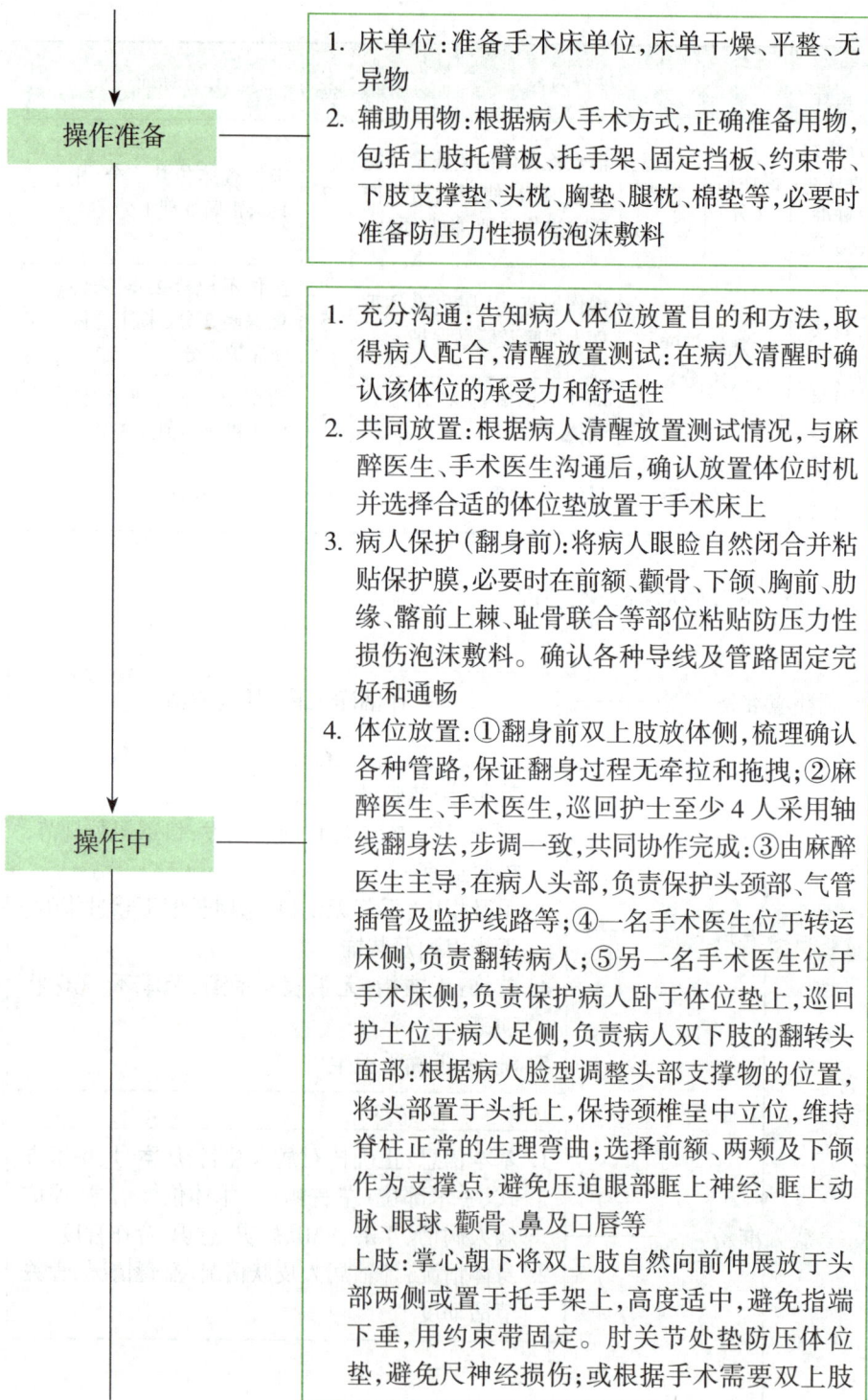

```
操作准备
```

1. 床单位:准备手术床单位,床单干燥、平整、无异物
2. 辅助用物:根据病人手术方式,正确准备用物,包括上肢托臂板、托手架、固定挡板、约束带、下肢支撑垫、头枕、胸垫、腿枕、棉垫等,必要时准备防压力性损伤泡沫敷料

```
操作中
```

1. 充分沟通:告知病人体位放置目的和方法,取得病人配合,清醒放置测试:在病人清醒时确认该体位的承受力和舒适性
2. 共同放置:根据病人清醒放置测试情况,与麻醉医生、手术医生沟通后,确认放置体位时机并选择合适的体位垫放置于手术床上
3. 病人保护(翻身前):将病人眼睑自然闭合并粘贴保护膜,必要时在前额、颧骨、下颌、胸前、肋缘、髂前上棘、耻骨联合等部位粘贴防压力性损伤泡沫敷料。确认各种导线及管路固定完好和通畅
4. 体位放置:①翻身前双上肢放体侧,梳理确认各种管路,保证翻身过程无牵拉和拖拽;②麻醉医生、手术医生,巡回护士至少4人采用轴线翻身法,步调一致,共同协作完成;③由麻醉医生主导,在病人头部,负责保护头颈部、气管插管及监护线路等;④一名手术医生位于转运床侧,负责翻转病人;⑤另一名手术医生位于手术床侧,负责保护病人卧于体位垫上,巡回护士位于病人足侧,负责病人双下肢的翻转头面部:根据病人脸型调整头部支撑物的位置,将头部置于头托上,保持颈椎呈中立位,维持脊柱正常的生理弯曲;选择前额、两颊及下颌作为支撑点,避免压迫眼部眶上神经、眶上动脉、眼球、颧骨、鼻及口唇等
上肢:掌心朝下将双上肢自然向前伸展放于头部两侧或置于托手架上,高度适中,避免指端下垂,用约束带固定。肘关节处垫防压体位垫,避免尺神经损伤;或根据手术需要双上肢

操作中

自然放置在体侧,掌心向内,用布巾包裹固定

胸腹部:将前胸、肋骨两侧、髂前上棘、耻骨联合作为支撑点,胸腹部悬空,避免受压,避开腋窝。保护男性病人会阴部以及女性病人乳房部

下肢:将双腿置于腿架或软枕上,保持膝关节的功能位,确保双膝部悬空,给予体位垫保护,双下肢略分开,足踝部垫软枕,维持踝关节功能位,足尖自然下垂,约束带置于膝关节上5cm处

5. 病人保护(翻身后):安置完毕后进行全面检查,从头到脚依次确认病人各受压部位情况;确认肢体各关节处于功能位;检查床单平整,无异物遗留;检查病人受压部位保护垫是否移位,检查各种导线有无脱落,检查管路位置是否正确,是否通畅;术中观察:若术中唤醒或体位发生变化时,应及时确认支撑物有无移位,同时检查各受压部位情况

操作后

1. 洗手:正确手卫生
2. 恢复体位:人员和要求同术前翻身;与手术医生和麻醉医生确认体位恢复时机,恢复体位时,动作轻柔、逐个撤除各种辅助用具,关注病人生命体征,评估病人皮肤受压情况。固定转运车;翻身后立即拉上双侧床挡,再次固定转运车;梳理各类管路无脱落和受压;检查评估受压部位
3. 归还物品:清点检查体位垫数量及完整性,重复使用的用具按要求进行处理,物归原处

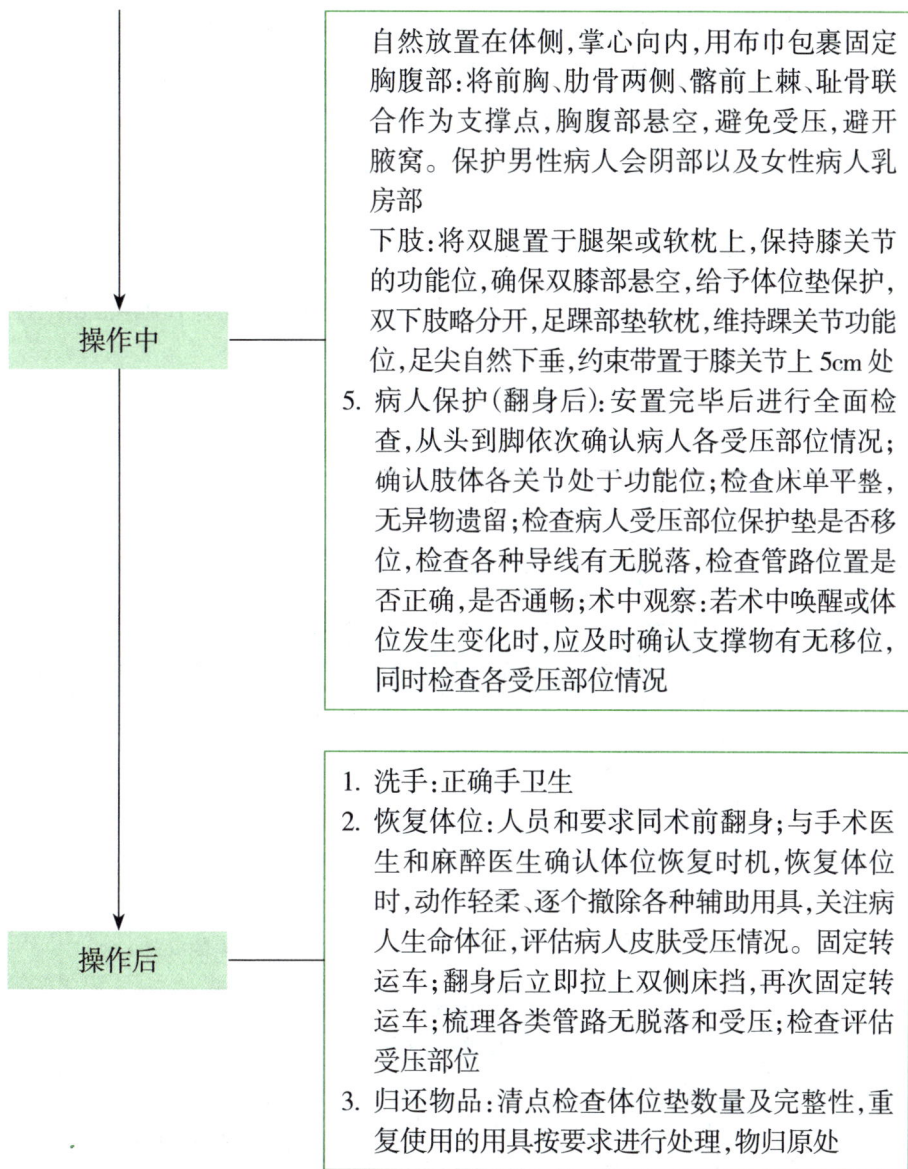

四、截石位放置质量评价标准及操作流程

(一) 目的

1. 主要用于会阴部、尿道、肛门直肠等部位的手术。

2. 充分暴露手术视野,方便医生操作。比如在进行直肠手术时,这种体位能让医生清楚地看到病变部位,顺利完成手术;在妇科检查和手术中,可以使阴道、宫颈等部位充分暴露,便于器械的进入和操作,同时,也方便医护人员观察病人会阴部的情况。

(二) 注意事项

1. 腿架托住小腿及膝部,必要时在腘窝处垫衬垫,防止损伤腘窝血管、神经及腓肠肌。

2. 手术中注意防止人为对膝部和双腿施加压迫。

3. 手术结束复位时,双下肢应单独、缓慢放下,并通知麻醉医生密切观察,防止因回心血量减少引起不良影响。

(三) 截石位放置质量评价标准

评价指标	评价内容		分值	扣分标准	扣分
操作前准备 (20分)	环境准备 (2分)	在洁净区内	1	环境不符合要求各1分	——
		环境清洁	1		
	自身准备 (7分)	着装 (1分) 服装整洁、着装符合手术室规范	1	洗手衣、裤着装不符合要求每项1分	
		帽子口罩 (2分) 帽子遮住所有头发;口罩佩戴正确,松紧适宜	2	帽子未遮住头发1分 不正确佩戴口罩1分	
		手及指甲 (1分) 手部无伤口;指甲长度不超过指尖、无指甲油及装饰	1	不符合要求1分	
		首饰 (1分) 无戒指、无手表及手镯、无耳环、无珠状项链	1	有一项不符合要求1分	
		洗手 (2分) 正确手卫生	2	洗手方法不规范1分 时间不正确1分	
	病人准备 (6分)	基本信息 (2分) 正确核对病人姓名、病案号、手术方式、手术部位(左右侧)、手术体位等信息	1	遗漏一项1分	
		评估病人病情、年龄、BMI、病史、意识、合作程度	1	遗漏一项1分	

续表

评价 指标			评价内容	分 值	扣分标准	扣 分
操作前 准备 （20分）	病人 准备 （6分）	身体 情况 （4分）	评估病人皮肤情况、血管情况、骨关节活动度	4	遗漏一项4分	
	操作 准备 （5分）	床单位 （2分）	准备手术床单位，床单干燥、平整、无异物	2	床单位不符合要求2分	
		辅助 用物 （3分）	根据病人手术方式，正确准备用物，包括头枕、上肢托臂板、截石位腿架、腘窝保护垫、棉垫、约束带等，必要时准备防压力性损伤泡沫敷料	3	遗漏一项0.5分	
操作流 程质量 标准 （60分）	操作中 （53分）	充分 沟通 （2分）	告知病人体位放置目的和方法，取得病人配合，清醒放置测试：在病人清醒时确认该体位的承受力和舒适性	2	遗漏一项1分	
		共同 放置 （2分）	与麻醉医生、手术医生沟通，确认放置体位时机	2	遗漏一项1分	
		体位 摆放 （40分）	病人取仰卧位，提前移至合适位置	5	骶尾部位置不合适5分	
			近髋关节平面放置截石位腿架	5	腿架位置放置不合适5分	
			根据安置原则，确保躯体与大腿、大腿与小腿夹角成90°，双下肢外展<90°	5	角度不符合要求5分	
			病人足尖、膝关节、对侧肩，三点在一条直线	5	不满足要求5分	
			托腿板对腿的支撑面应为小腿的肌肉丰厚部，使腘窝处于悬空状态，须注意避免托腿板边缘对腘窝的压迫	5	托腿板位置不正确2分、腘窝未悬空2分、有神经压迫1分	
			正确使用约束带分别固定病人双下肢，松紧以容纳一指为宜，确认固定牢固后方可撤除手术床腿板	5	约束带位置不正确2分、腿板撤除时机不正确3分	

续表

评价指标	评价内容			分值	扣分标准	扣分
操作流程质量标准(60分)	操作中(53分)	体位摆放(40分)	拆卸腿板时,保护病人臀部和手部,避免夹伤	5	臀部保护不当2分手部保护不当3分	
			正确安置病人手臂,根据手术操作部位,可选择托臂板外展双臂	5	双臂未妥善固定5分	
		病人保护(9分)	安置完毕后进行全面检查,从头到脚依次确认病人各受压部位情况;确认肢体各关节处于功能位	3	病人关键部位受压1.5分肢体未处于功能位1.5分	
			术中调整体位时,检查病人受压部位保护垫是否移位,再次确认体位架固定牢靠	3	遗漏一项1.5分	
			检查各种导线是否脱落,管路是否通畅	3	遗漏一项1.5分	
	操作后(7分)	洗手(2分)	正确手卫生	2	洗手方法不规范1分时间不正确1分	
		恢复体位(3分)	与手术医生和麻醉医生确认体位恢复时机,恢复体位时,动作轻柔、逐个撤除各种辅助用具,关注病人生命体征,评估病人皮肤受压情况	3	恢复时机不恰当1分、未关注生命体征1分、未再次评估1分	
		归还物品(2分)	清点检查体位垫数量及完整性,重复使用的用具按要求进行处理,物归原处	2	未检查体位垫2分用具未正确处理2分	
效果评价(10分)	熟练程度(10分)		操作规范,用力适度,注重病人保暖及隐私保护	5	操作不规范2分、未注意保暖1分、未注意隐私保护2分	
			动作简洁流畅,操作准确到位	5	动作烦琐欠流畅2分操作粗暴不到位3分	
理论(10分)	提问内容		目的、注意事项	10	酌情1~10分	

(四) 截石位放置操作流程

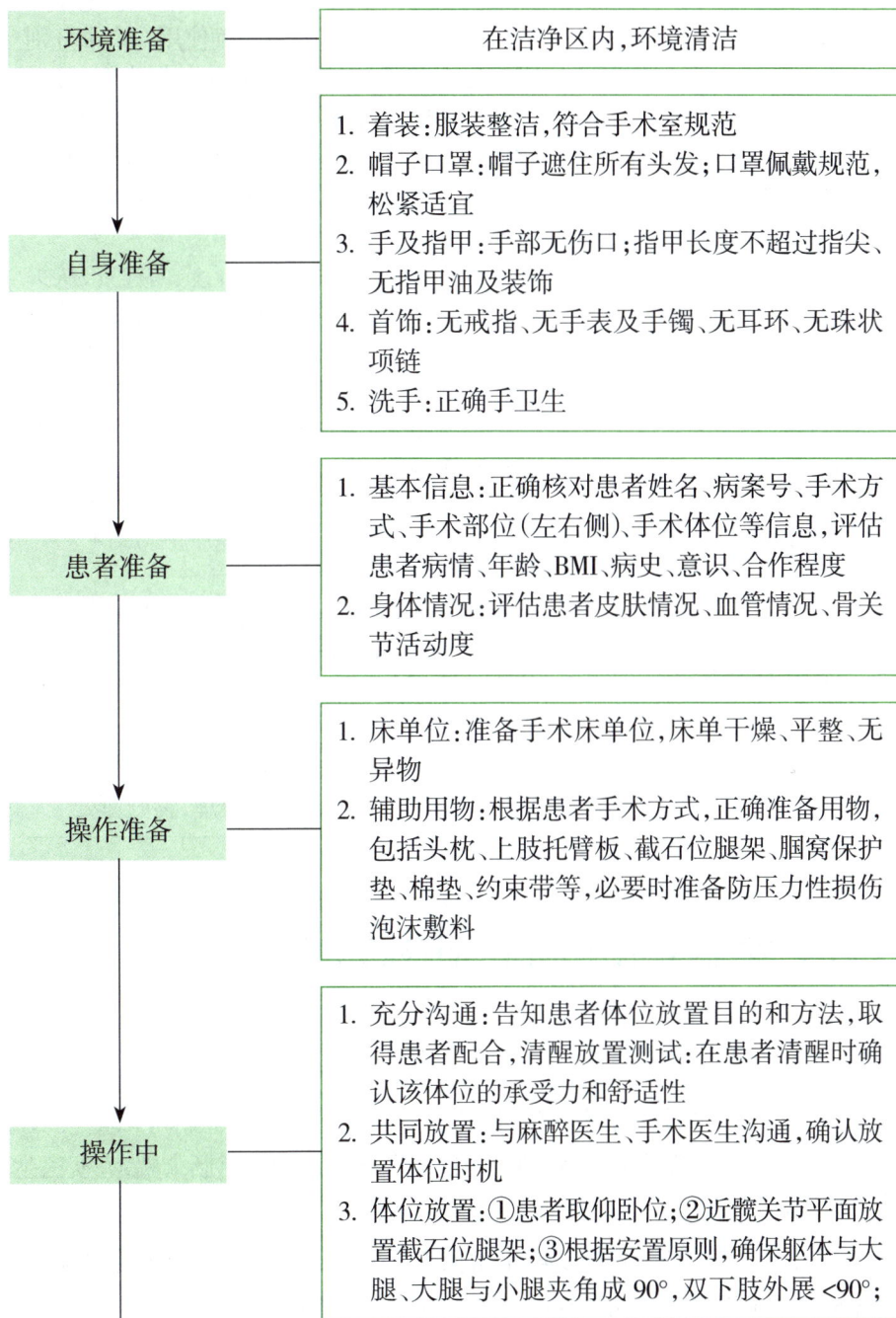

| 环境准备 | 在洁净区内，环境清洁 |

自身准备
1. 着装：服装整洁，符合手术室规范
2. 帽子口罩：帽子遮住所有头发；口罩佩戴规范，松紧适宜
3. 手及指甲：手部无伤口；指甲长度不超过指尖、无指甲油及装饰
4. 首饰：无戒指、无手表及手镯、无耳环、无珠状项链
5. 洗手：正确手卫生

患者准备
1. 基本信息：正确核对患者姓名、病案号、手术方式、手术部位（左右侧）、手术体位等信息，评估患者病情、年龄、BMI、病史、意识、合作程度
2. 身体情况：评估患者皮肤情况、血管情况、骨关节活动度

操作准备
1. 床单位：准备手术床单位，床单干燥、平整、无异物
2. 辅助用物：根据患者手术方式，正确准备用物，包括头枕、上肢托臂板、截石位腿架、腘窝保护垫、棉垫、约束带等，必要时准备防压力性损伤泡沫敷料

操作中
1. 充分沟通：告知患者体位放置目的和方法，取得患者配合，清醒放置测试：在患者清醒时确认该体位的承受力和舒适性
2. 共同放置：与麻醉医生、手术医生沟通，确认放置体位时机
3. 体位放置：①患者取仰卧位；②近髋关节平面放置截石位腿架；③根据安置原则，确保躯体与大腿、大腿与小腿夹角成90°，双下肢外展<90°；

操作中

④患者足尖、膝关节、对侧肩,三点在一条直线;⑤托腿板对腿的支撑面应为小腿的肌肉丰厚部,使腘窝处于悬空状态,须注意避免托腿板边缘对腘窝的压迫;⑥正确使用约束带分别固定患者双下肢、松紧以容纳一指为宜,确认固定牢固后方可撤除手术床腿板;⑦拆卸腿板时,保护患者臀部和手部,避免夹伤;⑧正确安置患者手臂,根据手术操作部位,可选择托臂板外展双臂

4. 患者保护:①安置完毕后进行全面检查,从头到脚依次确认患者各受压部位情况;②确认肢体各关节处于功能位;③术中调节体位时,检查患者受压部位保护垫是否移位,再次确认体位架固定牢靠;④检查各种导线是否脱落,管路是否通畅

操作后

1. 洗手:正确手卫生
2. 恢复体位:与手术医生和麻醉医生确认体位恢复时机,恢复体位时,动作轻柔、逐个撤除各种辅助用具,关注患者生命体征,评估患者皮肤受压情况。
3. 归还物品:清点检查体位垫数量及完整性,重复使用的用具按要求进行处理,物归原处

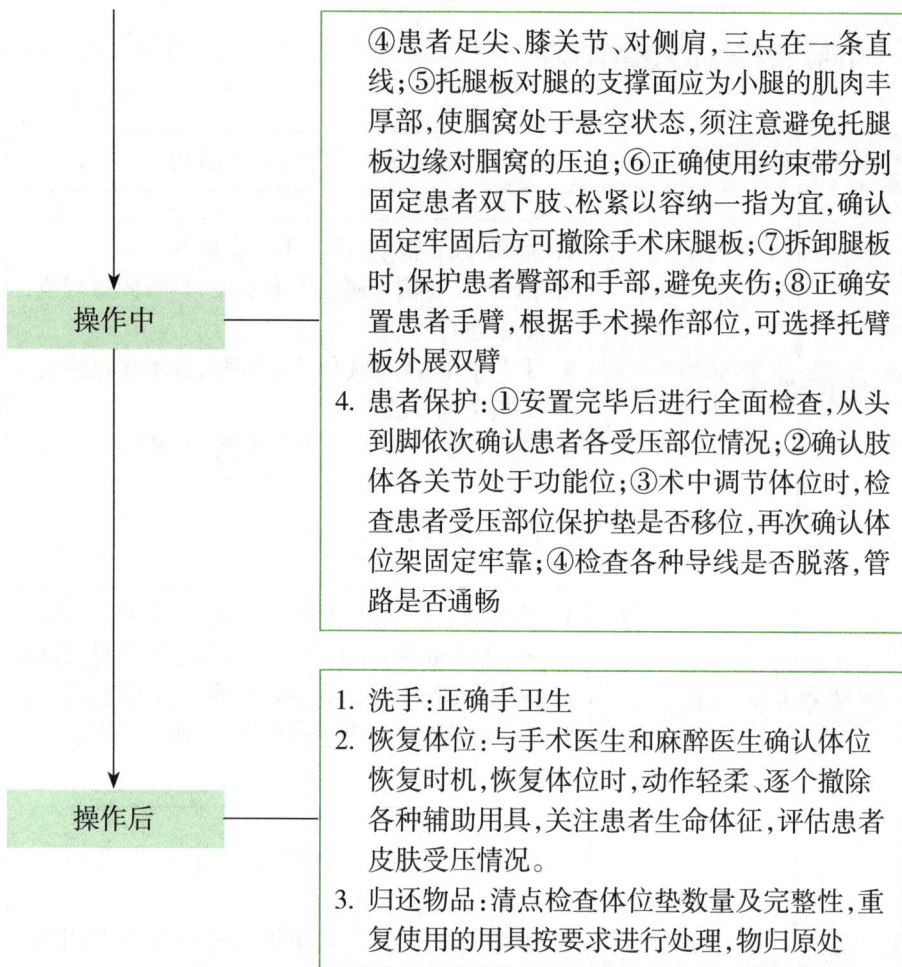

五、膝胸卧位放置质量评价标准及操作流程

(一) 目的

1. 主要用于特定的手术或检查。

2. 在直肠、肛管手术中,胸膝卧位能充分暴露肛门和直肠末端,方便医生进行检查和手术操作。

3. 在妇产科领域,它用于矫正胎位不正,特别是臀先露、横位等情况,通过这种体位可以借助胎儿自身重力改变胎位,增加顺产的机会。

（二）注意事项

因膝胸卧位重心高、稳定性差，需注意保护，防止坠床。

（三）膝胸卧位放置质量评价标准

评价指标	评价内容		分值	扣分标准	扣分
操作前准备（20分）	环境准备（2分）	在洁净区内	1	环境不符合要求各1分	
		环境清洁	1		
	自身准备（7分）	着装（1分）	服装整洁、着装符合手术室规范	1	洗手衣、裤着装不符合要求每项0.5分	
		帽子口罩（2分）	帽子遮住所有头发；口罩佩戴正确，松紧适宜	2	帽子未遮住头发1分 不正确佩戴口罩1分	
		手及指甲（1分）	手部无伤口；指甲长度不超过指尖、无指甲油及装饰	1	不符合要求1分	
		首饰（1分）	无戒指、无手表及手镯、无耳环、无珠状项链	1	有一项不符合要求1分	
		洗手（2分）	正确手卫生	2	洗手方法不规范1分 时间不正确1分	
	病人准备（6分）	基本信息（2分）	正确核查病人姓名、病案号、手术方式、手术部位（左右侧）、手术体位等信息	1	遗漏一项1分	
			评估病人病情、年龄、BMI、病史、意识、合作程度	1	遗漏一项1分	
		身体情况（4分）	评估病人皮肤情况、血管情况、骨关节活动度	4	遗漏一项4分	
	操作准备（5分）	床单位（2分）	准备手术床单位，床单干燥、平整、无异物	2	床单位不符合要求2分	

续表

评价指标			评价内容	分值	扣分标准	扣分
操作前准备（20分）	操作准备（5分）	辅助用物（3分）	根据病人治疗目的,正确准备用物,清醒病人准备体位垫、棉垫、约束带、双侧保护侧挡等;全麻病人选择马蹄形移动式头部支撑架、上肢托臂板、木凳、长软枕、体位垫、约束带、棉垫等,必要时准备防压力性损伤泡沫敷料	3	遗漏关键用物一项1分,3分封顶	
操作流程质量标准（60分）	操作中（53分）	充分沟通（2分）	告知病人体位放置的目的和方法,取得病人配合;清醒放置测试:在病人清醒时预摆手术体位,评估其承受度和舒适性	2	遗漏一项1分	
		共同放置（2分）	与麻醉医生、手术医生确认放置体位时机	2	遗漏一项1分	
		体位放置（40分）根据病人实际情况分别采用"1"或者"2"进行评分	1. 清醒病人跪卧,两小腿平放于手术床上,稍分开（与肩同宽）,大腿和床面垂直,胸贴床面,腹部悬空,臀部抬起,头转向一侧,两臂屈肘,放于头部的两侧	34	头部未正确放置10分 四肢未正确放置14分 身体未正确放置10分	
			2. 全麻病人使用移动式马蹄形头架支持头面部;长枕分别支撑病人肩至骶棘、膝关节、小腿分开与肩同宽;两侧托臂板支撑双上肢;腿板或支撑物及软枕支撑双下肢;调节手术床头低15°左右,使病人呈臀高头低位	34	头部未正确放置10分 四肢未正确放置10分 身体未正确放置10分 未正确调节手术床4分	
			正确使用约束带固定病人肩部、腰部及小腿	3	三个部位约束带使用不当各1分	
			正确安置病人头部及四肢	3	头部未正确安置1.5分 四肢未正确安置1.5分	

续表

评价指标	评价内容			分值	扣分标准	扣分
操作流程质量标准(60分)	操作中(53分)	病人保护(9分)	安置完毕后进行全面检查,从头到脚依次确认病人各受压部位情况;确认肢体各关节处于功能位	3	遗漏一项1.5分	
			术中体位调整后,应及时确认病人受压部位保护垫是否移位,再次确认体位架固定牢靠	3	遗漏一项1.5分	
			检查各种导线有无脱落,管路是否通畅	3	遗漏一项1.5分	
	操作后(7分)	洗手(2分)	正确手卫生	2	洗手方法不规范1分 时间不正确1分	
		恢复体位(3分)	与手术医生和麻醉医生确认体位恢复时机,恢复体位时,动作轻柔、逐个撤除各种辅助用具,关注病人生命体征,评估病人皮肤受压情况	3	三个部位约束带使用不当各1分	
		归还物品(2分)	清点检查体位垫数量及完整性,重复使用的用具按要求进行处理,物归原处	2	头部未正确安置1.5分 四肢未正确安置1.5分	
效果评价(10分)	熟练程度(10分)		操作规范,用力适度,注重病人保暖及隐私保护	5	遗漏一项1.5分	
			动作简洁流畅,操作准确到位	5	遗漏一项1.5分	
理论(10分)	提问内容		目的、注意事项	10	酌情1~10分	

（四）膝胸卧位放置操作流程

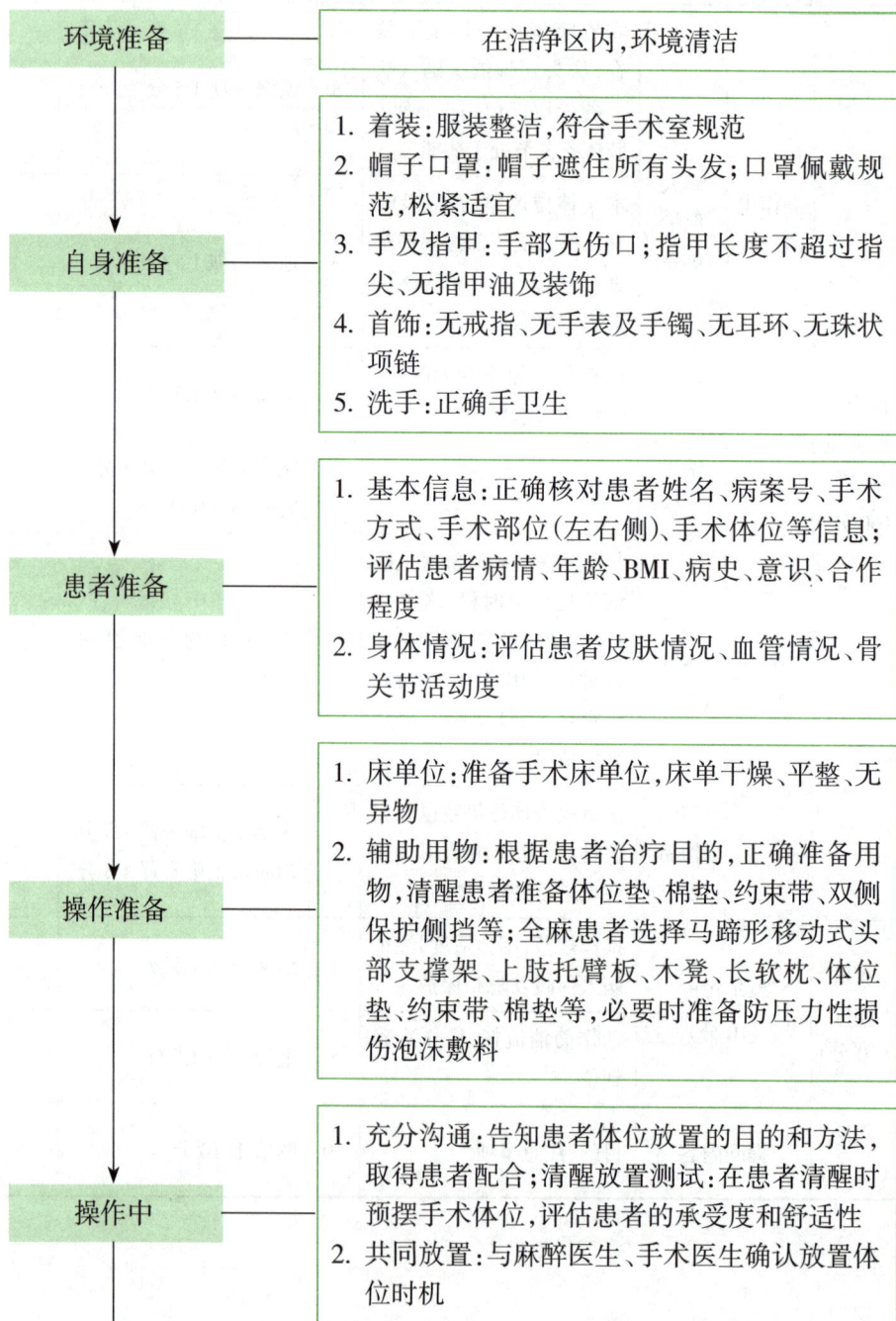

| 环境准备 | 在洁净区内,环境清洁 |

自身准备

1. 着装:服装整洁,符合手术室规范
2. 帽子口罩:帽子遮住所有头发;口罩佩戴规范,松紧适宜
3. 手及指甲:手部无伤口;指甲长度不超过指尖、无指甲油及装饰
4. 首饰:无戒指、无手表及手镯、无耳环、无珠状项链
5. 洗手:正确手卫生

患者准备

1. 基本信息:正确核对患者姓名、病案号、手术方式、手术部位(左右侧)、手术体位等信息;评估患者病情、年龄、BMI、病史、意识、合作程度
2. 身体情况:评估患者皮肤情况、血管情况、骨关节活动度

操作准备

1. 床单位:准备手术床单位,床单干燥、平整、无异物
2. 辅助用物:根据患者治疗目的,正确准备用物,清醒患者准备体位垫、棉垫、约束带、双侧保护侧挡等;全麻患者选择马蹄形移动式头部支撑架、上肢托臂板、木凳、长软枕、体位垫、约束带、棉垫等,必要时准备防压力性损伤泡沫敷料

操作中

1. 充分沟通:告知患者体位放置的目的和方法,取得患者配合;清醒放置测试:在患者清醒时预摆手术体位,评估患者的承受度和舒适性
2. 共同放置:与麻醉医生、手术医生确认放置体位时机

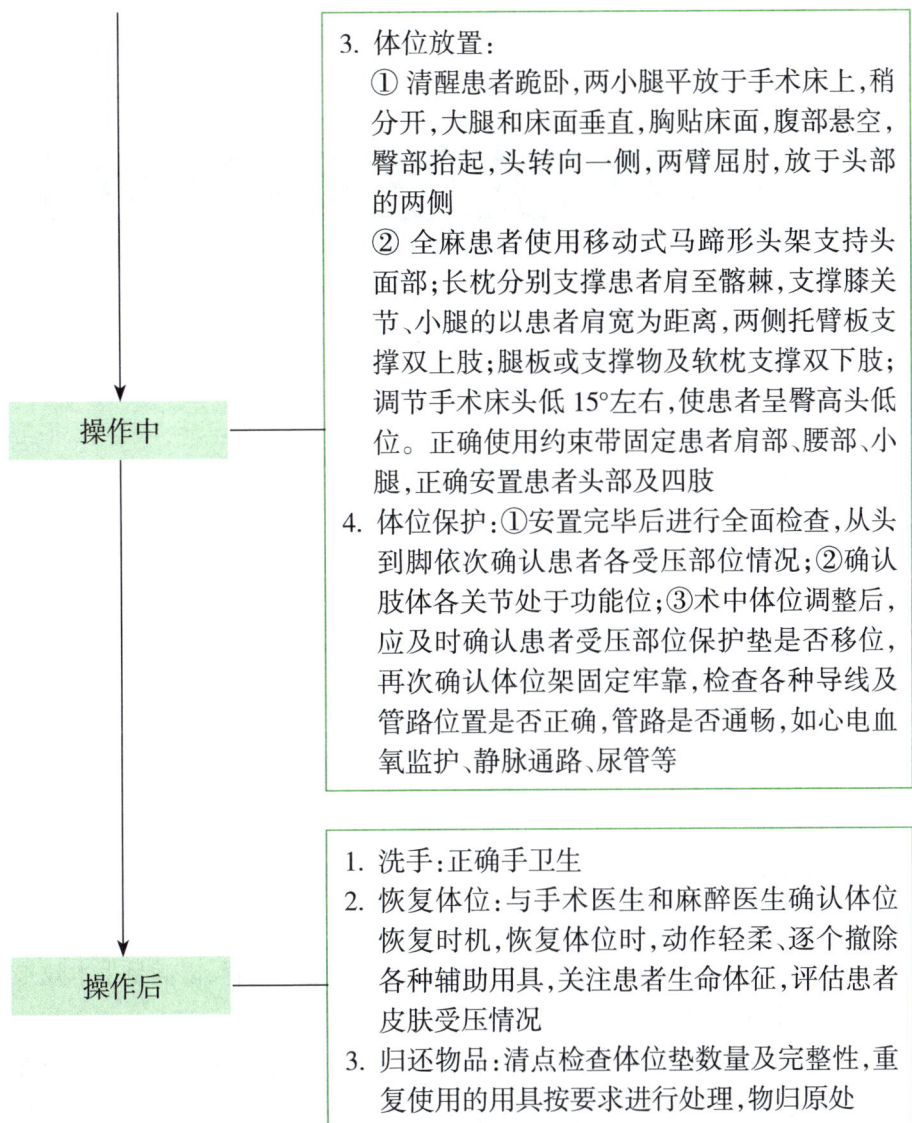

操作中

3. 体位放置:
① 清醒患者跪卧,两小腿平放于手术床上,稍分开,大腿和床面垂直,胸贴床面,腹部悬空,臀部抬起,头转向一侧,两臂屈肘,放于头部的两侧
② 全麻患者使用移动式马蹄形头架支持头面部;长枕分别支撑患者肩至髂棘,支撑膝关节、小腿的以患者肩宽为距离,两侧托臂板支撑双上肢;腿板或支撑物及软枕支撑双下肢;调节手术床头低15°左右,使患者呈臀高头低位。正确使用约束带固定患者肩部、腰部、小腿,正确安置患者头部及四肢

4. 体位保护:①安置完毕后进行全面检查,从头到脚依次确认患者各受压部位情况;②确认肢体各关节处于功能位;③术中体位调整后,应及时确认患者受压部位保护垫是否移位,再次确认体位架固定牢靠,检查各种导线及管路位置是否正确,管路是否通畅,如心电血氧监护、静脉通路、尿管等

操作后

1. 洗手:正确手卫生
2. 恢复体位:与手术医生和麻醉医生确认体位恢复时机,恢复体位时,动作轻柔、逐个撤除各种辅助用具,关注患者生命体征,评估患者皮肤受压情况
3. 归还物品:清点检查体位垫数量及完整性,重复使用的用具按要求进行处理,物归原处

(王惠珍 穆 莉)

第三章　电外科安全

一、单极电刀使用质量评价标准及操作流程

(一) 目的

单极电刀(monopolar electrotome)是在一个回路中利用频率大于200kHz的高频电流作用于人体所产生的热能和放电,以达到对组织进行切割、止血的作用。

(二) 注意事项

1. 使用单极电刀时,原则上应避免长时间连续操作,因回路负极板不能及时分散电流,易致皮肤灼伤。

2. 输出功率大小应根据切割或凝固组织类型进行选择,以满足手术效果为宜,应从小到大逐渐调试。

3. 使用含酒精的消毒液消毒皮肤时,应避免消毒液积聚于手术床,消毒后应待酒精挥发后再启用单极电刀,以免因电火花遇易燃液体而致病人皮肤烧伤。气道内手术使用电切或电凝时应防止气道烧伤。肠道手术禁忌使用甘露醇灌肠,肠梗阻的病人慎用电刀。

4. 电刀笔连线不能缠绕金属物体,以免漏电发生,引发意外。

5. 使用前务必检查报警设置,应确保将工作提示音调到工作人员清晰听到的音量。部分回路板(如电容式回路板)自动屏蔽报警,使用时需严密监测。

6. 负极板尽量靠近手术切口部位(>15cm),避免越过身体的交叉线路,以便使电流通过的路径最短。

7. 避免异位烫伤的发生,严禁皮肤与皮肤直接接触,皮肤至皮肤的接触点使用绝缘物隔开。

8. 确保腔镜手术带电凝功能的器械绝缘层完好,防止漏电发生,损伤邻近脏器。可重复使用带电器械应建立使用监测系统,采用专业检测设备进行绝缘性检测,对其使用次数、绝缘性检测、灭菌情况进行追溯,实现闭环管理。

9. 腔镜手术不得使用导电套上装有非导电锁定器的混合套管针。手术通道应使用全金属或全塑料系统,不得让电能通过混合系统。防止射频电流的电容耦合,可能会引起意外烧伤(如:腹壁烧伤)。当腔镜器械与其他器械接触时不能启动电极,可能会造成组织意外损伤。

10. 设备应定期检测及保养。

(三) 单极电刀使用质量评价标准

评价指标	评价内容			分值	扣分标准	扣分
操作前准备(10分)	环境准备(2分)	在洁净区内		1	环境不符合要求各1分	
		环境清洁		1		
	自身准备(8分)	着装(4分)	服装整洁、着装符合手术室规范;帽子遮住所有头发;口罩佩戴正确,松紧适宜	4	不符合要求各1分	
		手及指甲(2分)	手部无伤口;指甲长度不超过指尖、无指甲油及装饰	2	手有伤口1分、指甲不符合要求1分	
		首饰(2分)	无戒指、无手表及手镯、无耳环、无珠状项链	2	有一项不符合要求1分	
操作流程质量标准(70分)	评估(15分)	环境(5分)	避免潜在的富氧环境及可燃、易燃消毒液在手术野聚集或浸湿布类敷料,床单位保持干燥	5	富氧环境2分,床单位潮湿3分	
		病人(5分)	评估病人体重、皮肤,佩戴金属饰品情况,体内各类医疗设备及其他植入物,病人身体与导电金属物品接触情况	5	每项1分	

续表

评价指标	评价内容			分值	扣分标准	扣分
评估 (15分)	设备 (5分)		检查主机功能状态,调节的模式、参数符合手术需求,禁止使用破损、断裂、有缺损的附件;评估回路负极板及其粘贴部位与手术切口的距离;评估电刀笔、腔镜电凝器械、电刀连接导线绝缘层的完整性	5	每项1分	
准备及连接 (15分)	连接 (3分)		准备高频电刀和电刀连线,将连接线端口插入高频电刀相应的插口	3	连接错误3分	
	自检 (2分)		按照生产厂家的使用说明开机自检	2	未自检2分	
	负极板 (5分)		连接电刀回路负极板并选择病人合适的部位粘贴	5	粘贴部位错误3分,手术切口距离不合适2分	
	模式及功率设定 (5分)		根据手术类型和使用的电刀笔,选择合适的输出模式及最低有效输出功率	5	模式选择错误2分,功率选择错误3分	
使用(20分)			将高频电刀笔与主机相连,电刀连线固定时不能与其他导线盘绕,防止发生耦合效应	5	电刀笔连接错误2分,电刀连线与其他导线盘绕3分	
			电刀笔不使用时及时置于绝缘的保护盒内	3	电刀笔随意放置3分	
			为避免设备漏电或短路,勿将电线缠绕在金属物品上;如有地线装置应妥善连接	5	电线缠绕在金属物品上3分,未连接地线2分	
			利用手控或脚控方式测试电刀笔输出功率	2	未测试2分	
			及时清除电刀笔上的焦痂;发现电刀头功能不良应及时更换	5	未清除电刀笔上焦痂2分,电刀头功能不良未更换3分	

操作流程质量标准(70分)

续表

评价指标	评价内容		分值	扣分标准	扣分
操作流程质量标准（70分）	术毕（8分）	将输出功率调至最低,关闭主机电源,拔除单极电刀连线、电源线,揭下回路负极板	5	每项1分	
		清洁整理设备并做好使用登记	3	未登记1分,未清洁整理2分	
	观察（12分）	观察设备运转情况	4	未观察设备运转4分	
		观察操作者规范操作	4	操作者操作不规范每项1分	
		观察回路负极板粘贴处皮肤有无热损伤或电灼伤	4	未观察皮肤情况4分	
效果评价（10分）	熟练程度	操作熟练、动作流畅、准确	10	酌情1~10分	
理论（10分）	提问内容	目的、注意事项	10	酌情1~10分	

（四）单极电刀使用操作流程

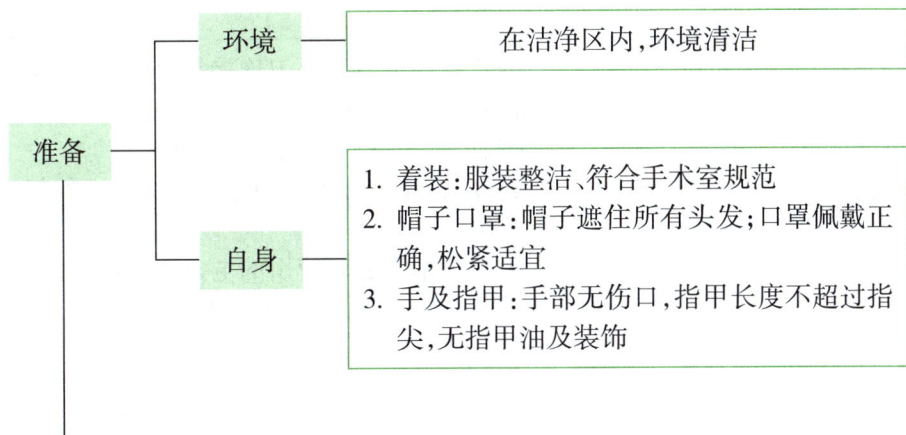

准备
- 环境 —— 在洁净区内,环境清洁
- 自身 ——
  1. 着装:服装整洁、符合手术室规范
  2. 帽子口罩:帽子遮住所有头发;口罩佩戴正确,松紧适宜
  3. 手及指甲:手部无伤口,指甲长度不超过指尖,无指甲油及装饰

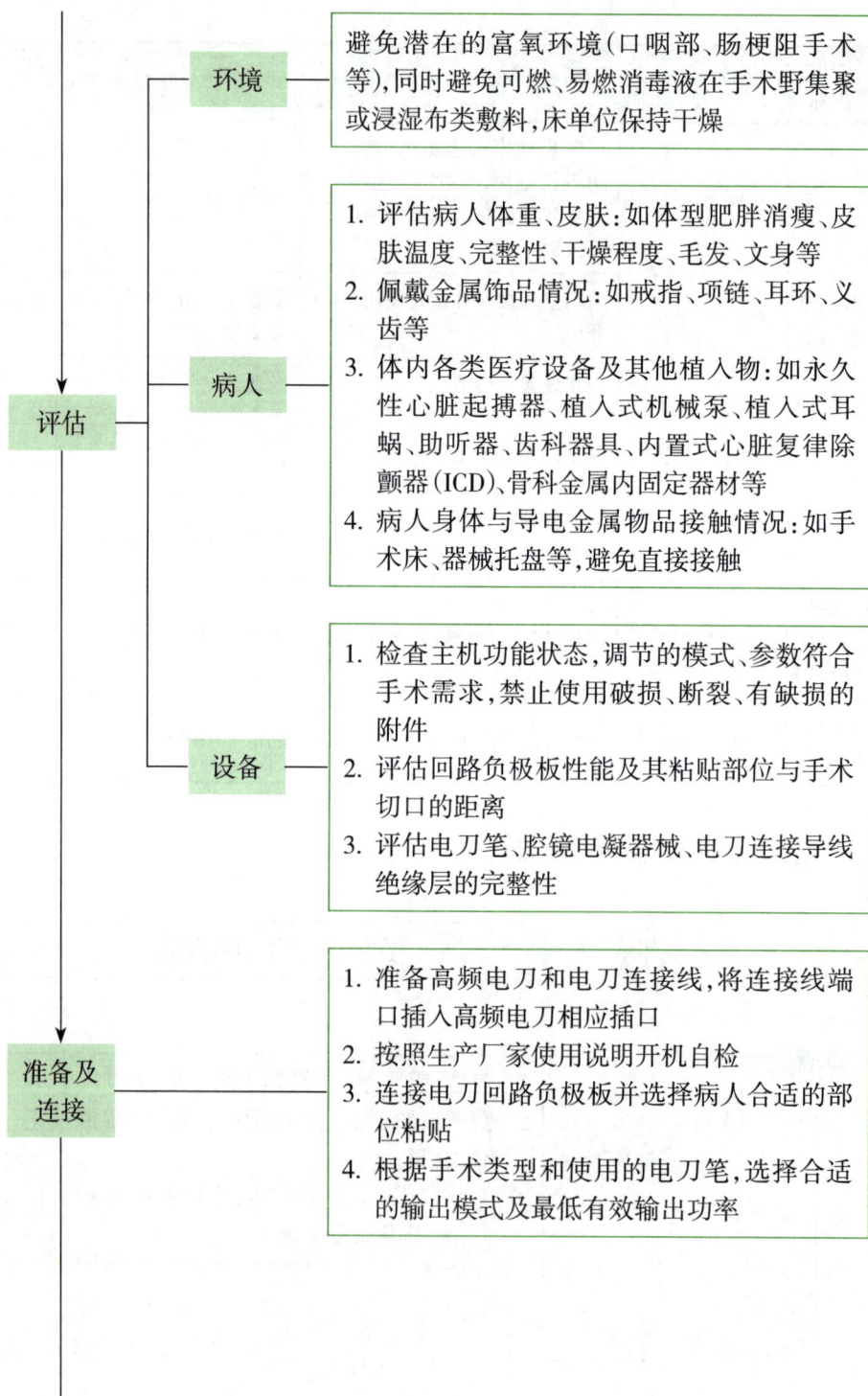

环境 —— 避免潜在的富氧环境(口咽部、肠梗阻手术等),同时避免可燃、易燃消毒液在手术野集聚或浸湿布类敷料,床单位保持干燥

评估 —— 病人 ——
1. 评估病人体重、皮肤:如体型肥胖消瘦、皮肤温度、完整性、干燥程度、毛发、文身等
2. 佩戴金属饰品情况:如戒指、项链、耳环、义齿等
3. 体内各类医疗设备及其他植入物:如永久性心脏起搏器、植入式机械泵、植入式耳蜗、助听器、齿科器具、内置式心脏复律除颤器(ICD)、骨科金属内固定器材等
4. 病人身体与导电金属物品接触情况:如手术床、器械托盘等,避免直接接触

设备 ——
1. 检查主机功能状态,调节的模式、参数符合手术需求,禁止使用破损、断裂、有缺损的附件
2. 评估回路负极板性能及其粘贴部位与手术切口的距离
3. 评估电刀笔、腔镜电凝器械、电刀连接导线绝缘层的完整性

准备及连接 ——
1. 准备高频电刀和电刀连接线,将连接线端口插入高频电刀相应插口
2. 按照生产厂家使用说明开机自检
3. 连接电刀回路负极板并选择病人合适的部位粘贴
4. 根据手术类型和使用的电刀笔,选择合适的输出模式及最低有效输出功率

	1. 将高频电刀笔与主机相连,电刀连线固定时不能与其他导线盘绕,防止发生耦合效应;电刀笔不使用时将其置于绝缘的保护套内;为避免设备漏电或短路,勿将电线缠绕在金属物品上;如有地线装置应妥善连接 2. 可利用手控或脚控方式测试电刀笔输出功率 3. 及时清除电刀笔上的焦痂;发现电刀笔功能不良应及时更换
使用	
术毕观察及处理	1. 手术结束,将输出功率调至最低,关闭主机电源,拔除单极电刀连线、电源线,揭下回路负极板 2. 清洁整理设备并做好使用登记 3. 观察回路负极板粘贴处皮肤有无热损伤或电灼伤

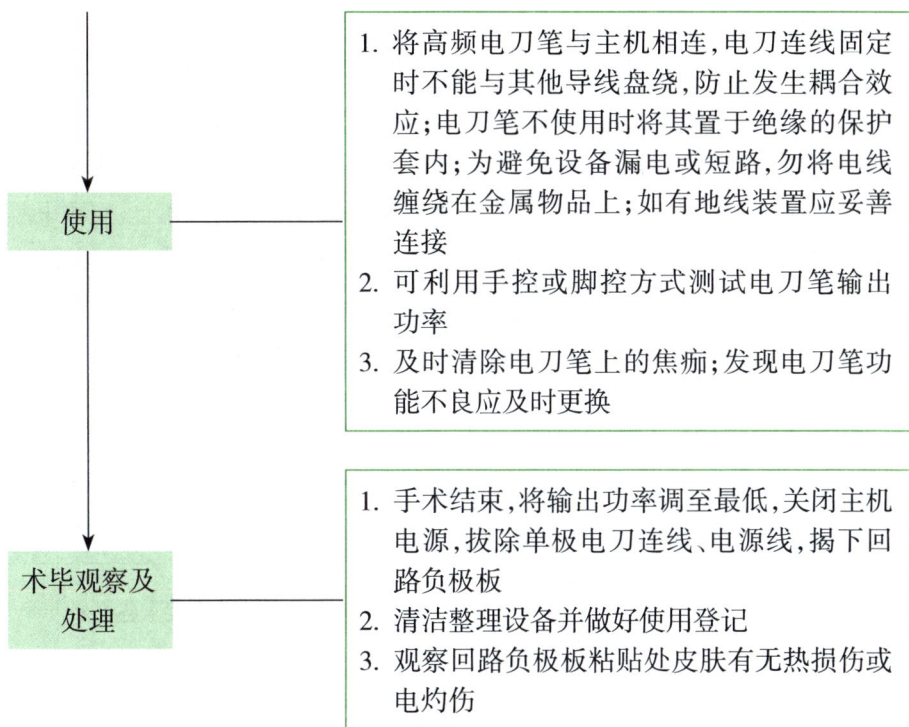

二、双极电凝使用质量评价标准及操作流程

(一) 目的

双极电凝(bipolar electrotome)是一种使用高频电流发生器,在双极电凝器械与组织接触良好的情况下,电流在双极镊的两极之间产生热能,达到对人体组织进行电凝止血的作用。

(二) 注意事项

1. 根据手术部位和组织性质选用合适的电凝器械和输出功率。

2. 双极电凝使用时应间断使用 0.9% 氯化钠溶液进行冲洗或滴注,保持组织湿润、无张力及术野清洁,避免高温影响电凝周围的重要组织,避免组织焦痂与双极镊或钳的黏附。

3. 推荐使用间断电凝,每次电凝时间约 0.5s,可重复多次,直至达到电凝效果,避免电凝过度使用。

4. 注意双极电凝器械或镊尖的保护,电凝时,用湿纱布或专业无损伤布及时擦除双极电凝器械或镊的焦痂,不可用锐器刮除,以免损伤头端或镊尖的合金材质。双极电凝器械操作时应动作轻柔,在固定双极镊尖时,两尖端保持一定距离,避免互相接触而形成电流短路或外力导致镊尖对合不良,影响电凝效果。双极电凝器械清洁后应在头端或镊尖套上保护套。

5. 设备维护保养,注意双极电凝器械品牌与主机兼容性,脚踏控制板在使用前应套上防水保护套,便于清洁,避免电路故障或短路。

(三) 双极电凝使用质量评价标准

评价指标	评价内容			分值	扣分标准	扣分
操作前准备(10分)	环境准备(2分)		在洁净区内	1	环境不符合要求各1分	
			环境清洁	1		
	自身准备(8分)	着装(4分)	服装整洁、着装符合手术室规范;帽子遮住所有头发;口罩佩戴正确,松紧适宜	4	不符合要求各1分	
		手及指甲(2分)	手部无伤口;指甲长度不超过指尖、无指甲油及装饰	2	手有伤口1分、指甲不符合要求1分	
		首饰(2分)	无戒指、无手表及手镯、无耳环、无珠状项链	2	有一项不符合要求1分	
操作流程质量标准(70分)	评估(10分)	参数	根据手术需求设定双极电凝参数	5	未根据手术需求设定参数5分	
		双极电凝	选择合适的双极电凝器械,确保功能状态良好	5	酌情1~5分	
	准备(25分)	设备	准备高频电刀设备及双极电凝线	5	酌情1~5分	
		踏脚功能	连接电源和脚控开关,将脚控开关放于术者脚下(若有手控功能,也可选择手控模式)	5	酌情1~5分	
		自检	开机自检	5	未自检5分	

续表

评价指标	评价内容			分值	扣分标准	扣分
操作流程质量标准（70分）	准备（25分）	模式及功率设定	选择双极电凝模式，根据手术部位及医生需求选择合适的输出功率	10	酌情1~10分	
	连接（5分）		连接双极电凝线	5	连接错误5分	
	使用（10分）		使用过程中应及时去除双极镊或钳上的焦痂，不可用锐器刮除	5	酌情1~5分	
			固定双极镊尖时，两尖端保持一定距离	5	酌情1~5分	
	观察（10分）		检查设备的功能状态，评估双极电凝操作是否规范，双极电凝线插入位置正确，功率选择合适	10	酌情1~10分	
	术毕（10分）		关闭主机电源，拔除双极电凝线和电源线	5	酌情1~5分	
			清洁整理设备并做好使用登记	5	未登记2分，未清洁整理3分	
效果评价（10分）	熟练程度（10分）		操作熟练、动作流畅、准确	10	酌情1~10分	
理论（10分）	提问内容		目的、注意事项	10	酌情1~10分	

（四）双极电凝使用操作流程

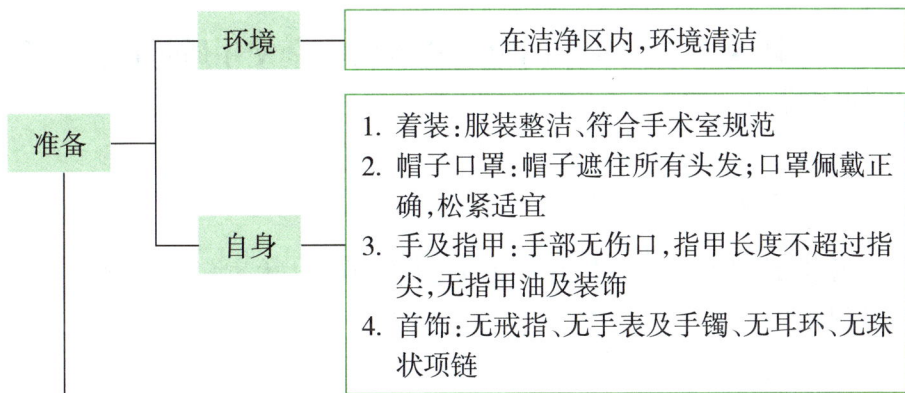

环境　——　在洁净区内，环境清洁

准备

自身

1. 着装：服装整洁、符合手术室规范
2. 帽子口罩：帽子遮住所有头发；口罩佩戴正确，松紧适宜
3. 手及指甲：手部无伤口，指甲长度不超过指尖，无指甲油及装饰
4. 首饰：无戒指、无手表及手镯、无耳环、无珠状项链

评估	根据手术需求设定双极电凝参数,选择合适的双极电凝器械,确保功能状态良好
设备准备	1. 准备高频电刀设备及双极电凝线 2. 连接电源和脚控开关,将脚控开关放于术者脚下(若有手控功能,也可选择手控模式),开机自检 3. 选择双极电凝模式,并根据手术部位及医生需求选择合适的输出功率
连接	连接双极电凝线
使用	1. 使用过程中应及时去除双极镊或钳上的焦痂 2. 双极镊尖工作时,两尖端保持一定距离
观察	检查设备的功能状态,评估双极电凝操作是否规范,双极电凝线插入位置是否正确,功率选择是否合适
术毕处理	1. 关闭主机电源,拔出双极电凝线和电源线 2. 清洁整理设备并做好使用登记

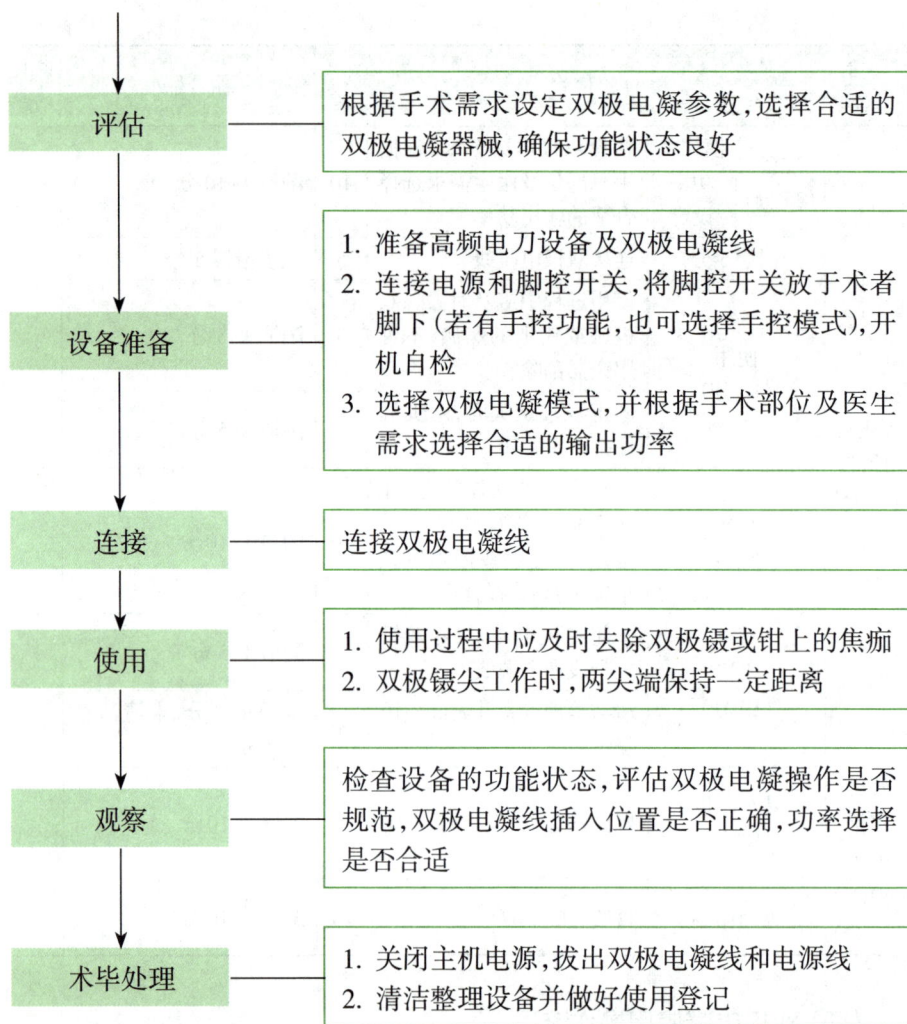

三、体内植入物病人的电外科设备安全使用质量评价标准及操作流程

(一) 目的

通过对体内植入物种类、注意事项的了解,规避手术病人术中电外科设备的使用风险。

（二）注意事项

1. 起搏器

（1）术前应由心内科医生评估病人起搏器情况，参考厂家说明，给予指导意见。

（2）遵医嘱并根据病人对起搏器的依赖程度选择关闭起搏器或者强制启动模式。

（3）建议使用双极模式。

（4）必须使用单极模式时，回路负极板粘贴应尽量靠近工作电极（但不小于15cm），避免回路电流通过心脏及起搏器。

（5）采用最低的有效功率设置和较短的激发时间。

（6）电外科设备的导线应尽量远离起搏器，避免产生电磁效应干扰起搏器。

（7）加强监护，严密观察病人心率、节律等变化。

（8）起搏器依赖病人使用电刀时，应选择起搏器心室起搏（ventricular only pacing）/双腔起搏（dual chamber pacing）非同步模式；非起搏器依赖者，脐以下部位手术，电极板粘贴在脐以下部位，因此不需要电刀程控。

2. 内置式心脏复律除颤器

（1）术前应由心内科医生评估内置式心脏复律除颤器（implantable cardioverter defibrillator，ICD），在允许的情况下，使用电外科设备前关闭ICD。

（2）进行连续的心电图（electrocardiogram，ECG）及外周脉搏监测，除颤仪处于备用状态。

（3）建议使用双极模式。

（4）必须使用单极模式时，回路负极板粘贴应尽量靠近工作电极（但不小于15cm），避免回路电流通过心脏及ICD。

（5）采用较低的有效功率设置和较短的激发时间。

（6）电外科设备的导线应尽量远离ICD，避免产生电磁效应干扰ICD。

（7）ICD植入病人，使用电刀须关闭起搏器感知功能。

3. 人工耳蜗植入器

（1）配有耳蜗植入器的病人实施头颈部手术时，不宜选用单极模式。

（2）选用双极模式。

（3）严禁双极电极接触植入物。

（4）如耳蜗植入器未配有耳蜗外参照电极,可使用双极模式。

（5）如耳蜗植入器配有耳蜗外参照电极,选择双极模式时,工作电极必须离开耳蜗外参照电极 10cm 以上。

4. 助听器

（1）高频泄漏电流可能会干扰助听器使用,严重时可能会损坏助听器。

（2）电外科手术中病人不应佩戴助听器,术前予以去除。

5. 体内金属植入物

（1）建议使用双极模式。

（2）采用较低的有效功率设置和较短的激发时间。

（3）使用单极模式时,回路负极板粘贴应远离植入物并尽量靠近工作电极,避免回路电流通过金属植入物。

6. 齿科器具

（1）选用双极模式。

（2）使用单极模式时,用硅胶或橡胶牙套覆盖矫治器。

（3）电极避免与金属齿科器具直接接触。

（4）如手术部位靠近齿科器具,需移开腭部扩张器。

7. 金属饰品

（1）手术前摘除金属饰品。

（2）当饰品无法摘除时,用纱布完整包裹饰品并固定,隔离饰品与皮肤接触面。

（3）禁止用电极直接接触饰品,防止残余热量传导引起烫伤。

8. 文身

（1）用于文身的颜料,尤其是红色含有金属物质是导电体或导热体,应绝对避免将回路负极板粘贴在文身处。

（2）避免工作电极直接接触文身处皮肤。

（三）体内植入物病人的电外科设备安全使用质量评价标准

评价指标	评价内容			分值	扣分标准	扣分
操作前准备（10分）	环境准备（2分）		在洁净区内	1	不符合要求各1分	
			环境清洁	1		
	自身准备（8分）	着装（4分）	服装整洁、着装符合手术室规范；帽子遮住所有头发；口罩佩戴正确，松紧适宜	4	不符合要求各1分	
		手及指甲（2分）	手部无伤口；指甲长度不超过指尖、无指甲油及装饰	2	手有伤口1分、指甲不符合要求1分	
		首饰（2分）	无戒指、无手表及手镯、无耳环、无珠状项链	2	有一项不符合要求1分	
操作流程质量标准（75分）	评估（10分）		评估体内植入物类型，摘除金属饰品、助听器等可摘除物品，无法摘除时，采用保护措施隔绝体内植入物	5	酌情1~5分	
			体内植入物是否需要专科医生会诊	5	酌情1~5分	
	选择（5分）		根据手术需求及植入物类型，选择合适的电外科器械和输出功率，确保功能状态良好，正确连接电外科设备	5	酌情1~5分	
	使用（35分）		建议使用双极模式	5	酌情1~5分	
			必须使用单极模式时，回路负极板粘贴应尽量靠近工作电极并避开植入物	5	酌情1~5分	
			采用较低的有效功率设置和较短的激发时间	5	酌情1~5分	
			电外科设备的导线应尽量远离体内植入物	5	酌情1~5分	
			严禁电极接触植入物、文身处皮肤	5	酌情1~5分	
			严禁将回路负极板粘贴在文身处	5	酌情1~5分	

续表

评价指标	评价内容		分值	扣分标准	扣分
操作流程质量标准（75分）	使用（35分）	根据植入物产品说明书规避电外科设备术中使用风险	5	酌情1~5分	
	观察（15分）	观察电外科设备运转情况	3	未观察设备运转3分	
		观察操作者规范操作	3	操作者操作不规范每项1分	
		观察病人心率、节律等变化	3	酌情1~3分	
		观察植入物功能	3	酌情1~3分	
		观察回路负极板粘贴处皮肤有无热损伤或电灼伤	3	未观察皮肤情况3分	
	术毕处理（10分）	输出功率调至最低，关闭主机电源，拔除电极、电源线，揭下负极板	5	不符合要求各1分	
		清洁整理设备并做好使用登记	5	未登记2分，未清洁整理3分	
效果评价（5分）	熟练程度	操作熟练、动作流畅、准确	5	酌情1~5分	
理论（10分）	提问内容	目的、注意事项	10	酌情1~10分	

（四）体内植入物病人的电外科设备安全使用操作流程

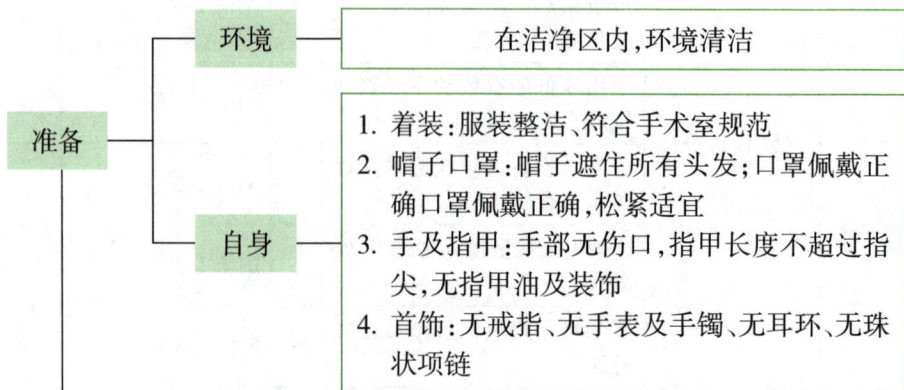

```
          ┌── 环境 ──┤ 在洁净区内，环境清洁
          │
          │          ┌ 1. 着装：服装整洁、符合手术室规范
 准备 ──┤          │ 2. 帽子口罩：帽子遮住所有头发；口罩佩戴正
          │          │    确口罩佩戴正确，松紧适宜
          └── 自身 ──┤ 3. 手及指甲：手部无伤口，指甲长度不超过指
                     │    尖，无指甲油及装饰
                     └ 4. 首饰：无戒指、无手表及手镯、无耳环、无珠
                          状项链
```

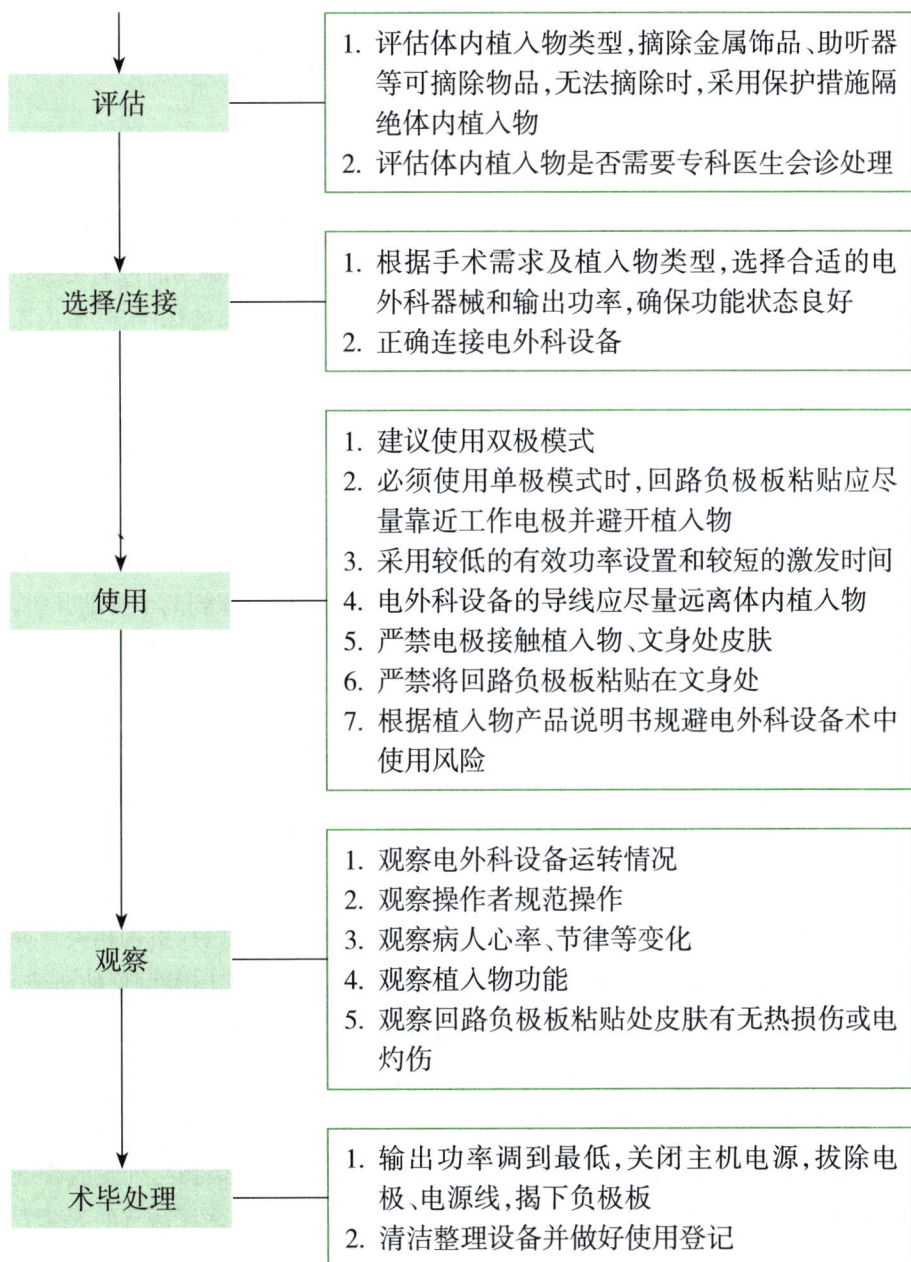

评估	1. 评估体内植入物类型,摘除金属饰品、助听器等可摘除物品,无法摘除时,采用保护措施隔绝体内植入物 2. 评估体内植入物是否需要专科医生会诊处理
选择/连接	1. 根据手术需求及植入物类型,选择合适的电外科器械和输出功率,确保功能状态良好 2. 正确连接电外科设备
使用	1. 建议使用双极模式 2. 必须使用单极模式时,回路负极板粘贴应尽量靠近工作电极并避开植入物 3. 采用较低的有效功率设置和较短的激发时间 4. 电外科设备的导线应尽量远离体内植入物 5. 严禁电极接触植入物、文身处皮肤 6. 严禁将回路负极板粘贴在文身处 7. 根据植入物产品说明书规避电外科设备术中使用风险
观察	1. 观察电外科设备运转情况 2. 观察操作者规范操作 3. 观察病人心率、节律等变化 4. 观察植入物功能 5. 观察回路负极板粘贴处皮肤有无热损伤或电灼伤
术毕处理	1. 输出功率调到最低,关闭主机电源,拔除电极、电源线,揭下负极板 2. 清洁整理设备并做好使用登记

四、超声刀使用质量评价标准及操作流程

(一) 目的

超声刀(ultrasonic scalpel)是一个能产生超声能量和机械振动的发生器,通过超声频率发生器作用于金属探头(刀头),以55.5kHz的频率通过刀头进行机械振荡(50~100μm),将电能转变成机械能,继而使组织内液体汽化、蛋白质氢链断裂、细胞崩解、蛋白质凝固、血管闭合,达到切开、凝血的效果。

(二) 注意事项

1. 严格按照生产厂家说明使用,选择合适的配件规范安装。

2. 超声刀报警 超声刀开机自检出现故障时主机屏幕将显示故障代码,须请专职设备技术人员及时维修或更换部件;使用中同时踩到两个脚踏开关,主机会有报警,但没有故障代码显示;超声刀工作时间过长、温度过高时,主机会自动报警,应将超声刀头浸泡于无菌蒸馏水中,待刀头降温后再使用。

3. 超声刀使用禁忌 超声刀工作时禁用手触摸,并避免长时间连续过载操作;不能闭合刀头空踩脚踏板或用超声刀头夹持金属物品及骨组织;由于超声刀闭合管腔是永久性闭合,需确认闭合的组织类型是否适合。

4. 超声刀维护和保养 使用过程中超声刀头及其附件应轻拿轻放,避免重压、碰撞硬物及坠地。使用后,超声刀头应按厂家建议及医疗机构相关管理要求妥善处置。超声刀手柄及连接线应及时用湿纱布去除肉眼可见的血渍、污渍(超声刀手柄头不宜用水冲洗,预处理后宜及时回套保护套),送消毒供应中心遵循WS310.2手工清洗相关要求进行处置,彻底干燥后,用75%的酒精或含氯消毒剂或其他符合要求的消毒剂进行消毒,并顺其弧度保持15~20cm直径线圈盘绕存放。特殊感染病人,应按医疗机构特殊感染物品处置流程进行处置。超声刀手柄及其附件须根据生产厂家说明书要求选择适宜的灭菌方法进行灭菌。

（三）超声刀使用质量评价标准

评价指标	评价内容			分值	扣分标准	扣分
操作前准备（10分）	环境准备（2分）		在洁净区内	1	环境不符合要求各1分	
			环境清洁	1		
	自身准备（8分）	着装（4分）	服装整洁、着装符合手术室规范；帽子遮住所有头发；口罩佩戴正确，松紧适宜	4	不符合要求各1分	
		手及指甲（2分）	手部无伤口；指甲长度不超过指尖、无指甲油及装饰	2	手有伤口1分、指甲不符合要求1分	
		首饰（2分）	无戒指、无手表及手镯、无耳环、无珠状项链	2	有一项不符合要求1分	
操作流程质量标准（70分）	评估（10分）	设备状态（5分）	检查主机配件齐全，功能良好	5	酌情1~5分	
		超声器械及功率（5分）	根据组织类型、血管的粗细选择合适的超声器械及输出功率	5	酌情1~5分	
	安装（20分）		连接电源和脚踏	5	未执行5分	
			按照生产厂家说明安装超声刀头	10	酌情1~10分	
			将手柄线与主机相连，并固定	5	未执行5分	
	使用（20分）		开机自检，调节默认功率	5	未执行5分	
			术中清洗超声刀刀头：将刀头张开完全浸没于无菌蒸馏水中，利用脚控或手控开关启动超声刀清洁刀头，避免与容器边缘接触	10	酌情1~10分	
			焦痂难以清洗时，应用0.9%氯化钠溶液纱布轻轻擦拭刀头，避免用力过猛损坏刀头	5	酌情1~5分	

续表

评价 指标	评价内容		分值	扣分标准	扣分
操作流程质量标准 （70分）	术毕处理 （20分）	按照生产厂家说明书卸除超声刀刀头	10	酌情 1~10 分	
		关闭电源开关，拔除手柄导线，拔除电源线	5	未执行 5 分	
		清洁整理设备并做好使用登记	5	未执行 5 分	
效果评价 （10分）	熟练程度	操作熟练、动作流畅、准确，排除故障能力	10	酌情 1~10 分	
理论 （10分）	提问内容	目的、注意事项	10	酌情 1~10 分	

（四）超声刀使用操作流程

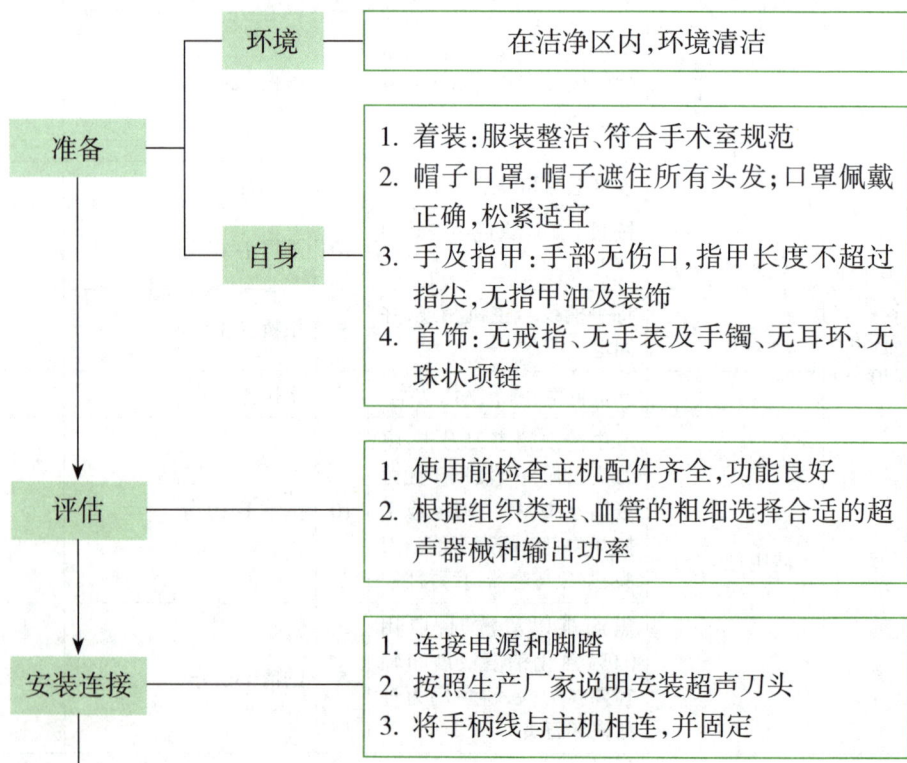

准备 — 环境 —— 在洁净区内，环境清洁

准备 — 自身 ——
1. 着装：服装整洁、符合手术室规范
2. 帽子口罩：帽子遮住所有头发；口罩佩戴正确，松紧适宜
3. 手及指甲：手部无伤口，指甲长度不超过指尖，无指甲油及装饰
4. 首饰：无戒指、无手表及手镯、无耳环、无珠状项链

评估 ——
1. 使用前检查主机配件齐全，功能良好
2. 根据组织类型、血管的粗细选择合适的超声器械和输出功率

安装连接 ——
1. 连接电源和脚踏
2. 按照生产厂家说明安装超声刀头
3. 将手柄线与主机相连，并固定

使用	1. 开机自检,调节默认功率 2. 术中清洗超声刀刀头,将刀头张开完全浸没于无菌蒸馏水中,利用脚控或手控开关启动超声刀清洁刀头,避免与容器边缘接触 3. 如有焦痂难以清洗时,应用 0.9% 氯化钠溶液纱布轻轻擦拭刀头,避免用力过猛损坏刀头
术毕处理	1. 按照生产厂家说明书卸除超声刀刀头 2. 关闭电源开关,拔除手柄导线,拔除电源线 3. 清洁整理设备并做好使用登记

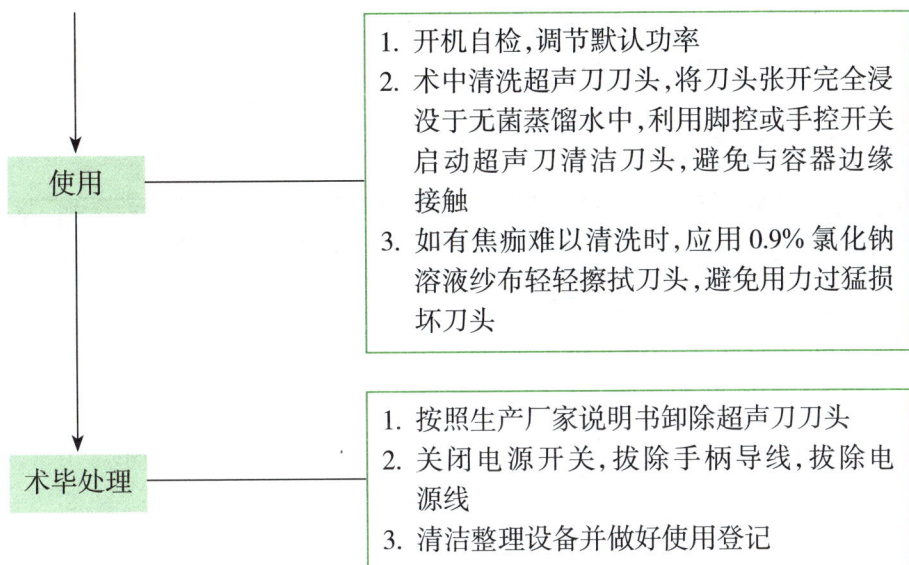

五、能量平台使用质量评价标准及操作流程

(一) 目的

　　能量平台(force triad)是电外科操作平台之一,应用实时反馈和智能主机技术,输出高频电能结合血管钳口压力,使人体组织的胶原蛋白和纤维蛋白溶解变性,血管壁熔合形成透明带,从而产生永久性管腔闭合达到止血目的。具有电外科单双极切割、凝血、组织闭合的功能。

(二) 注意事项

1. 按照生产厂家说明规范安装,正确使用。

2. 用于术中组织切割、凝血时,血管、淋巴管及组织束的闭合直径≤7mm。

3. 从穿刺器中取出器械时应闭合钳口,停止激发。

4. 不应过度用力将组织挤入钳口底端。

5. 确定钳口完全闭合后再激发,激发时避免牵拉组织。

6. 不宜在同一部位重复闭合,若需再次闭合,需重叠于前次闭合的1/3处。

7. 如有报警应及时排除故障或停止使用。

8. 闭合器刀头应轻拿轻放,避免重压、碰撞硬物或落地。

9. 定期由专业人员完成设备检测。

(三) 能量平台使用质量评价标准

评价指标	评价内容			分值	扣分标准	扣分
操作前准备(10分)	环境准备(2分)		在洁净区内	1	环境不符合要求各1分	
			环境清洁	1		
	自身准备(8分)	着装(4分)	服装整洁、着装符合手术室规范;帽子遮住所有头发;口罩佩戴正确,松紧适宜	4	不符合要求各1分	
		手及指甲(2分)	手部无伤口;指甲长度不超过指尖、无指甲油及装饰	2	手有伤口1分、指甲不符合要求1分	
		首饰(2分)	无戒指、无手表及手镯、无耳环、无珠状项链	2	有一项不符合要求1分	
操作流程质量标准(70分)	评估(10分)	设备状态(5分)	检查主机配件齐全,功能良好	5	未执行5分	
		闭合钳及功率(5分)	根据手术类型选择合适的闭合钳和输出功率	5	未执行5分	
	安装(20分)		连接电源及脚踏	5	未执行5分	
			将闭合器手柄线与主机插口连接	10	酌情1~10分	
			开机自检,并调节有效功率	5	未执行5分	
	使用(25分)		检查闭合钳口完整,参照厂家说明书规范操作	10	酌情1~10分	
			使用时,保持钳口清洁,及时擦拭焦痂	10	酌情1~10分	
			闭合器轻拿轻放,避免重压、碰撞硬物或落地	5	酌情1~5分	

续表

评价 指标	评价内容		分值	扣分标准	扣 分
操作流 程质量 标准 (70 分)	术毕处理 (15 分)	关闭电源开关,拔除手柄 导线、电源线	10	酌情 1~10 分	
		清洁整理设备并做好使用 登记	5	酌情 1~5 分	
效果 评价 (10 分)	熟练程度	操作熟练、动作流畅、准 确,排除故障能力	10	酌情 1~10 分	
理论 (10 分)	提问内容	目的、注意事项	10	酌情 1~10 分	

(四) 能量平台使用操作流程

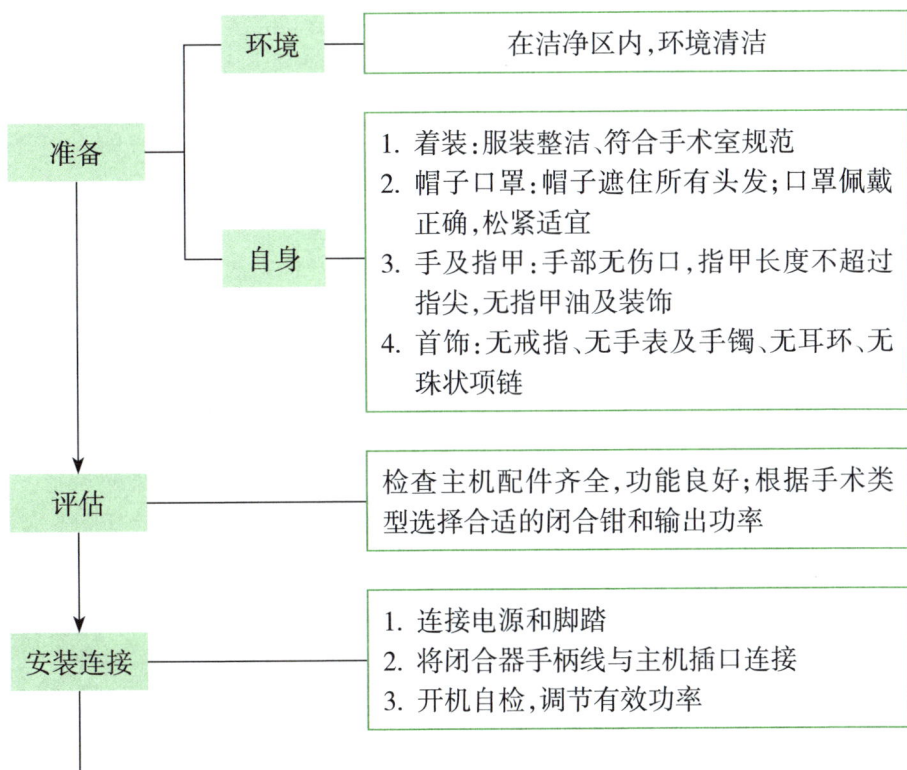

```
准备 ──┬── 环境 ──── 在洁净区内,环境清洁
       │
       └── 自身 ──── 1. 着装:服装整洁、符合手术室规范
                     2. 帽子口罩:帽子遮住所有头发;口罩佩戴
                        正确,松紧适宜
                     3. 手及指甲:手部无伤口,指甲长度不超过
                        指尖,无指甲油及装饰
                     4. 首饰:无戒指、无手表及手镯、无耳环、无
                        珠状项链

评估 ──── 检查主机配件齐全,功能良好;根据手术类
          型选择合适的闭合钳和输出功率

安装连接 ──── 1. 连接电源和脚踏
              2. 将闭合器手柄线与主机插口连接
              3. 开机自检,调节有效功率
```

| 使用 | 1. 检查闭合器钳口是否完整,参照厂家说明书规范操作
2. 使用时,保持钳口部分清洁,及时擦拭焦痂 |

| 术毕处理 | 1. 关闭电源开关,拔除手柄导线、电源线
2. 清洁整理设备并做好使用登记 |

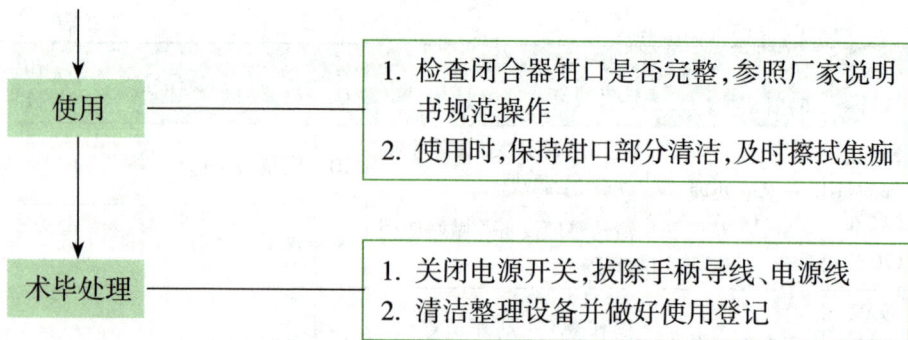

（李国宏　邓述华　钱维明）

一、恶性肿瘤手术隔离技术质量评价标准及操作流程

（一）目的

明确恶性肿瘤手术隔离原则，为手术室护士在护理操作过程中提供统一规范的指导意见，防止或减少手术部位的病原微生物的感染、播散以及肿瘤的转移和种植，为病人提供更加安全可靠的手术保障。

（二）注意事项

进行污染或有瘤操作时即为隔离开始。如消化道、呼吸道、泌尿生殖等手术穿透空腔脏器时，以及游离及切除肿瘤开始时。

1. 建立隔离区域 明确有瘤、污染、种植概念；在无菌区域建立明确隔离区域；隔离器械、敷料放置在隔离区域，分清使用区域，不得混淆。

2. 隔离操作前准备 注意保护切口周围及器械台面，从切口至器械台需加铺无菌巾。

3. 隔离操作遵循以下原则

（1）污染及触瘤的器械、敷料应放置在隔离区域内，污染及触瘤的器械禁止再使用于正常组织。

（2）切除部位断端应用纱布垫保护，避免污染周围组织和器官。

（3）保持吸引器通畅，及时吸出外流内容物，吸引器头不可污染其他部位，根据需要及时更换吸引器头。

（4）擦拭器械的湿纱布只能用于擦拭隔离器械，不能接触淋巴结等标本。

（5）洗手护士的手套不得直接接触污染隔离"源"如：隔离器械、隔离组织等。

（6）标本取出时，应避免标本与切口接触，防止切口种植或污染。

（7）取下的标本放入专用容器中，放置在隔离区内，防止污染其他物品。

4. 隔离操作后按照以下步骤进行

（1）即撤：立即撤下隔离区内的物品，包括擦拭器械的湿纱布。撤除吻合器等器材时注意用治疗巾等托垫在其下方，防止空腔脏器内的内容物流出污染术野。

（2）冲洗：术野被污染时，使用未被污染的容器盛装冲洗液彻底清洗术野。

（3）更换：被污染的器材，如：无菌手套、器械、敷料、耗材及擦拭器械的湿纱布等。

（4）重置无菌区域：切口周围加盖无菌单。

（5）物品清点：手术全过程中，污染与未污染器械应分开放置，污染敷料直接弃于台下敷料桶内。清点物品过程中，洗手护士应借助未污染器械辅助清点，不可用手直接接触隔离盘内器械。

（三）恶性肿瘤手术隔离技术质量评价标准

评价指标			评价内容	分值	扣分标准	扣分
准备工作（12分）	环境准备（2分）		环境洁净	1	环境不符合要求各1分	
			在洁净区内	1		
	自身准备（10分）	着装（2分）	服装整洁、着装符合手术室规范	2	洗手衣、裤着装不符合要求各1分	
		帽子口罩（3分）	帽子遮住所有头发，口罩佩戴正确，松紧适宜	3	帽子未遮住头发1分、口罩佩戴不正确1分、松紧不适宜1分	
		手/指甲（3分）	手部无伤口；指甲长度不超过指尖、无美甲及指甲油	3	手有伤口1分、指甲不符要求2分	
		首饰（2分）	摘除首饰（戒指、手表、手镯、耳环、珠状项链等）	2	有一项不符合要求1分	

续表

评价指标	评价内容		分值	扣分标准	扣分
操作流程质量标准（68分）	物品准备（4分）	手术物品、器械,包括隔离操作后更换的备用手术物品准备齐全	2	每项0.5分	
		仪器准备齐全,处于备用状态	2	每项0.5分	
	术前（2分）	检查一次性物品、无菌物品外包装是否完整、干燥、无破损、在有效期内。检查仪器及手术器械的功能性	1	每项0.5分	
		洗手护士按规范外科手消毒、穿无菌手术衣、无触式戴手套	0.5	每项0.5分	
		按规范整理无菌器械台,符合无菌原则、节力原则	0.5	每项0.5分	
	手术隔离技术原则（15分）	建立隔离区域:在无菌区域建立隔离区域,严格区分"无瘤区"和"有瘤区";隔离器械、敷料放置在隔离区域,分清使用区域,不得混淆	3	护士知晓手术隔离技术原则,酌情每项1~5分	
		隔离操作前:切口至器械台加铺无菌巾,保护切口周围及器械台面	3		
		隔离操作:①进行污染或有瘤操作时,即为隔离开始;②被污染的器械、敷料等物品放在隔离区域,禁止用于正常组织;③切除部位断端用干纱布垫保护,避免污染周围组织及脏器;④术中吸引保持通畅,及时吸除外流的脏器内容物,吸引器头不可污染其他部位,及时更换吸引器头;⑤擦拭器械的湿纱布只能用于擦拭隔离器械;⑥洗手护士的手不得直接接触污染隔离器械、隔离区域、隔离组织	5		
		隔离操作后:①即撤:立即撤下隔离区内的物品,包括擦拭器械的湿纱布垫;②冲洗:术野被污染时,用未被污染的容器盛装冲洗液彻底冲洗术野;③更换:立刻更换被污染的器材包括无菌手套、器械、敷料、耗材及擦拭器械的湿纱布等;④重置无菌区域:切口周围加盖无菌单;⑤物品清点:污染与未污染器械分开放置,洗手护士应借助未污染器械辅助清点,禁止用手直接接触污染器械	4		

续表

评价指标			评价内容	分值	扣分标准	扣分
操作流程质量标准（68分）	操作前（12分）	切口保护（2分）	使用切口薄膜、切口保护器、干纱布垫等	1	每项1分	
			建议使用纱布垫包裹或用取物袋取出标本	1		
		探查（2分）	医生探查体腔后，若双手被污染，护士协助医生更换手套	1	每项1分	
			若肿瘤破溃，立刻建立"肿瘤隔离区域"	1		
		器械敷料管理（8分）	手术器材：严格按照有无接触肿瘤，分别放置在"有瘤区"和"无瘤区"。触瘤器材立刻更换，禁止再次用于正常组织	3	酌情每项1~3分	
			敷料：触瘤敷料使用专用器械夹取，弃至台下敷料桶（不建议放在器械台上），洗手护士不得直接用手拿取触瘤敷料；触瘤敷料禁止再次用于台上正常组织	3		
			隔离盘：用于盛放肿瘤标本和触瘤器械，不接触隔离操作后将治疗盘放于"有瘤区"	2		
	操作中（14分）	肿瘤切除（8分）	隔离肿瘤：①协助医生将胶水喷在即将破溃的肿瘤瘤体表面，用湿纱垫覆盖瘤体后再手术；②如果肿瘤破裂、溢出，立刻吸干净肿瘤组织，更换吸引器头等触瘤物品；③肿瘤瘤体离体前，建议用湿纱布垫包裹标本后，再将标本移至隔离盘	2	酌情每项1~2分	
			整块切除、不切割肿瘤：完整切除肿瘤，禁止分段切除肿瘤	1		
			轻柔操作：避免挤压肿瘤瘤体，尽量锐性分离，减少钝性分离	1		
			充分止血：使用电外科切割组织，切断肿瘤血行转移途径	1		

续表

评价指标			评价内容	分值	扣分标准	扣分
操作流程质量标准（68分）	操作中（14分）	肿瘤切除（8分）	分组操作:良性与恶性手术同台、肿瘤切除后组织修复等手术,多组医护人员同时操作时,应区分有瘤与无瘤器材、有瘤与无瘤操作人员,各组人员和器械禁止相互混淆、使用	2	酌情每项1~2分	
			肿瘤取出:即将切除肿瘤前,将隔离盘放在切口下缘,取出肿瘤标本放进隔离盘置于隔离区	1		
		标本管理（6分）	活检(冰冻/细胞学):活检的触瘤器材禁止再次使用;送细胞学的体液或冲洗液,直接注入密闭空袋或密闭送检容器中,不建议用弯盘盛放体液或冲洗液	1	酌情每项1~2分	
			淋巴结:护士用专用器械、专用敷料接;禁止用手、擦器械的纱布接淋巴结	2		
			手术标本:使用取物袋或隔离盘接肿瘤标本,放在指定位置,手套不可直接触摸瘤体;术中存在多个病灶时,切取标本的器械、刀片、敷料等不应混用,以免污染标本,影响病理诊断	2		
			术中标本处理(术中需要切开肿瘤组织或留取快速送检标本):医生在隔离区内操作后,更换手套,触瘤物品禁止再次使用	1		
	操作后（21分）	重建（4分）	使用一次性缝针及吻合器等器材	1	酌情每项1分	
			吻合器:使用后用干纱布垫等托垫在其下方,吻合器前端及钉仓放置于塑料袋中,防止空腔脏器的内容物污染术野	1		
			造口:更换物品并关闭腹腔后,再缝合并开放造口	1		
			消毒:消化道、肝胆、肺、妇科等与外界相通的断端用消毒液擦拭消毒;如果敷料严重污染(粪便等)直接弃于台下敷料桶	1		

续表

评价指标			评价内容	分值	扣分标准	扣分
操作流程质量标准（68分）	操作后（21分）	撤物品（3分）	关闭体腔前，洗手护士撤除手术台上所有触瘤器械，放于"有瘤区"，敷料及切口保护器等弃于台下	3	酌情每项1~3分	
		重铺单换器材（3分）	洗手护士更换手套后，在切口周围、器械托盘上重新铺置双层无菌铺单。手术台上所有医护人员更换手套；重新铺台后，洗手护士更换器械、敷料、缝线等	3		
		冲洗（3分）	术野被污染时，用未污染的容器盛装冲洗液彻底冲洗手术野	2		
			冲洗后，不建议用纱布垫擦拭，以免肿瘤细胞种植	1		
		物品清点（3分）	切除肿瘤后，污染与未污染器械分开放置，洗手护士应借助未污染的器械辅助清点触瘤器械及物品；不可用手直接接触触瘤器械	3		
		监管（3分）	纠正违反无菌技术及不接触隔离技术操作；发现器材触瘤立即更换	3		
		术后器材处理（2分）	手术器械参照卫生行业标准WS 310.2—2016，由医院消毒供应中心处理	1	每项1分	
			医疗废物按照要求分类处置	1		
			各类仪器及手术物品归位，检查保洁质量	1		
效果评价（10分）	熟练程度		严格执行每一项操作细节	5	每项1分	
			操作规范准确、到位	2	每项1分	
			供给准确及时、医护配合默契、有效沟通	3	每项1分	
理论（10分）	提问内容		目的、注意事项	10	酌情1~10分	

（四）恶性肿瘤手术隔离技术操作流程

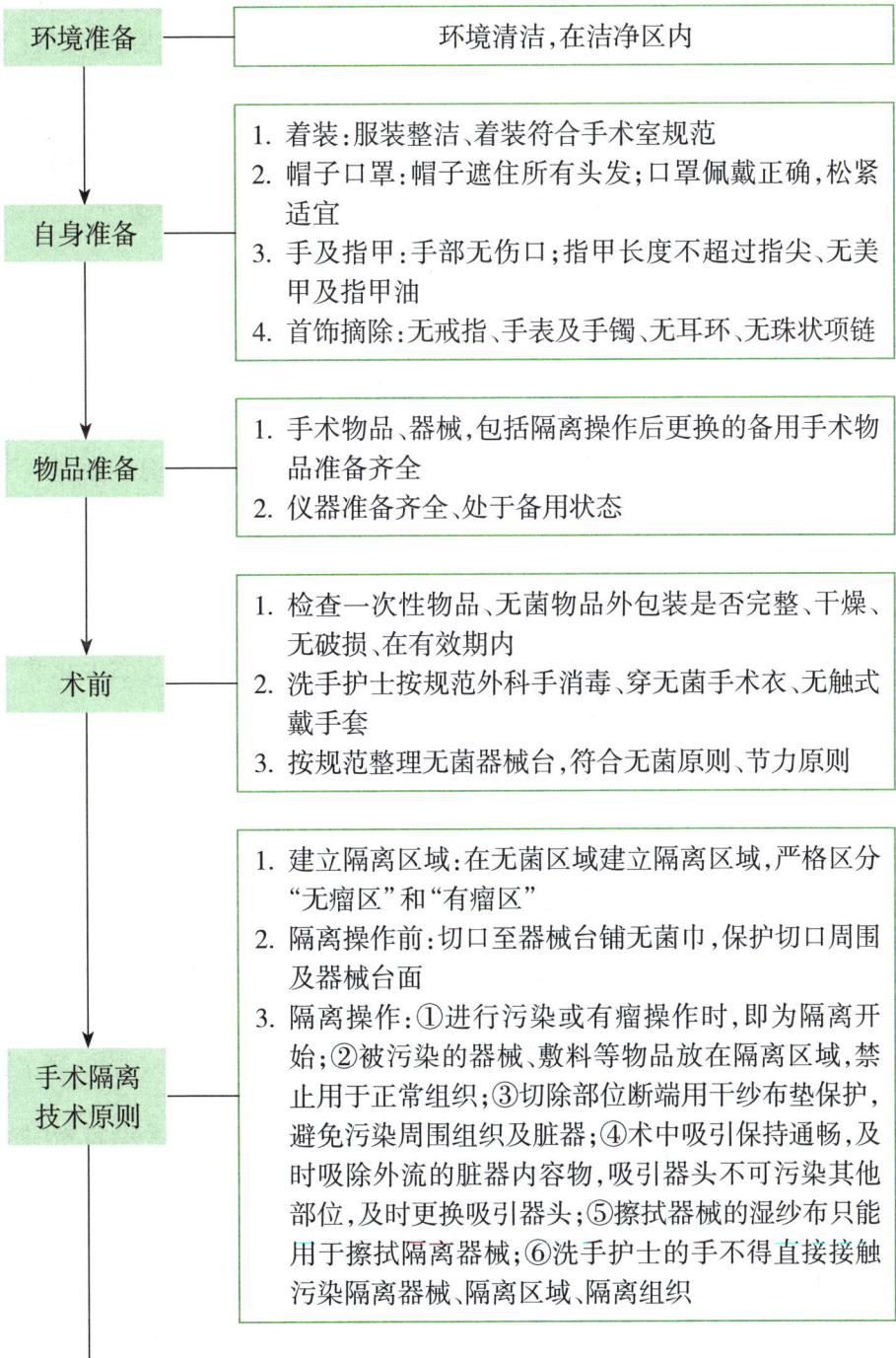

环境准备	环境清洁,在洁净区内

自身准备	1. 着装:服装整洁、着装符合手术室规范 2. 帽子口罩:帽子遮住所有头发;口罩佩戴正确,松紧适宜 3. 手及指甲:手部无伤口;指甲长度不超过指尖、无美甲及指甲油 4. 首饰摘除:无戒指、手表及手镯、无耳环、无珠状项链

物品准备	1. 手术物品、器械,包括隔离操作后更换的备用手术物品准备齐全 2. 仪器准备齐全、处于备用状态

术前	1. 检查一次性物品、无菌物品外包装是否完整、干燥、无破损、在有效期内 2. 洗手护士按规范外科手消毒、穿无菌手术衣、无触式戴手套 3. 按规范整理无菌器械台,符合无菌原则、节力原则

手术隔离技术原则	1. 建立隔离区域:在无菌区域建立隔离区域,严格区分"无瘤区"和"有瘤区" 2. 隔离操作前:切口至器械台铺无菌巾,保护切口周围及器械台面 3. 隔离操作:①进行污染或有瘤操作时,即为隔离开始;②被污染的器械、敷料等物品放在隔离区域,禁止用于正常组织;③切除部位断端用干纱布垫保护,避免污染周围组织及脏器;④术中吸引保持通畅,及时吸除外流的脏器内容物,吸引器头不可污染其他部位,及时更换吸引器头;⑤擦拭器械的湿纱布只能用于擦拭隔离器械;⑥洗手护士的手不得直接接触污染隔离器械、隔离区域、隔离组织

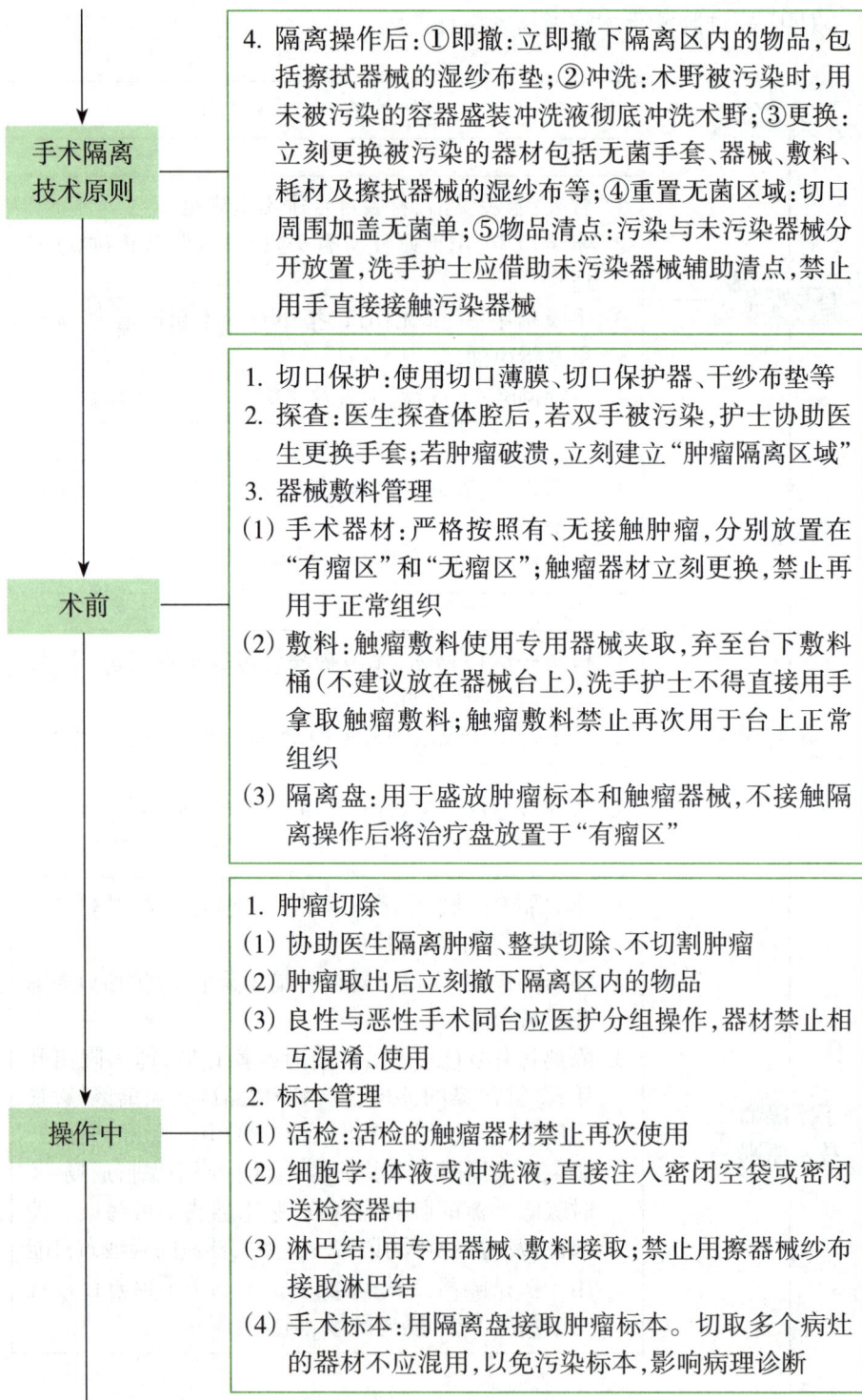

手术隔离技术原则

4. 隔离操作后:①即撤:立即撤下隔离区内的物品,包括擦拭器械的湿纱布垫;②冲洗:术野被污染时,用未被污染的容器盛装冲洗液彻底冲洗术野;③更换:立刻更换被污染的器材包括无菌手套、器械、敷料、耗材及擦拭器械的湿纱布等;④重置无菌区域:切口周围加盖无菌单;⑤物品清点:污染与未污染器械分开放置,洗手护士应借助未污染器械辅助清点,禁止用手直接接触污染器械

术前

1. 切口保护:使用切口薄膜、切口保护器、干纱布垫等
2. 探查:医生探查体腔后,若双手被污染,护士协助医生更换手套;若肿瘤破溃,立刻建立"肿瘤隔离区域"
3. 器械敷料管理
(1) 手术器材:严格按照有、无接触肿瘤,分别放置在"有瘤区"和"无瘤区";触瘤器材立刻更换,禁止再用于正常组织
(2) 敷料:触瘤敷料使用专用器械夹取,弃至台下敷料桶(不建议放在器械台上),洗手护士不得直接用手拿取触瘤敷料;触瘤敷料禁止再次用于台上正常组织
(3) 隔离盘:用于盛放肿瘤标本和触瘤器械,不接触隔离操作后将治疗盘放置于"有瘤区"

操作中

1. 肿瘤切除
(1) 协助医生隔离肿瘤、整块切除、不切割肿瘤
(2) 肿瘤取出后立刻撤下隔离区内的物品
(3) 良性与恶性手术同台应医护分组操作,器材禁止相互混淆、使用
2. 标本管理
(1) 活检:活检的触瘤器材禁止再次使用
(2) 细胞学:体液或冲洗液,直接注入密闭空袋或密闭送检容器中
(3) 淋巴结:用专用器械、敷料接取;禁止用擦器械纱布接取淋巴结
(4) 手术标本:用隔离盘接取肿瘤标本。切取多个病灶的器材不应混用,以免污染标本,影响病理诊断

操作中

(5) 术中标本处理(术中需要切开肿瘤组织或留取快速送检标本):医生在隔离区内操作后,更换手套,触瘤物品禁止再次使用

3. 重建:使用一次性缝针及吻合器等器材

(1) 吻合器:使用后用干纱布垫等托垫在其下方,吻合器前端及钉仓放置于塑料袋中,防止空腔脏器的内容物污染术野

(2) 造口:更换物品并关闭腹腔后,再缝合并开放造口

4. 消毒:消毒液擦拭与外界相通的断端,如果器械严重污染(粪便等)直接弃于台下敷料桶

操作后

1. 撤物品:关闭体腔前洗手护士撤除手术台上所有已触瘤物品

2. 重置无菌区域:所有医护人员更换手套,在切口周围、器械托盘重新铺置双层无菌铺单

3. 更换器械:洗手护士更换新的器械、敷料、缝线等

4. 冲洗:术野被污染时,用未被污染的容器盛装冲洗液彻底冲洗术野;冲洗后,不建议用纱布垫擦拭,以防止肿瘤细胞种植

5. 物品清点:洗手护士应借助未污染的器械辅助清点触瘤器械及物品;不可用手直接接触触瘤器械

6. 术后器材处理:①手术器械参照《医院消毒供应中心 第2部分:清洗消毒及灭菌技术操作规范》WS 310.2—2016,由医院消毒供应中心处理;②医疗废物按照要求分类处置;③各类仪器及手术物品归位,检查保洁质量

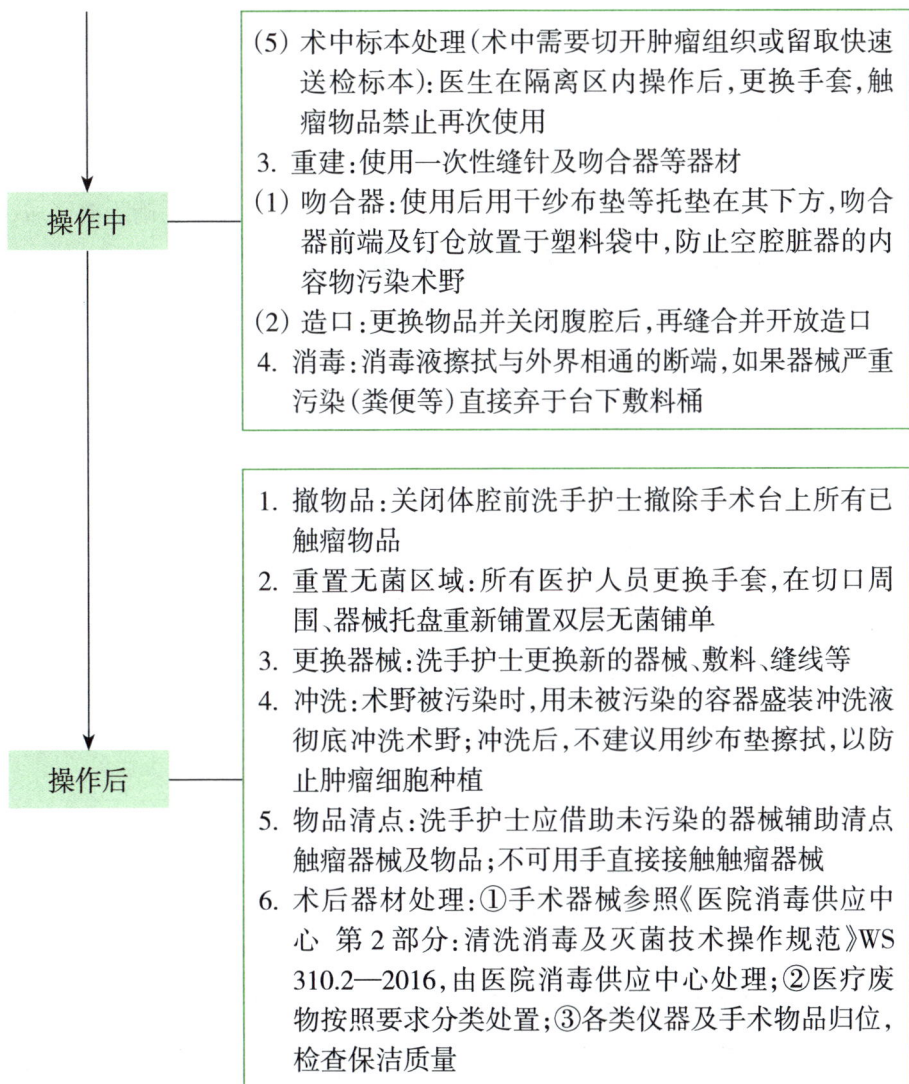

二、妇科手术隔离技术质量评价标准及操作流程

(一)目的

明确妇科手术隔离原则,为手术室护士在护理操作过程中提供统一规范的指导意见,防止或减少手术部位的病原微生物的感染、播散以及子宫内膜的转移和种植,为病人提供更加安全可靠的手术保障。

(二) 注意事项

进行污染操作时即为隔离开始。如进入子宫腔前,准备游离及切开子宫腔开始时。

1. 建立隔离区域　明确污染、种植概念;在无菌区域建立明确隔离区域;隔离器械、敷料放置在隔离区域,分清使用区域、不得混淆。

2. 隔离操作前准备　注意保护切口周围及器械台面,从切口至器械台需加铺无菌巾。

3. 隔离操作遵循以下原则

(1) 污染及接触子宫腔的器械、敷料应放置在隔离区域内,污染及接触子宫腔的器械禁止再使用于正常组织。

(2) 切除部位断端应用纱布垫保护,避免污染周围组织和器官。

(3) 保持吸引器通畅,及时吸出外流内容物,吸引器头不可污染其他部位,根据需要及时更换吸引器头。

(4) 擦拭器械的湿纱布只能用于擦拭隔离器械,不能接触子宫内膜。

(5) 洗手护士的手套不得直接接触污染隔离"源"如:隔离器械、隔离组织等。

(6) 标本取出时,应避免标本与切口接触,防止切口种植或污染。

(7) 取下的标本放入专用容器中,放置在隔离区内,防止污染其他物品。

4. 隔离操作后步骤　同恶性肿瘤手术隔离技术。

(三) 妇科手术隔离技术质量评价标准

评价指标	评价内容			分值	扣分标准	扣分
操作前准备(12分)	环境准备(2分)		在洁净区内	1	环境不符合要求各1分	——
			环境洁净	1		
	自身准备(10分)	着装(2分)	服装整洁、着装符合手术室规范	2	洗手衣、裤着装不符合要求各1分	
		帽子口罩(3分)	帽子遮住所有头发,口罩佩戴正确,松紧适宜	3	帽子未遮住头发1分、口罩佩戴不正确1分,松紧不适宜1分	

续表

评价指标	评价内容			分值	扣分标准	扣分
操作前准备（12分）	自身准备（10分）	手及指甲（3分）	手部无伤口；指甲长度不超过指尖、无美甲及指甲油	3	手有伤口1分、指甲不符合要求2分	
		首饰（2分）	摘除首饰（戒指、手表、手镯、耳环、珠状项链等）	2	有一项不符合要求1分	
操作流程质量标准（68分）	物品准备（4分）		手术物品、器械准备齐全	2	每项0.5分	
			仪器准备齐全、处于备用状态	2	每项0.5分	
	术前准备（4分）		检查一次性物品、无菌物品外包装是否完整、干燥、无破损、在有效期内	2	遗漏一项0.5分	
			洗手护士按规范外科手消毒、穿无菌手术衣、无触式戴手套	1	每项0.5分	
			按规范整理无菌器械台，符合无菌原则、节力原则	1	每项0.5分	
	切口保护（6分）		涉及可能暴露宫腔的手术时，切开腹壁后使用切口保护器、纱布垫等，保护切口创面	2	酌情每项1~2分	
			剖宫产手术：使用切口保护器，子宫切口四周术野用纱垫、无菌巾、切口保护器等保护，尽量避免宫腔内血液或羊水污染切口	2		
			晚期卵巢癌及子宫内膜癌，盆腹腔内已存在转移病灶，仍需要保护切口，遵循手术隔离技术	2	酌情1~2分	
	器械敷料管理（15分）		敷料：切开腹壁、清理宫腔、缝合子宫、关闭腹壁各环节纱布专用，不可交叉使用。洗手护士不得用手直接拿取接触子宫内膜的纱布，应用专用器械接取	5	酌情每项1~5分	

续表

评价指标	评价内容		分值	扣分标准	扣分
操作流程质量标准（68分）	器械敷料管理（15分）	器械：接触子宫内膜、胎盘、胎膜的器械放在固定位置，避免污染其他器材，不得再次用于正常组织	5	酌情每项 1~5 分	
		行子宫相关手术时，缝合子宫肌层如有穿透子宫内膜，需要执行隔离技术；缝合子宫的缝线不应再用于正常组织，如腹壁组织	5		
	冲洗液管理（6分）	关闭腹腔及缝合腹壁切口前使用冲洗液冲洗，切口及器械托盘周围加盖无菌巾，防止腹壁切口子宫内膜异位症的发生。宫腔镜手术时，防止冲洗液流入腹腔	6	每项 2 分	
	手术配合（4分）	注意力集中、积极配合、心中有数，关注手术进程，及时、准确提供手术物品	4	每项 1~4 分	
	术中监管（4分）	发现违反无菌隔离操作者，立即纠正	4	每项 1~4 分	
	术后器材处理（5分）	手术器械参照《医院消毒供应中心 第 2 部分：清洗消毒及灭菌技术操作规范》WS 310.2—2016，由医院消毒供应中心处理	2	每项 1~2 分	
		医疗废物按照要求分类处置	2		
		各类仪器设备进行终末清洁消毒后归位，物品添置齐全备用	1		
	不同手术操作（20分） 人工流产	注意控制宫腔负压，避免吸引器管突然移除时，内膜碎片、宫腔血液被过高负压吸入腹腔内	6	酌情每项 1~7 分	

续表

评价指标	评价内容			分值	扣分标准	扣分
操作流程质量标准（68分）	不同手术操作（20分）	宫腔镜手术	避免宫腔内压力过大使冲洗液流入腹腔	7	酌情每项1~7分	
		减瘤手术	应严格遵循无菌隔离技术和恶性肿瘤隔离技术	7		
效果评价（10分）	熟练程度		严格执行每一项操作细节,操作规范,准确、到位	5	每项1~5分	
			供给准确及时,医护配合默契、有效沟通	2		
			手术全程爱护器械,无暴力安装、使用及拆卸	3		
理论（10分）	提问内容		目的、注意事项	10	酌情1~10分	

(四) 妇科手术隔离技术操作流程

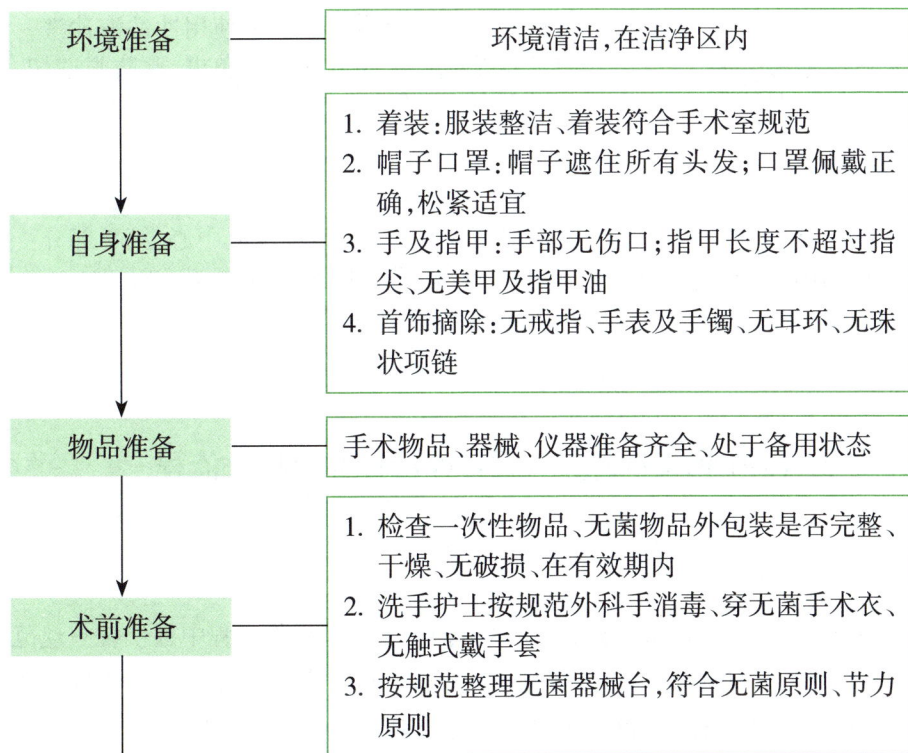

| 环境准备 |—| 环境清洁,在洁净区内 |

| 自身准备 |—|
1. 着装:服装整洁、着装符合手术室规范
2. 帽子口罩:帽子遮住所有头发;口罩佩戴正确,松紧适宜
3. 手及指甲:手部无伤口;指甲长度不超过指尖、无美甲及指甲油
4. 首饰摘除:无戒指、手表及手镯、无耳环、无珠状项链 |

| 物品准备 |—| 手术物品、器械、仪器准备齐全、处于备用状态 |

| 术前准备 |—|
1. 检查一次性物品、无菌物品外包装是否完整、干燥、无破损、在有效期内
2. 洗手护士按规范外科手消毒、穿无菌手术衣、无触式戴手套
3. 按规范整理无菌器械台,符合无菌原则、节力原则 |

切口保护	1. 涉及可能暴露宫腔的手术时,切开腹壁后使用切口保护器、纱布垫等,保护切口创面 2. 剖宫产手术:使用切口保护器,子宫切口四周的术野用纱垫、无菌巾、切口保护器等保护,尽量避免宫腔内血液或羊水污染切口 3. 晚期卵巢癌及子宫内膜癌,盆腹腔内已存在转移病灶,仍需要保护切口,遵循手术隔离技术
器械敷料管理	1. 敷料:切开腹壁、清理宫腔、缝合子宫、关闭腹壁各环节纱布专用,不可交叉使用 2. 器械:接触子宫内膜、胎盘、胎膜的器械放在固定位置,避免污染其他器材,不得再次用于正常组织 3. 缝合子宫肌层如有穿透子宫内膜,需要执行隔离技术;缝合子宫的缝线不应再用于正常组织,如腹壁组织
冲洗液管理	关闭腹腔及缝合腹壁切口前使用冲洗液冲洗,切口及器械托盘周围加盖无菌巾,预防腹壁切口子宫内膜异位症的发生,宫腔镜手术时,预防冲洗液流入腹腔
术后器材处理	手术器械参照《医院消毒供应中心 第2部分:清洗消毒及灭菌技术操作规范》WS 310.2—2016,由医院消毒供应中心处理

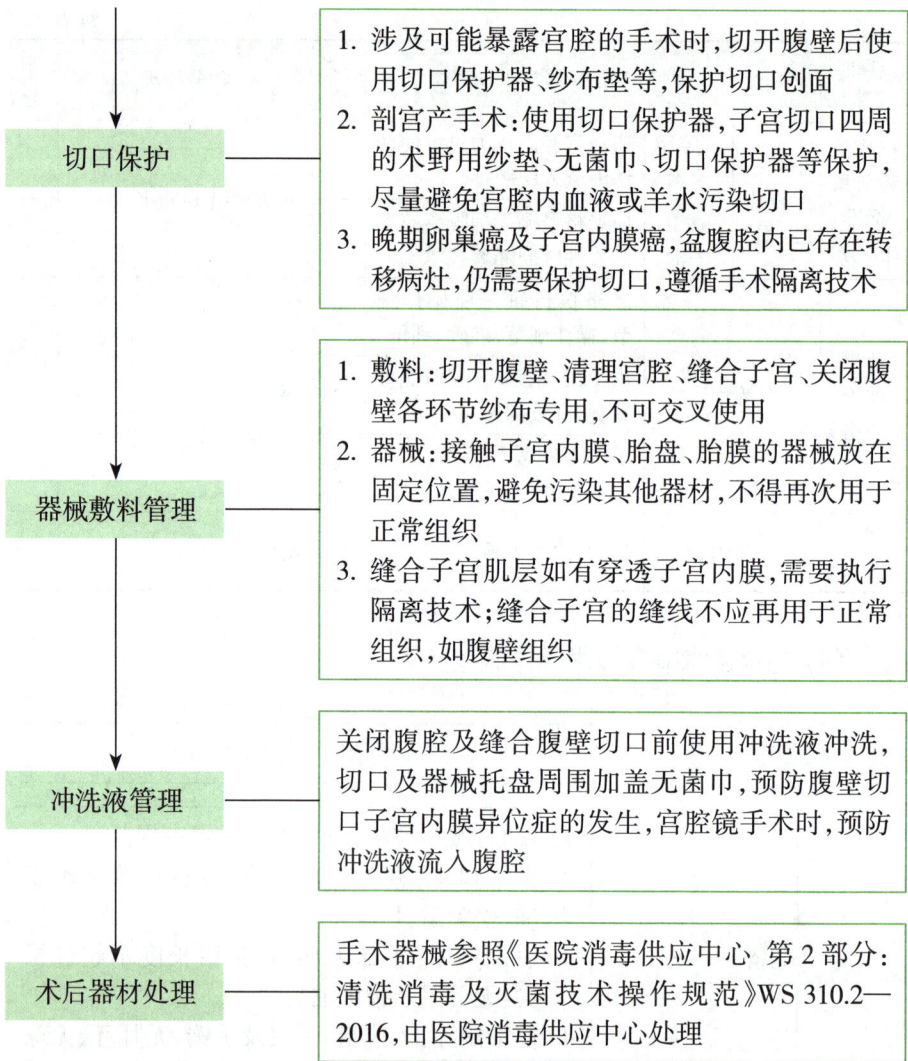

三、移植手术隔离技术质量评价标准及操作流程

(一) 目的

明确移植手术隔离原则,为手术室护士在护理操作过程中提供统一规范的指导意见,防止或减少手术部位的病原微生物的感染、播散以及肿瘤的转移和种植,为病人提供更加安全可靠的手术保障。

(二) 注意事项

进行污染或有瘤操作时即为隔离开始。如消化道、呼吸道、泌尿生殖等手术穿透空腔脏器时,以及组织修复、器官移植开始时。

1. 建立隔离区域 明确有瘤、污染、感染、种植概念;在无菌区域建立明确隔离区域;隔离器械、敷料放置在隔离区域,分清使用区域、不得混淆。

2. 隔离操作前准备 注意保护切口周围及器械台面,从切口至器械台需加铺无菌巾。

3. 隔离操作遵循以下原则

(1) 污染的器械、敷料应放置在隔离区域内,污染的器械禁止再使用于正常组织。

(2) 切除部位断端应用纱布垫保护,避免污染周围组织和器官。

(3) 保持吸引器通畅,及时吸出外流内容物,吸引器头不可污染其他部位,根据需要及时更换吸引器头。

(4) 擦拭器械的湿纱布只能用于擦拭隔离器械,不能接触淋巴结等标本。

(5) 洗手护士的手套不得直接接触污染隔离"源"如:隔离器械、隔离组织等。

(6) 标本取出时,应避免标本与切口接触,防止切口种植或污染。

(7) 取下的标本放入专用容器中,放置在隔离区内,防止污染其他物品。

4. 隔离操作后步骤 同恶性肿瘤手术隔离技术。

(三) 移植手术隔离技术质量评价标准

评价指标	评价内容		分值	扣分标准	扣分
操作前准备(12分)	环境准备(2分)	在5级层流净化洁净区内	1	环境不符合要求各1分	
		环境清洁	1		
	自身准备(10分)	着装(2分) 服装整洁、着装符合手术室规范	2	洗手衣、裤着装不符合要求各1分	
		帽子口罩(3分) 帽子遮住所有头发,口罩佩戴正确,松紧适宜	3	帽子未遮住头发1分、口罩佩戴不正确1分,松紧不适宜1分	

续表

评价指标			评价内容	分值	扣分标准	扣分
操作前准备（12分）	自身准备（10分）	手及指甲（3分）	手部无伤口,指甲长度不超过指尖,不可涂抹指甲油、戴假甲	3	手有伤口1分、指甲不符合要求2分	
		首饰（2分）	摘除首饰(戒指、手表、手镯、耳环、珠状项链等)	2	有一项不符合要求1分	
操作流程质量标准（68分）		物品准备（3分）	手术物品准备齐全	2	每项0.5分	
			仪器准备齐全、处于备用状态	1	每项0.5分	
		术前准备（8分）	检查一次性物品、无菌物品外包装是否完整、干燥、无破损、在有效期内	6	遗漏一项1分	
			洗手护士按规范外科手消毒、穿无菌手术衣、无触式戴手套	1	每项0.5分	
			按规范整理无菌器械台,符合无菌原则、节力原则	1	每项0.5分	
		无菌操作（10分）	器官获取、转运以及手术全程的每一项操作应严格执行无菌操作	5	酌情每项1~5分	
			严格控制手术间内人员数量及流动	5		
	供体器官的保护（10分）	低温灌注（3分）	器官获取后,用已预冷的灌洗液(UW液、HTK液)快速灌洗器官	3	每项1分	
		低温保存（4分）	0~4℃低温灌注与低温保存。将预冷的灌洗液快速灌洗并获取后,将器官与保存液一并放入双层无菌器官袋内,依次扎紧每层口袋,放入低温保温箱转运	4	每项1分	
		修剪移植器官（3分）	此过程中,严防器官污染、滑落。冰屑低温可保护器官,制作无菌盐水冰屑过程中严格执行无菌操作	3	每项1分	

续表

评价指标	评价内容		分值	扣分标准	扣分
操作流程质量标准（68分）	皮肤保护（6分）	保护受压部位（3分）术前做好评估,合理使用体位垫,保护耳郭、肩胛骨、骶尾部、足跟等受压部位	3	酌情1~3分	
		保持皮肤干燥（3分）正确使用切口保护设备,避免冲洗液、体液浸湿皮肤。因术中大量使用冰屑、冰盐水、复温时38~42℃热盐水,易造成切口周围无菌巾潮湿及污染;若发现无菌巾潮湿后,立即加盖无菌巾,保持干燥	3	每项1分	
	综合性保温技术（12分）	室温（2分）室温维持在22~25℃	2	每项1分	
		加温设备（8分）手术床上铺加温(水)毯,调节温度至38~39℃,使用充气式加温仪维持病人体温	3	酌情1~3分	
		器官移植时大量冰屑及长时间脏器暴露导致体温下降迅速,应调高设备温度至40~41℃,开放后继续维持体温	3	酌情1~3分	
		术中输液及血制品均应用加温设备,如液体加温仪	2	每项1分	
		持续测温（2分）术中持续监测病人核心体温,根据手术需求及时调整加温设备温度	2	每项1分	
	手术隔离技术（10分）	若先切除恶性肿瘤,每一项操作均应严格执行恶性肿瘤手术隔离技术;肿瘤切除后,需重新在切口及器械托盘上铺置无菌单,更换新器材后,再进行移植手术	8	酌情1~8分	
		若受体原发病为肿瘤者,不使用自体血回输	2	每项2分	
	术中监管（2分）	发现违反无菌操作及不接触隔离操作者,立即纠正	2	每项1分	

续表

评价指标	评价内容		分值	扣分标准	扣分
操作流程质量标准（68分）	手术配合（2分）	熟悉手术步骤、默契配合，及时为医生提供手术物品	2	每项1分	
	术后器材处理（5分）	手术器械参照《医院消毒供应中心 第2部分:清洗消毒及灭菌技术操作规范》WS 310.2—2016，由医院消毒供应中心处理	2	每项1~2分	
		医疗废物按照要求分类处置	2		
		各类仪器及手术物品归位，检查保洁质量	1		
效果评价（10分）	熟练程度	严格执行每一项操作细节，操作规范、准确、到位	5	每项1~5分	
		手术全程爱护手术器械，无暴力安装、使用及拆卸	2		
		供给准确及时、医护配合默契、有效沟通	3		
理论（10分）	提问内容	目的、注意事项	10	酌情1~10分	

（四）移植手术隔离技术操作流程

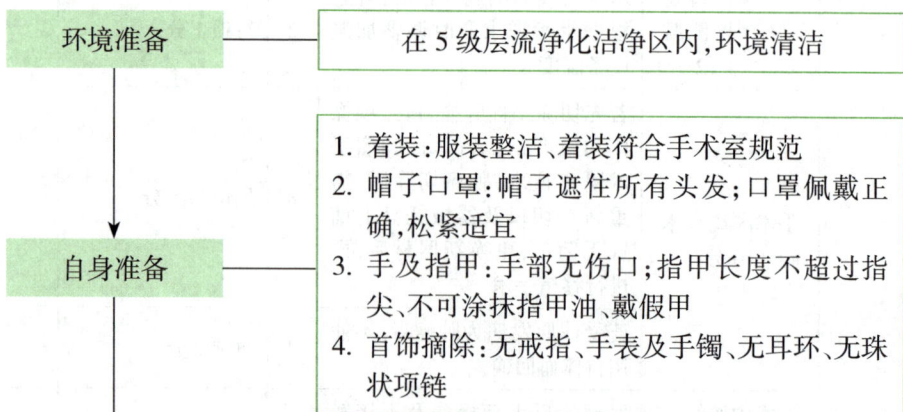

环境准备	→	在5级层流净化洁净区内，环境清洁

自身准备	→	1. 着装:服装整洁、着装符合手术室规范 2. 帽子口罩:帽子遮住所有头发;口罩佩戴正确，松紧适宜 3. 手及指甲:手部无伤口;指甲长度不超过指尖、不可涂抹指甲油、戴假甲 4. 首饰摘除:无戒指、手表及手镯、无耳环、无珠状项链

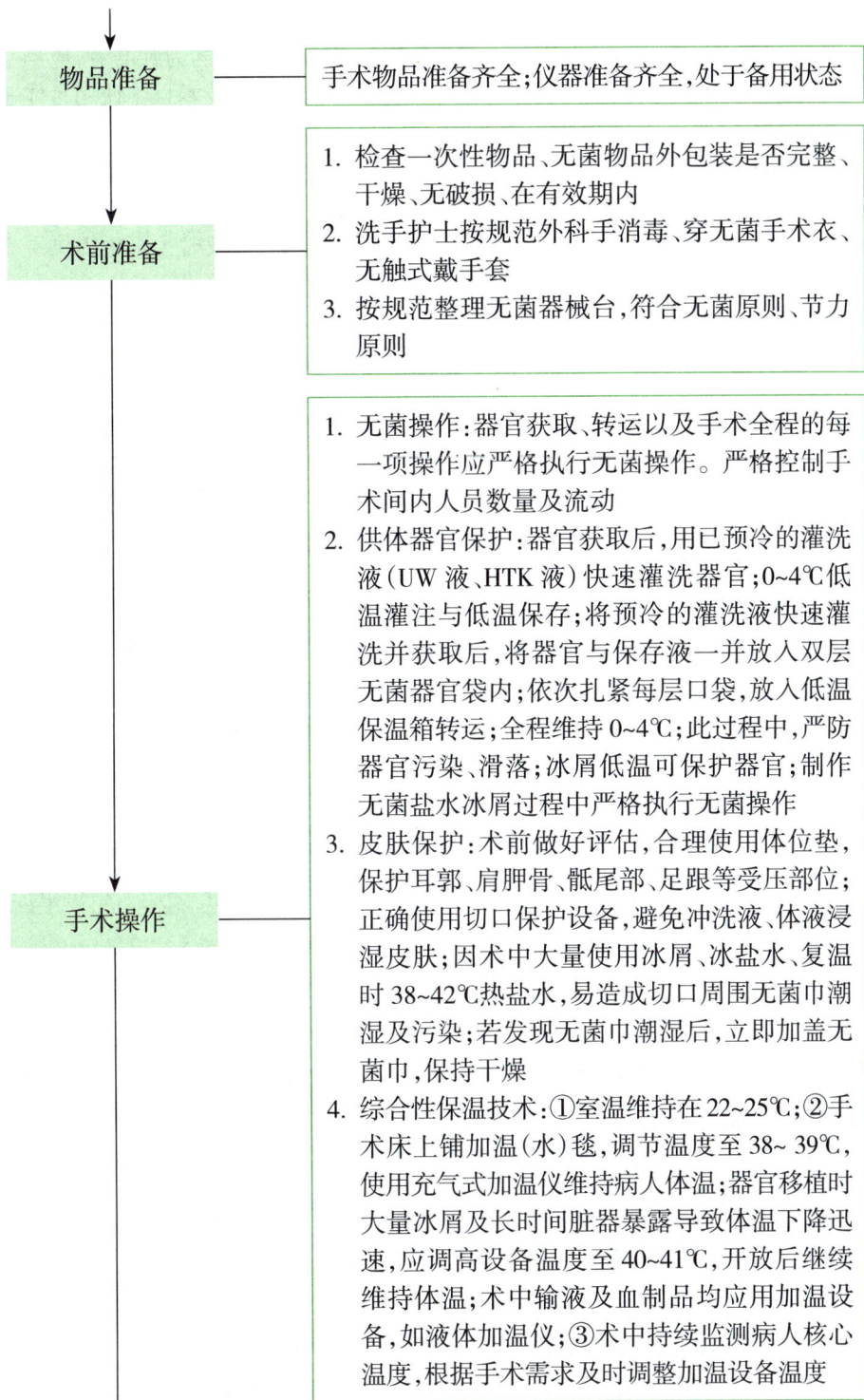

物品准备 —— 手术物品准备齐全;仪器准备齐全,处于备用状态

术前准备 ——
1. 检查一次性物品、无菌物品外包装是否完整、干燥、无破损、在有效期内
2. 洗手护士按规范外科手消毒、穿无菌手术衣、无触式戴手套
3. 按规范整理无菌器械台,符合无菌原则、节力原则

手术操作 ——
1. 无菌操作:器官获取、转运以及手术全程的每一项操作应严格执行无菌操作。严格控制手术间内人员数量及流动
2. 供体器官保护:器官获取后,用已预冷的灌洗液(UW液、HTK液)快速灌洗器官;0~4℃低温灌注与低温保存;将预冷的灌洗液快速灌洗并获取后,将器官与保存液一并放入双层无菌器官袋内;依次扎紧每层口袋,放入低温保温箱转运;全程维持0~4℃;此过程中,严防器官污染、滑落;冰屑低温可保护器官;制作无菌盐水冰屑过程中严格执行无菌操作
3. 皮肤保护:术前做好评估,合理使用体位垫,保护耳郭、肩胛骨、骶尾部、足跟等受压部位;正确使用切口保护设备,避免冲洗液、体液浸湿皮肤;因术中大量使用冰屑、冰盐水、复温时38~42℃热盐水,易造成切口周围无菌巾潮湿及污染;若发现无菌巾潮湿后,立即加盖无菌巾,保持干燥
4. 综合性保温技术:①室温维持在22~25℃;②手术床上铺加温(水)毯,调节温度至38~39℃,使用充气式加温仪维持病人体温;器官移植时大量冰屑及长时间脏器暴露导致体温下降迅速,应调高设备温度至40~41℃,开放后继续维持体温;术中输液及血制品均应用加温设备,如液体加温仪;③术中持续监测病人核心温度,根据手术需求及时调整加温设备温度

```
手术操作  ———→  5. 手术隔离技术:若受体原发病为肿瘤者,应严
                  格执行恶性肿瘤手术隔离技术且不使用自体
                  血回输
               6. 术中监管:发现违反无菌操作及不接触隔离
                  操作者,立即纠正
               7. 熟悉手术步骤、默契配合,及时为医生提供手
                  术物品
```

```
术后器材处理  ———→  1. 手术器械参照《医院消毒供应中心　第2部分:
                     清洗消毒及灭菌技术操作规范》WS 310.2—
                     2016,由医院消毒供应中心处理
                  2. 医疗废物按照要求分类处置
                  3. 各类仪器及物品归位
```

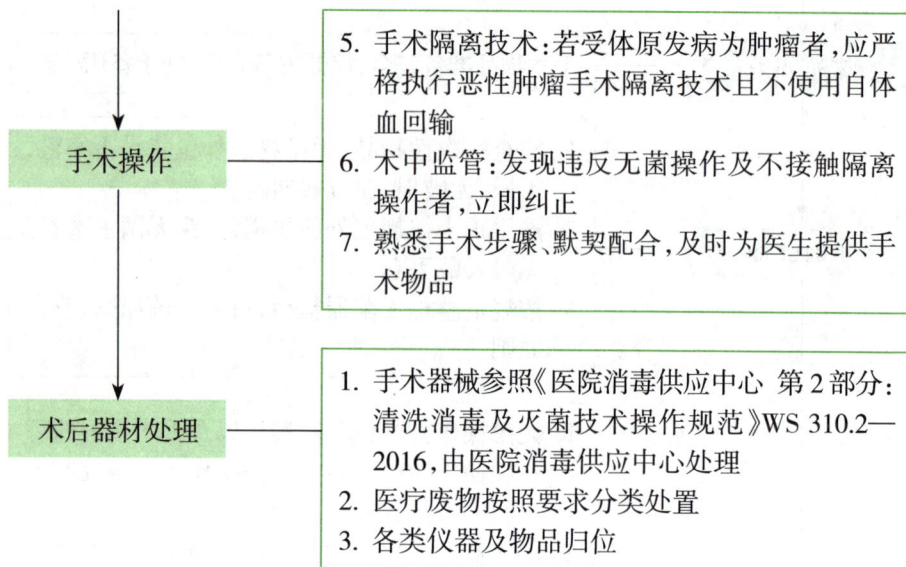

四、内镜下恶性肿瘤手术隔离技术质量评价标准及操作流程

(一) 目的

明确恶性肿瘤手术隔离原则,为手术室护士在护理操作过程中提供统一规范的指导意见,防止或减少手术部位的肿瘤的转移和种植,为病人提供更加安全可靠的手术保障。

(二) 注意事项

进行污染或有瘤操作时即为隔离开始。如消化道、呼吸道、泌尿生殖等手术穿透空腔脏器时,以及游离及切除肿瘤开始时。

1. 建立隔离区域　明确有瘤、污染、种植概念;在无菌区域建立明确隔离区域;隔离器械、敷料放置在隔离区域,分清使用区域、不得混淆。

2. 隔离操作前准备　注意保护切口周围及器械台面,从切口至器械台需加铺无菌巾。

3. 隔离操作遵循恶性肿瘤不接触隔离技术原则

(1) 切口保护:①使用穿刺套管,建立气腹;腔镜中转开腹及腔镜辅助小切

口手术时,使用切口保护器。②如果穿刺套管孔隙较大,协助医生缝合并密闭穿刺套管孔隙,防止漏气、防止"烟囱"效应引起的穿刺空隙种植转移。③手术结束或中转开腹时,先放气再拔穿刺套管,避免"烟囱"效应引起穿刺通道种植转移。④内镜手术标本取出时,应使用标本取物袋,避免标本与切口接触,防止切口种植或污染。

(2) CO_2 气腹管理:①CO_2 气腹机参数,参照使用的腔镜品牌说明书设置。②建议术中气腹压力≤14mmHg,流量<5L/min。术中压力不可过大,防止"烟囱"效应。③CO_2 加温调节至37℃,气腹机加温后可降低肿瘤细胞的雾化状态,避免肿瘤种植转移、减少擦拭镜头的频率。④手术结束后,先放气再拔除穿刺套管,避免"烟囱效应"引起的穿刺针道的肿瘤种植转移。⑤尽量缩短 CO_2 气腹持续时间。

(三) 内镜下恶性肿瘤手术隔离技术质量评价标准

评价指标	评价内容			分值	扣分标准	扣分
操作前准备(12分)	环境准备(2分)		在洁净区内	1	环境不符合要求各1分	
			环境清洁	1		
	自身准备(10分)	着装(2分)	服装整洁、着装符合手术室规范	2	洗手衣、裤着装不符要求各1分	
		帽子口罩(3分)	帽子遮住所有头发,口罩佩戴正确,松紧适宜	3	帽子未遮住头发1分、口罩佩戴不正确1分,松紧不适宜1分	
		手/指甲(3分)	手部无伤口;指甲长度不超过指尖、无美甲及指甲油	3	手有伤口1分、指甲不符合要求2分	
		首饰(2分)	摘除首饰(戒指、手表、手镯、耳环、珠状项链等)	2	有一项不符合要求1分	
操作流程质量标准(68分)	物品准备(4分)		手术物品准备齐全,包括不接触隔离操作后更换的器材	2	每项0.5分	
			仪器准备齐全、处于备用状态	2	每项0.5分	
	术前准备(4分)		检查一次性物品、无菌物品外包装是否完整、干燥、无破损、在有效期内	1	遗漏一项0.5分	

续表

评价指标	评价内容		分值	扣分标准	扣分
操作流程质量标准（68 分）	术前准备（4 分）	洗手护士按规范外科手消毒、穿无菌手术衣、无触式戴手套。检查腔镜系统的无菌配件及手术器械的完整性、功能性	2	每项 0.5 分	
		按规范整理无菌器械台，符合无菌原则、节力原则	1	每项 0.5 分	
	切除肿瘤（42 分）	手术隔离技术（15 分）同恶性肿瘤手术隔离技术	15	每项 1~15 分	
		切口保护（3 分）使用穿刺套管，建立气腹；腔镜中转开腹及腔镜辅助小切口手术时，使用切口保护器	1	每项 1 分	
		如果穿刺套管孔隙较大，协助医生缝合并密闭穿刺套管孔隙，防止漏气、防止"烟囱"效应引起的穿刺空隙种植转移	1		
		手术结束或中转开腹时，先放气再拔穿刺套管，避免"烟囱"效应引起穿刺通道种植转移	1		
		CO_2 气腹管理（6 分）CO_2 气腹机参数，参照使用的腔镜品牌说明书设置	1	每项 1~2 分	
		建议术中气腹压力≤14mmHg，流量<5L/min。术中压力不可过大，防止"烟囱"效应	2		
		CO_2 加温调节至 37℃，气腹机加温后可降低肿瘤细胞的雾化状态，避免肿瘤种植转移、减少擦拭镜头的频率	1		
		手术结束后，先放气再拔除穿刺套管，避免"烟囱效应"引起的穿刺针道的肿瘤种植转移	1		
		尽量缩短 CO_2 气腹持续时间	1		
		器械敷料（6 分）同恶性肿瘤手术隔离技术	6	酌情 1~6 分	

续表

评价指标	评价内容			分值	扣分标准	扣分
操作流程质量标准 (68分)	切除肿瘤 (42分)	肿瘤切除 (6分)	隔离肿瘤、整块切除、不切割肿瘤、轻柔操作、充分止血、分组操作、标本放置,均同于恶性肿瘤手术隔离技术	2	每项1~2分	
			腔镜中转开腹:先关闭气腹,再撤除穿刺套管及腔镜器材;使用开腹器材打开体腔后,使用切口保护器,继续手术	2		
			肿瘤取出:用标本取物袋取出肿瘤标本放进隔离盘	2		
		标本 (3分)	同恶性肿瘤手术隔离技术	3	每项1分	
		重建 (3分)	同恶性肿瘤手术隔离技术	3	每项1分	
	关闭体腔 (15分)	重置铺单/更换器材 (10分)	撤物品、重铺单、换器材、冲洗、物品清点、监管,同恶性肿瘤手术隔离技术	10	每项1~10分	
		冲洗/密闭腹腔 (5分)	冲洗前,放切口保护器,用其盖子(或缝合)密闭腹腔	2	每项1~2分	
			重新注入 CO_2,冲洗;观察手术创面并止血	1		
			吸出冲洗液,放出 CO_2 气体,撤除穿刺套管及相关器材,逐层关闭腹腔	2		
	术后器材处理 (3分)		同恶性肿瘤手术隔离技术,无暴力安装及拆卸	3	每项1~3分	
效果评价 (10分)	熟练程度		严格执行每一项操作细节	5	每项1~5分	
			操作规范、准确、到位	2	每项1分	
			供给准确及时、医护配合默契、有效沟通	3	每项1分	
理论 (10分)	提问内容		目的、注意事项	10	酌情1~10分	

（四）内镜下恶性肿瘤手术隔离技术操作流程

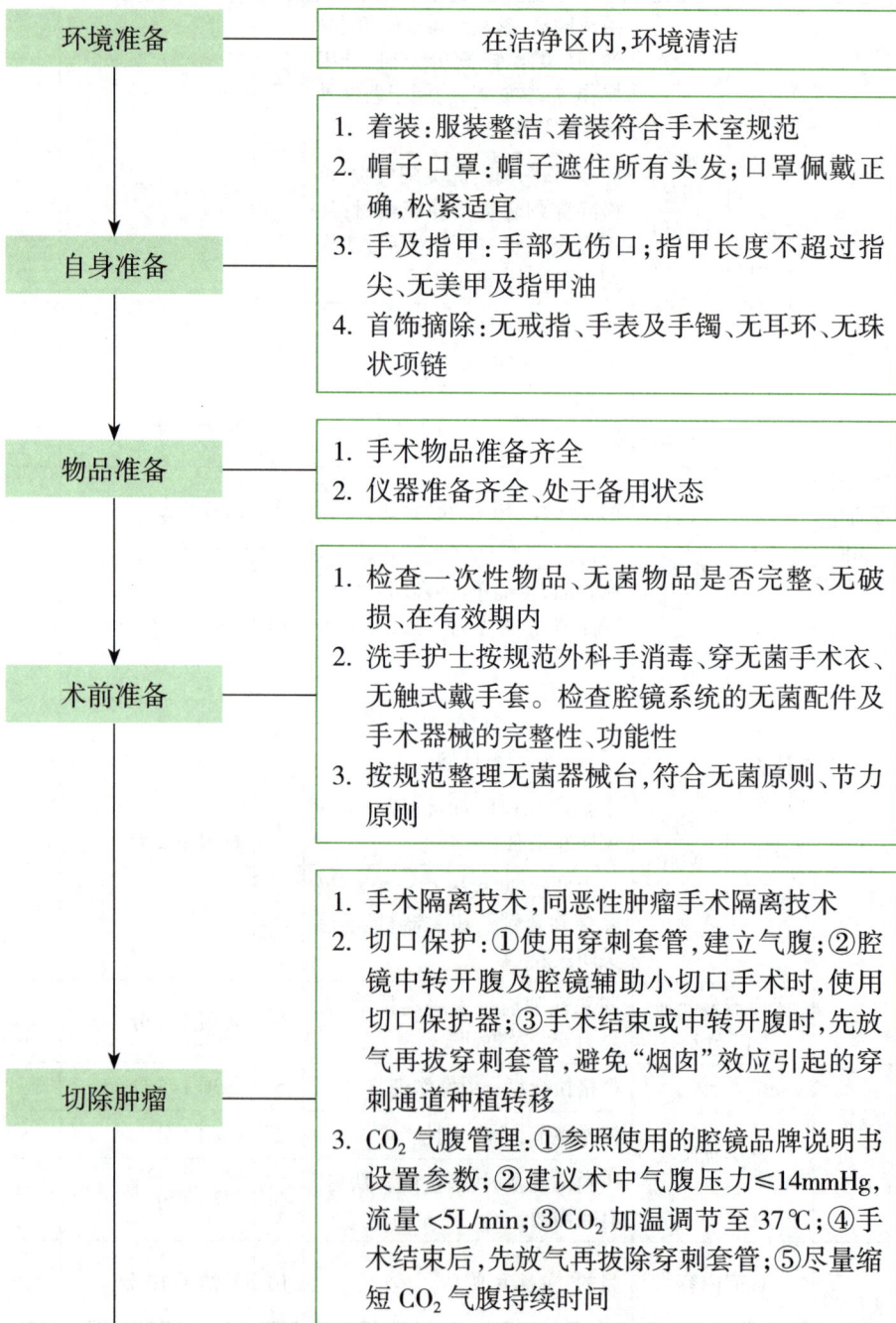

环境准备	在洁净区内，环境清洁

自身准备	1. 着装：服装整洁、着装符合手术室规范 2. 帽子口罩：帽子遮住所有头发；口罩佩戴正确，松紧适宜 3. 手及指甲：手部无伤口；指甲长度不超过指尖、无美甲及指甲油 4. 首饰摘除：无戒指、手表及手镯、无耳环、无珠状项链

物品准备	1. 手术物品准备齐全 2. 仪器准备齐全、处于备用状态

术前准备	1. 检查一次性物品、无菌物品是否完整、无破损、在有效期内 2. 洗手护士按规范外科手消毒、穿无菌手术衣、无触式戴手套。检查腔镜系统的无菌配件及手术器械的完整性、功能性 3. 按规范整理无菌器械台，符合无菌原则、节力原则

切除肿瘤	1. 手术隔离技术，同恶性肿瘤手术隔离技术 2. 切口保护：①使用穿刺套管，建立气腹；②腔镜中转开腹及腔镜辅助小切口手术时，使用切口保护器；③手术结束或中转开腹时，先放气再拔穿刺套管，避免"烟囱"效应引起的穿刺通道种植转移 3. CO_2 气腹管理：①参照使用的腔镜品牌说明书设置参数；②建议术中气腹压力≤14mmHg，流量 <5L/min；③CO_2 加温调节至 37℃；④手术结束后，先放气再拔除穿刺套管；⑤尽量缩短 CO_2 气腹持续时间

切除肿瘤

4. 器械敷料管理：同恶性肿瘤手术隔离技术
5. 肿瘤切除：①隔离肿瘤、整块切除、不切割肿瘤、轻柔操作、充分止血、分组操作、标本放置，均同于恶性肿瘤手术隔离技术；②腔镜中转开腹：先关闭气腹，再撤除穿刺套管及腔镜器材，使用切口保护器；③肿瘤取出：用标本取物袋取出肿瘤标本放进隔离盘

关闭体腔

1. 重置铺单、更换器材，同恶性肿瘤手术隔离技术
2. 冲洗/密闭腹腔：①冲洗前，放切口保护器、用其盖子（或缝合）密闭腹腔；②重新注入 CO_2，冲洗；观察手术创面并止血；③吸出冲洗液，放出 CO_2 气体，撤除穿刺套管，逐层关闭腹腔

术后器材处理

同恶性肿瘤手术隔离技术

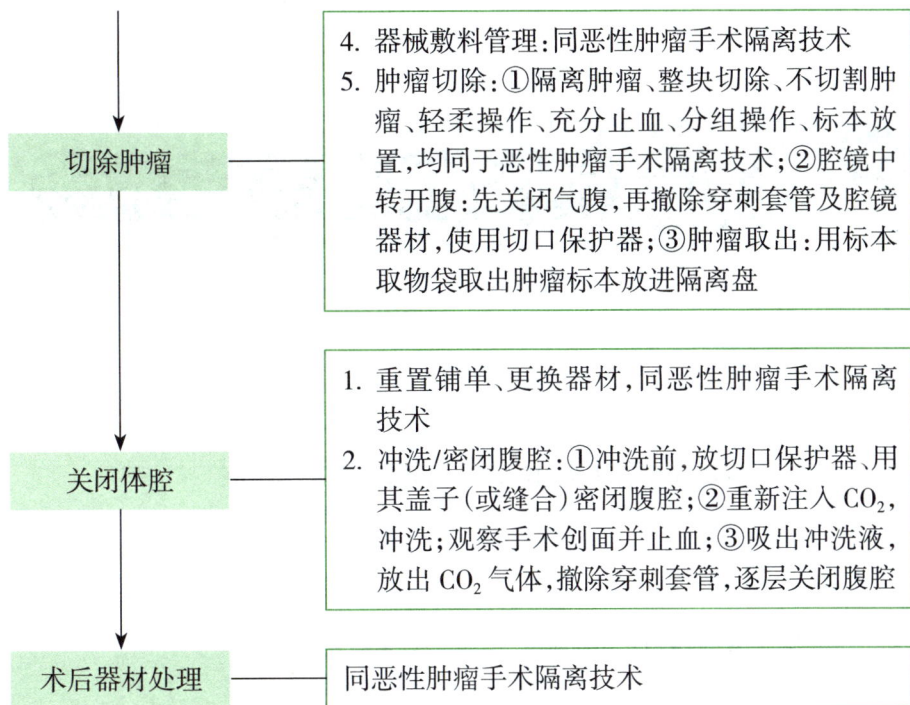

（张增梅　赵　鑫　刘　莉）

第五章　手术物品清点

一、手术物品清点质量评价标准及操作流程

(一) 目的

防止手术物品遗留体腔,保障手术病人的安全。

(二) 注意事项

1. 手术室应规范器械台上物品放置的位置,保持器械台的整洁有序。

2. 手术前

(1) 巡回护士需检查手术间环境,确保没有遗留上一台手术病人的任何物品。

(2) 洗手护士应提前 15~30min 进行外科手消毒,保证有充足的时间进行手术物品的检查和清点。在手术的全过程中,应始终知晓各项物品的数目、位置及使用情况。

(3) 清点时,洗手护士与巡回护士须双人共同唱点查对手术物品的数目及完整性。巡回护士应即刻记录。

3. 手术中

(1) 应减少交接环节,手术进行期间若病人病情不稳定、抢救或手术处于紧急时刻等物品清点不清时,不得交接。

(2) 术中添加物品时,应双人即刻原位清点并记录。

(3) 严禁将器械或敷料等物品另作他用,术中送冰冻切片或病理标本时,严禁使用纱布等敷料包裹标本。

（4）未经巡回护士允许，任何人不得将手术物品拿进或拿出手术间。

（5）医生不应随意从器械台拿取手术用物，洗手护士应及时准确传递手术用物，并随时收回暂时不用的物品，避免堆放在手术区域。

（6）洗手护士应及时收回钢丝、克氏针等残端、剪裁的引流管碎片等物品，并与巡回护士确认。

（7）术中手术物品掉落或被污染，洗手护士应立刻告知巡回护士，巡回护士妥善处理。

（8）关闭体腔前、关闭体腔后、缝合皮肤后，洗手护士与巡回护士应清点手术物品的数量及完整性并确认无误。

（9）如术中填塞止血敷料，应由主刀医生、洗手护士、巡回护士共同确认并详细记录。每台手术结束后应将所有手术物品移出手术间。

（10）术前怀疑或术中发现病人体内有手术遗留异物，取出的物品应由主刀医生、洗手护士和巡回护士共同清点，详细记录，按医院规定上报。

（三）手术物品清点质量评价标准

评价指标	评价内容		分值	扣分标准	扣分
操作前准备（10分）	环境准备（2分）	在洁净区内	1	环境不符合要求各1分	
		环境清洁	1		
	自身准备（8分）	着装（2分） 服装整洁、着装符合手术室规范	2	洗手衣、裤着装不符合要求各1分	
		帽子口罩（3分） 帽子遮住所有头发；口罩佩戴正确，松紧适宜	3	帽子未遮住头发1分、口罩佩戴不正确1分，松紧不适宜1分	
		手及指甲（2分） 手部无伤口；指甲长度不超过指尖、无指甲油及装饰	2	手部有伤口1分、指甲不符合要求1分	
		首饰（1分） 无戒指、无手表及手镯、无耳饰、无珠状项链	1	有一项不符合要求1分	
手术前清点（20分）	巡回护士检查手术间环境，不遗留上一台手术病人的任何物品		5	遗留上一台手术病人的物品每件1分	

续表

评价指标	评价内容	分值	扣分标准	扣分
手术前清点（20分）	洗手护士提前 15~30min 外科手消毒，确保手术器械的整理、物品的检查和清点时间充足	5	未提前 15~30min 外科手消毒 2 分 手术器械的整理、物品的检查和清点时间不足 3 分	
	开台前由洗手护士与巡回护士双人共同唱点各种器械、敷料和杂项物品的名称、数量及完整性，由巡回护士复述并同步记录在电子或纸质手术物品清点单上	10	未执行双人共同唱点 3 分 未检查器械、敷料、杂项物品完整性 3 分 完整性检查方法不正确 2 分 未复述、未执行同步记录各 1 分	
手术中清点（40分）	手术台上使用的所有物品数量与物品清点单数目相符	4	台上物品数量与物品清点单数目不符差一项 1 分	
	手术中增加物品时，洗手护士应与巡回护士即刻清点，无误后方可使用。同时巡回护士在 PDA 上进行术中添加或在手术物品清点单上记录增加物品的名称及数量	4	未双人即刻清点 2 分 未及时记录添加物品 1 分 记录不准确 1 分	
	减少交接环节，手术进行期间若病人病情不稳定、抢救或手术处于紧急时刻物品清点不清时，不进行交接班	4	病人病情不稳定、抢救、手术处于紧急时刻时仍进行交接班 4 分	
	关闭体腔前洗手护士与巡回护士双人再次唱点台上所有物品，记录正确无误。多腔手术时多次清点，如子宫、膈肌、心包、后腹膜、膀胱等关闭前，正确记录最后一次关闭空腔脏器前的清点数量	5	双人未进行关腔前清点 2 分 清点后未及时记录 1 分 多腔手术时未增加清点次数 2 分	
	手术关闭体腔后洗手护士与巡回护士双人第三次唱点台上所有物品并记录	5	双人未进行关腔后清点 3 分 清点后未记录 2 分	
	缝合皮肤后洗手护士与巡回护士双人第四次唱点台上所有物品并记录	5	双人未进行缝皮后清点 3 分 清点后未记录 2 分	
	器械或敷料等物品禁作他用，术中送冰冻切片、病理标本时，禁用纱布等包裹标本	4	器械或敷料等物品另作他用 4 分	

续表

评价 指标	评价内容	分值	扣分标准	扣分
手术中 清点 (40分)	手术医生不得随意从器械台拿取手术用物	3	手术医生随意从器械台拿取手术用物1分 洗手护士未及时准确传递手术用物1分 洗手护士未随时收回暂时不用的物品,用物堆放在手术区域1分	
	手术结束前任何人不得将所点数目相关物品带入或带出手术间	2	手术结束前他人将所点数目相关物品带入或带出,手术间护士未制止2分	
	任何环节发现物品清点有误,洗手护士及巡回护士立即告知医生,暂停关闭切口,共同查找	4	物品清点有误时,洗手护士及巡回护士未立即告知医生,暂停关闭切口2分未及时共同查找2分	
手术后 清点 (10分)	器械出手术室时由洗手护士或巡回护士最后清点数量并打包回收	10	器械出手术室时洗手护士或巡回护士未最后清点数量10分	
效果 评价 (10分)	清点时机正确	4	酌情1~4分	
	清点方法正确	4	酌情1~4分	
	洗手护士能规范管理台上用物、巡回护士能规范管理手术间	2	酌情1~2分	
理论 (10分)	目的、注意事项	10	酌情1~10分	

(四)手术物品清点操作流程

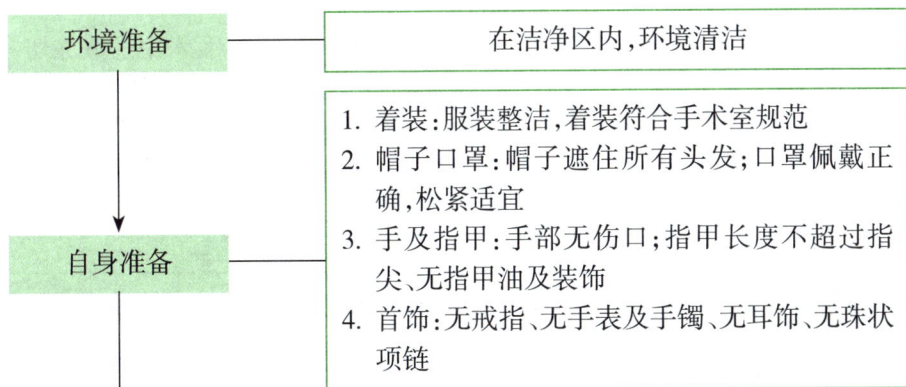

```
环境准备 ── 在洁净区内,环境清洁

自身准备 ── 1. 着装:服装整洁,着装符合手术室规范
              2. 帽子口罩:帽子遮住所有头发;口罩佩戴正
                 确,松紧适宜
              3. 手及指甲:手部无伤口;指甲长度不超过指
                 尖、无指甲油及装饰
              4. 首饰:无戒指、无手表及手镯、无耳饰、无珠状
                 项链
```

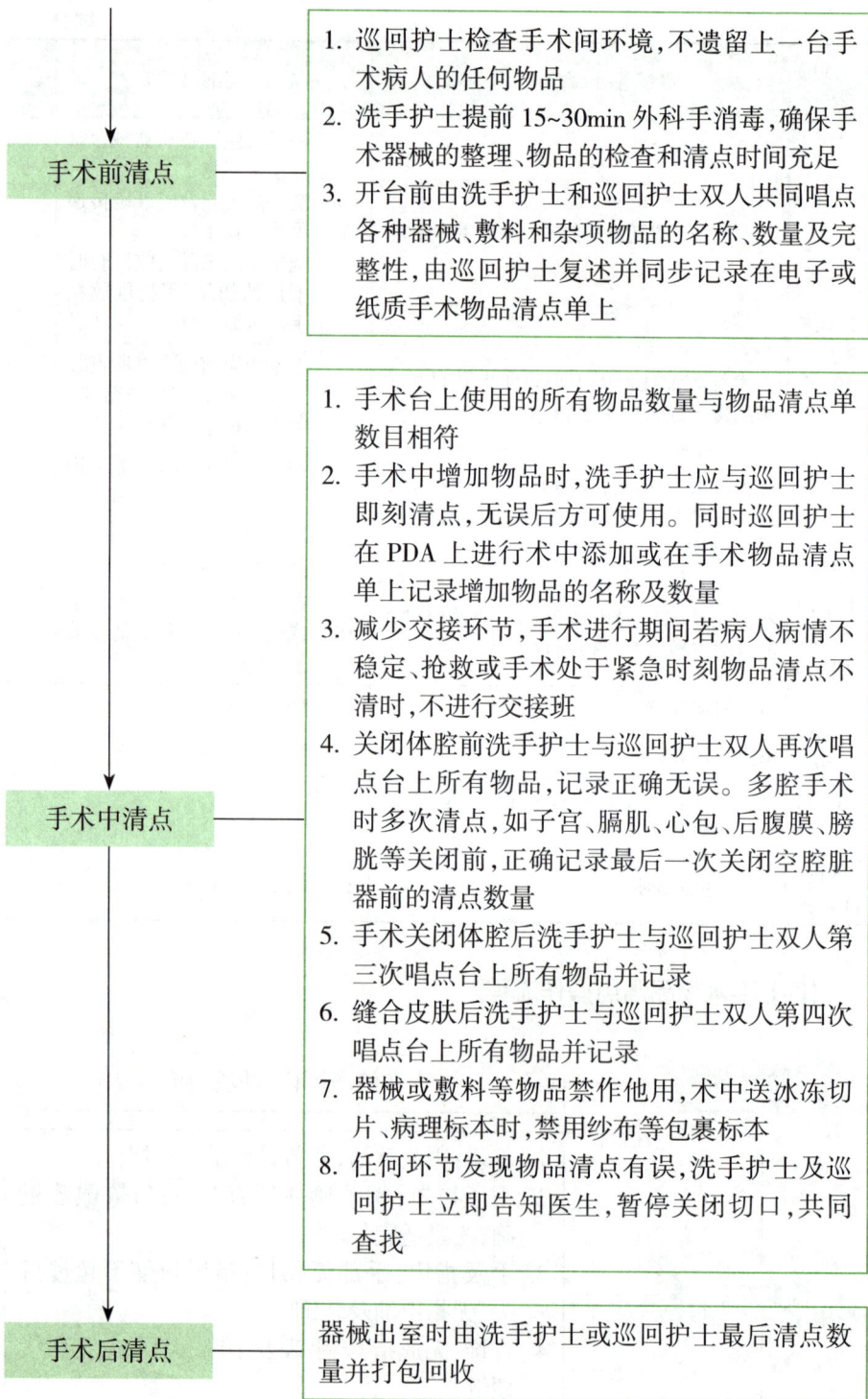

手术前清点

1. 巡回护士检查手术间环境,不遗留上一台手术病人的任何物品
2. 洗手护士提前 15~30min 外科手消毒,确保手术器械的整理、物品的检查和清点时间充足
3. 开台前由洗手护士和巡回护士双人共同唱点各种器械、敷料和杂项物品的名称、数量及完整性,由巡回护士复述并同步记录在电子或纸质手术物品清点单上

手术中清点

1. 手术台上使用的所有物品数量与物品清点单数目相符
2. 手术中增加物品时,洗手护士应与巡回护士即刻清点,无误后方可使用。同时巡回护士在 PDA 上进行术中添加或在手术物品清点单上记录增加物品的名称及数量
3. 减少交接环节,手术进行期间若病人病情不稳定、抢救或手术处于紧急时刻物品清点不清时,不进行交接班
4. 关闭体腔前洗手护士与巡回护士双人再次唱点台上所有物品,记录正确无误。多腔手术时多次清点,如子宫、膈肌、心包、后腹膜、膀胱等关闭前,正确记录最后一次关闭空腔脏器前的清点数量
5. 手术关闭体腔后洗手护士与巡回护士双人第三次唱点台上所有物品并记录
6. 缝合皮肤后洗手护士与巡回护士双人第四次唱点台上所有物品并记录
7. 器械或敷料等物品禁作他用,术中送冰冻切片、病理标本时,禁用纱布等包裹标本
8. 任何环节发现物品清点有误,洗手护士及巡回护士立即告知医生,暂停关闭切口,共同查找

手术后清点

器械出室时由洗手护士或巡回护士最后清点数量并打包回收

二、手术敷料清点质量评价标准及操作流程

(一) 目的

防止手术敷料遗留体腔,保障手术病人的安全。

(二) 注意事项

1. 手术开始前,巡回护士必须将病人带入手术间的各类敷料,如创口敷料、绷带等以及消毒手术区的纱布、纱球,于手术开始前全部移出手术间。

2. 建立无菌手术器械台时,洗手护士必须将所有敷料类物品定位放置,与巡回护士同步唱点各类敷料的名称、数量及完整性后规范放置。

3. 手术敷料清点无误后,巡回护士须即刻记录在手术物品清点单上。

4. 清点纱垫、纱布时应完全展开并检查显影标记是否完整。

5. 无洗手护士的手术,手术敷料由巡回护士与主刀医生按上述步骤共同清点。

6. 术中临时添加敷料,洗手护士应与巡回护士即刻原位清点,无误后方可使用。巡回护士及时记录。

7. 洗手护士应密切关注手术进程,及时准确传递手术敷料。

(三) 手术敷料清点质量评价标准

评价指标	评价内容		分值	扣分标准	扣分
操作前准备 (10分)	环境准备 (2分)	在洁净区内	1	环境不符合要求各1分	
		环境清洁	1		
	自身准备 (8分)	着装 (2分)	服装整洁、着装符合手术室规范	2	洗手衣、裤着装不符合要求各1分	
		帽子口罩 (3分)	帽子遮住所有头发;口罩佩戴正确,松紧适宜	3	帽子未遮住头发1分、口罩佩戴不正确1分,松紧不适宜1分	
		手及指甲 (2分)	手部无伤口;指甲长度不超过指尖,无指甲油及装饰	2	手部有伤口1分、指甲不符合要求1分	
		首饰 (1分)	无戒指、无手表及手镯、无耳饰、无珠状项链	1	有一项不符合要求1分	

续表

评价 指标	评价内容	分值	扣分标准	扣分
手术敷料清点（40分）	手术切口内应使用带显影标记的敷料	5	手术切口内未使用带显影标记的敷料每件2分	
	清点纱布、纱条、纱垫时应展开，并检查完整性及显影标记	10	清点纱布、纱条、纱垫时未展开，每件2分 未检查纱布、纱条、纱垫完整性及显影标记，每件2分	
	手术中使用的敷料应保留其原始规格，不得切割或做其他任何改型。特殊情况必须剪开时，应及时准确记录，并在使用后及时比对完整性	10	将敷料切割或做其他任何改型，每件2分 特殊情况必须剪开时未及时准确记录，每件1分 未在使用后及时比对完整性1分	
	体腔或深部组织手术中使用有带子的敷料时，带子应暴露在切口外面	5	使用有带子的敷料时，未提醒医生将带子暴露在切口外面，每件2分	
	当切口内需要填充治疗性敷料并带离手术室时，主刀医生、洗手护士、巡回护士应共同确认置入敷料的名称和数目，并记录在手术物品清点单中	10	当切口内需要填充治疗性敷料并带离手术室时，三方共同确认置入敷料的名称和数目，每件2分 未记录在手术物品清点单中，每件2分	
清点意外情况的处理（30分）	敷料数目或完整性清点有误时，立即告知手术医生，暂停手术，共同寻找敷料或缺失的部分。手术医生在手术野内查找，洗手护士在无菌台面查找，巡回护士在手术台无菌范围以外的手术间内查找，同时限制人员进出	8	敷料清点不清时，未立即告知手术医生暂停手术4分 未共同寻找敷料或缺失的部分，3分 未限制人员进出1分	
	若找到敷料或缺失的部分，应立刻告知手术医生。手术医生、洗手护士与巡回护士应共同确认其完整性，并放于指定位置，妥善保存，以备清点时核查	8	若找到敷料或缺失的部分，护士未告知手术医生2分 未与手术医生共同确认其完整性4分 未放于指定位置，并妥善保存2分	

续表

评价指标	评价内容	分值	扣分标准	扣分
清点意外情况的处理(30分)	若采取各种手段仍未找到,立即报告主刀医生及护士长,根据缺失敷料的性质采取查找措施,确保未遗留在病人体内	10	若采取各种手段仍未找到,未立即报告主刀医生及护士长,6分 未根据缺失敷料的性质采取查找措施,4分	
	详细记录本次事件的经过,并由主刀医生、巡回护士及洗手护士签字、存档,按清点意外处理流程报告,填写清点意外报告表,并向上级领导汇报	4	未通知主刀医生签字、存档,2分 未按清点意外处理流程报告,2分	
效果评价(10分)	各类手术敷料清点方法正确	4	酌情1~4分	
	特殊情况时,手术敷料使用方法正确	4	酌情1~4分	
	能够按照正确的流程处理清点意外情况	2	酌情1~2分	
理论(10分)	目的、注意事项	10	酌情1~10分	

(四)手术敷料清点操作流程

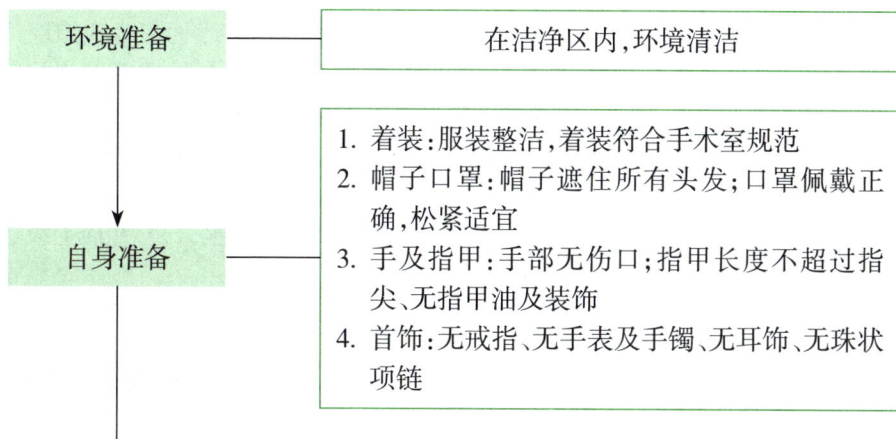

环境准备	在洁净区内,环境清洁

自身准备

1. 着装:服装整洁,着装符合手术室规范
2. 帽子口罩:帽子遮住所有头发;口罩佩戴正确,松紧适宜
3. 手及指甲:手部无伤口;指甲长度不超过指尖、无指甲油及装饰
4. 首饰:无戒指、无手表及手镯、无耳饰、无珠状项链

手术敷料清点

1. 手术切口内使用带显影标记的敷料
2. 清点纱布、纱条、纱垫时应展开，并检查完整性及显影标记
3. 手术中所使用的敷料保留其原始规格，不做切割或做其他任何改型
4. 特殊情况必须剪开时，及时准确进行记录，并在使用后及时比对完整性
5. 体腔或深部组织手术中使用有带子的敷料时，将带子暴露在切口外面
6. 当切口内需要填充治疗性敷料并带离手术室时，主刀医生、洗手护士、巡回护士三方共同确认置入敷料的名称和数目，并记录在手术物品清点单上

清点意外情况的处理

1. 敷料数目及完整性清点有误时，立即告知手术医生，暂停手术，共同寻找敷料或缺失的部分
2. 若找到缺失部分时，应立刻告知手术医生，手术医生、洗手护士与巡回护士应共同确认其完整性，并放于指定位置，妥善保存，以备清点时核查
3. 如采取各种手段仍未找到，立即报告主刀医生及护士长，根据缺失敷料的性质采取查找措施，确保未遗留在病人体内
4. 详细记录本次事件的经过，并由主刀医生、巡回护士及洗手护士签字、存档，按清点意外处理流程报告，填写清点意外报告表，并向上级领导汇报

(孙育红　王　菲　魏彦姝)

一、手术室护理文书管理质量评价标准及操作流程

(一) 目的

加强医院护理文书管理,保障护理质量与安全,维护护患双方的合法权益。

(二) 注意事项

1. 手术室护理文书记录内容应客观、真实、准确、及时、完整。

2. 书写护理记录应用蓝黑色笔书写,不得随意涂改。

3. 眉栏内容齐全,填写完整、准确无漏项。

4. 书写手术护理记录的手术名称应为实际手术名称,手术开始时间、结束时间等必须与麻醉记录一致。

(三) 手术室护理文书管理质量评价标准

评价指标	评价内容	分值	扣分标准	扣分
交接单 (10分)	病人入手术室时,手术室护士与病房护士当面/根据手术交接单核对病人信息	3	未与病房护士当面、根据手术交接单核对病人信息 1~3 分	
	病人手术结束时,手术室护士与病房护士当面/根据手术交接单逐项交接	2	未与病房护士当面、根据手术交接单逐项交接 1~2 分	

续表

评价指标	评价内容	分值	扣分标准	扣分
交接单 (10分)	交接单内容书写准确、及时、无漏项	3	交接单内容不准确1分,不及时1分,有漏项1分	
	纸质交接单妥善留存,或使用电子交接单进行交接,交接后要确认签字	2	交接单未留存或未使用电子交接单进行交接2分	
安全核查单 (15分)	按照正确核查时机和核查内容实施安全核查并记录	7	未按照正确核查时机和核查内容实施三方核查1~7分	
	核查人员资质符合要求	4	任一名成员资质不符合要求1分	
	核查记录要真实、准确、完整。签名清晰	4	记录不真实、不完整2分 签名不清晰或未签名2分	
手术护理记录单 (20分)	书写规范,使用医学术语,文字工整,字迹清晰,表述准确,语句通顺,标点符号书写正确	10	未规范使用医学术语酌情1~3分;文字不工整,字迹不清晰酌情1~3分;表述不准确,语句不通顺,标点不正确酌情1~4分	
	书写过程中出现错误时,用双划线表示;不得采用刮、粘、涂等方法掩盖或去除原来字迹	5	文件书写过程中出现错误时,修改方法不正确,酌情1~3分;未签名2分/次	
	记录内容应客观、真实、准确、及时、完整,眉栏内容齐全,填写完整、准确无漏项	5	记录内容酌情1~3分,眉栏填写酌情1~2分	
手术物品清点单 (15分)	持PDA/纸质清点单在手术开始前、关闭体腔前、关闭体腔后、缝合皮肤后,根据明细如实清点手术物品并及时准确记录	8	未按要求时间节点如实清点手术物品并及时准确记录8分	
	手写/电子打印护理记录单后,医护人员按要求完成签名	4	手写、电子打印护理记录单后医护人员未按要求完成签名4分	
	根据各医院要求处理无菌器械包上的条码及高值医用耗材条码,不得随意粘贴	3	未按照医院要求处理无菌器械包条码或高值医用耗材条码,或随意粘贴者各1分	
计费单 (10分)	如实记录病人在术中所使用的物品和药品数量	3	未如实记录病人在术中所使用物品和药品的数量3分	
	与手术医生确认并记录病人手术耗材的使用数量及费用	3	未与手术医生确认并记录病人的手术和耗材费用3分	

续表

评价指标	评价内容	分值	扣分标准	扣分
计费单 （10分）	手术结束后，确认计费单项目录入完毕，打印签字	2	手术结束后，未将计费单确认收费后打印并签字2分	
	计费单放于指定位置	2	计费单未放于指定位置2分	
评价标准 （20分）	交接单内容准确、无漏项，记录及时	4	酌情1~4分	
	安全核查单核查时机正确，签字完整	4	酌情1~4分	
	手术护理记录单书写内容完整，记录准确	4	酌情1~4分	
	手术物品清点单清点及时记录，准确	4	酌情1~4分	
	计费单物品记录数量属实	4	酌情1~4分	
理论 （10分）	目的、注意事项	10	酌情1~10分	

（四）手术室护理文书管理操作流程

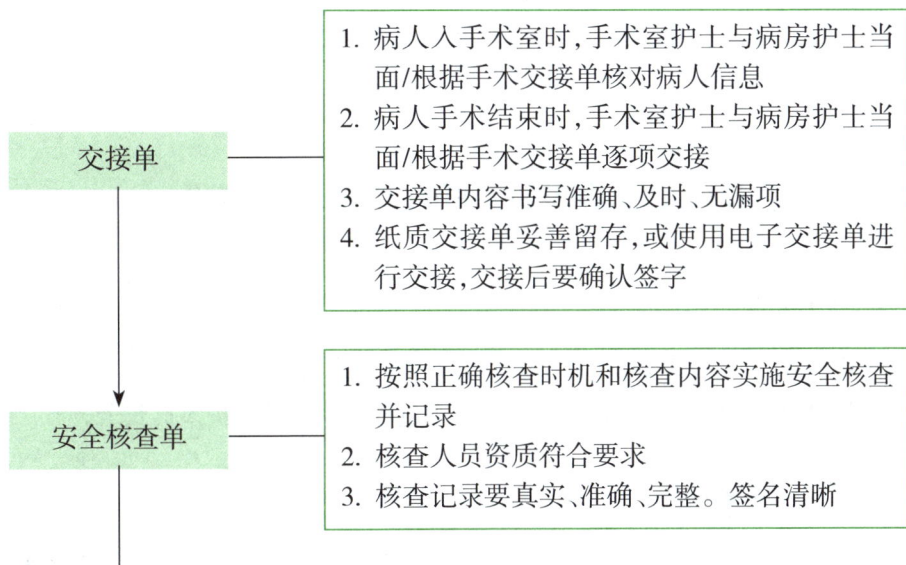

交接单

1. 病人入手术室时，手术室护士与病房护士当面/根据手术交接单核对病人信息
2. 病人手术结束时，手术室护士与病房护士当面/根据手术交接单逐项交接
3. 交接单内容书写准确、及时、无漏项
4. 纸质交接单妥善留存，或使用电子交接单进行交接，交接后要确认签字

安全核查单

1. 按照正确核查时机和核查内容实施安全核查并记录
2. 核查人员资质符合要求
3. 核查记录要真实、准确、完整。签名清晰

手术护理记录单	1. 书写规范,使用医学术语,文字工整,字迹清晰,表述准确,语句通顺,标点符号书写正确 2. 书写过程中出现错误时,用双划线表示,不得采用刮、粘、涂等方法掩盖或去除原来字迹 3. 记录内容应客观、真实、准确、及时、完整,眉栏内容齐全,填写完整、准确无漏项
手术物品清点单	1. 持 PDA/ 纸质清点单在手术开始前、关闭体腔前、关闭体腔后、缝合皮肤后,根据明细如实清点手术物品并及时准确记录 2. 手写 / 电子打印护理记录单后,医护人员按要求完成签名 3. 根据各医院要求处理无菌器械包上的条码及高值医用耗材条码,不得随意粘贴
计费单	1. 如实记录病人在术中所使用物品和药品数量 2. 与手术医生确认并记录病人手术耗材的使用数量及费用 3. 手术结束后,确认计费单收费项目录入完毕,打印并签字 4. 计费单放于指定位置

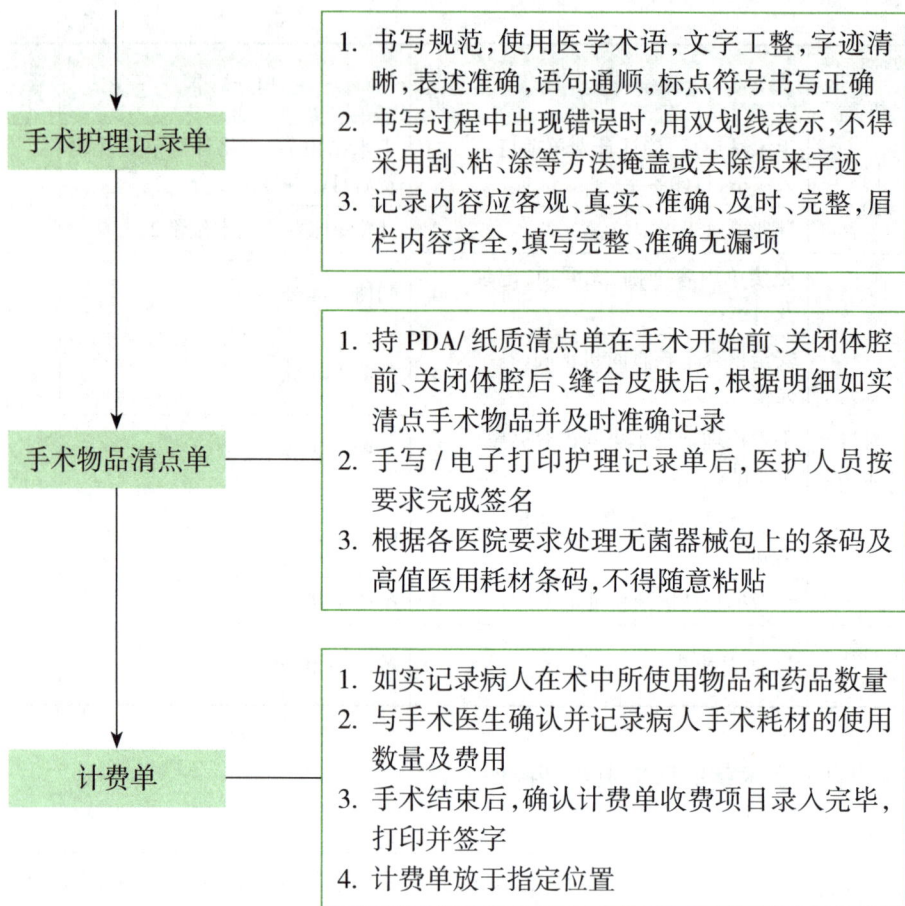

二、手术室设备管理质量评价标准及操作流程

(一) 目的

规范仪器设备的操作流程,指导手术室护士正确评估、使用、维护仪器设备,避免操作过程中的安全隐患,确保使用过程中病人及医护人员安全。

(二) 注意事项

1. 手术室需指定专人负责管理,建立仪器设备操作规程、使用记录、保养维修登记制度。

2. 设备管理做到"四定""四防"。"四定"是指定人管理、定点存放、定期检查和定期维护，"四防"是指防尘、防潮、防蚀、防盗。

3. 仪器设备发生故障时，维修人员应及时查找原因，并详细记录。

4. 仪器设备概不外借，不经主管科室及院领导批准，科室不得私自拿出院外使用。

5. 严禁非维修人员随意拆卸仪器设备。

(三) 手术室设备管理质量评价标准

评价指标	评价内容	分值	扣分标准	扣分
人员要求 (15分)	设专人管理	5	未设专人管理5分	
	熟悉仪器设备的分类、用途、使用方法	5	不熟悉仪器设备的分类、用途、使用方法1~5分	
	了解仪器设备的维护、保养方法，知晓常见故障排除方法	5	不了解仪器设备的维护、保养方法，不知晓常见故障排除方法1~5分	
制度要求 (5分)	科室有仪器设备管理制度、操作流程及应急预案	2	无仪器设备管理制度、操作流程及应急预案2分	
	定期对工作人员进行培训与考核，确保能够掌握设备的性能、操作方法和注意事项，并有记录	3	未定期对工作人员进行培训与考核2分 考核无记录1分	
建立仪器档案 (20分)	有仪器设备的名称、型号、生产厂家、购买时间、价格、责任人等档案记录	5	无仪器设备名称、型号、生产厂家、购买时间、价格、责任人等的档案记录1~5分	
	对仪器设备资料进行集中管理，以便查询和维修	5	未对随设备资料进行集中管理5分	
	建立使用登记制度，将使用仪器设备的日期、使用人员、运作情况、维修保养情况等登记在记录本、单或电子记录单上	5	未建立使用登记制度1~5分	
	所有仪器设备应定期巡检有记录 每台设备有唯一的编码、编号，便于管理和追踪	5	仪器设备巡检记录不全3分 设备无唯一的编码、编号管理2分	

续表

评价指标	评价内容	分值	扣分标准	扣分
仪器保管、维修（20分）	仪器设备统一放置于仪器室或专科手术间,使用后放回原处	3	仪器设备未统一放置于仪器室或专科手术间3分;使用后未放回原处2分	
	使用后的仪器设备每日清洁	3	使用后的仪器设备未进行每日清洁每台1~3分	
	定时检查保养,处于完好备用状态,有清点、维修、保养记录	5	仪器设备未定时检查保养3分;无清点、维修、保养记录2分	
	设备状态标识明确	3	设备状态标识不明确每台1分	
	手术室仪器设备无特殊情况,未经允许一律不得外借	3	手术室仪器设备未经允许外借每台1分	
	定时核对仪器设备时间,与北京时间保持一致	3	仪器设备时间与北京时间不一致每台1~3分	
仪器室（20分）	仪器室有专人管理	3	仪器室无专人管理3分	
	保持仪器室干净、整洁	3	仪器室杂乱3分	
	仪器设备固定位置,放置整齐	4	仪器设备放置不整齐每台1分	
	所有仪器设备上附有使用说明、操作流程	5	仪器设备未附使用说明、操作流程每台1分	
	有备用仪器设备使用、维修记录	5	无备用仪器设备使用、维修记录5分	
效果评价（10分）	设专人管理	2	酌情1~2分	
	科室有仪器设备管理制度、操作流程及应急预案	2	酌情1~2分	
	所有仪器设备均有巡检记录	2	酌情1~2分	
	仪器设备固定位置,放置整齐	2	酌情1~2分	
	有备用仪器设备使用、保养、维修记录	2	酌情1~2分	
理论（10分）	目的、注意事项	10	酌情1~10分	

(四) 手术室设备管理操作流程

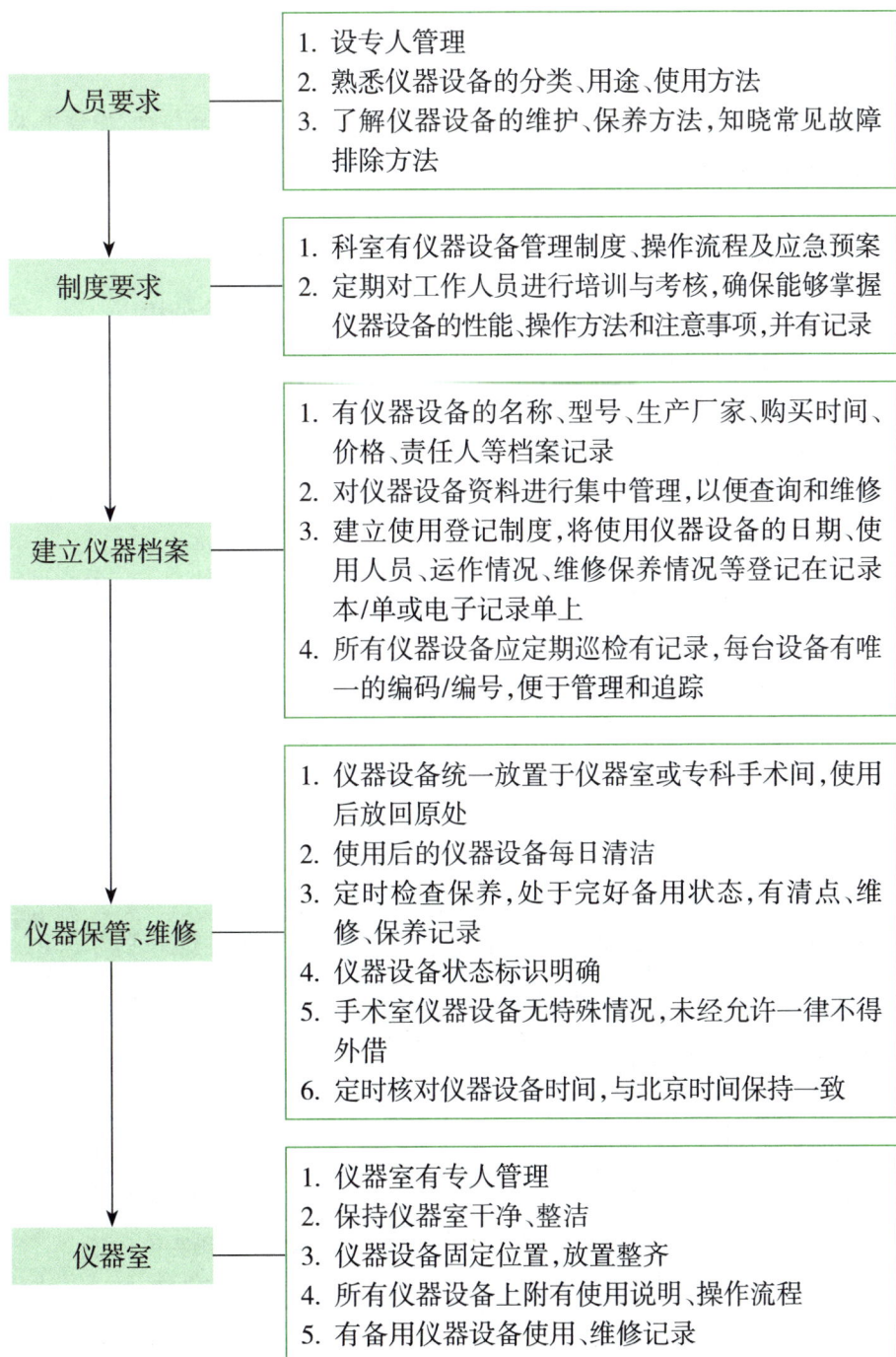

人员要求
1. 设专人管理
2. 熟悉仪器设备的分类、用途、使用方法
3. 了解仪器设备的维护、保养方法,知晓常见故障排除方法

制度要求
1. 科室有仪器设备管理制度、操作流程及应急预案
2. 定期对工作人员进行培训与考核,确保能够掌握仪器设备的性能、操作方法和注意事项,并有记录

建立仪器档案
1. 有仪器设备的名称、型号、生产厂家、购买时间、价格、责任人等档案记录
2. 对仪器设备资料进行集中管理,以便查询和维修
3. 建立使用登记制度,将使用仪器设备的日期、使用人员、运作情况、维修保养情况等登记在记录本/单或电子记录单上
4. 所有仪器设备应定期巡检有记录,每台设备有唯一的编码/编号,便于管理和追踪

仪器保管、维修
1. 仪器设备统一放置于仪器室或专科手术间,使用后放回原处
2. 使用后的仪器设备每日清洁
3. 定时检查保养,处于完好备用状态,有清点、维修、保养记录
4. 仪器设备状态标识明确
5. 手术室仪器设备无特殊情况,未经允许一律不得外借
6. 定时核对仪器设备时间,与北京时间保持一致

仪器室
1. 仪器室有专人管理
2. 保持仪器室干净、整洁
3. 仪器设备固定位置,放置整齐
4. 所有仪器设备上附有使用说明、操作流程
5. 有备用仪器设备使用、维修记录

三、手术室医用耗材管理质量评价标准及操作流程

(一) 目的

规范手术医用耗材申领、储存、配送、使用、追溯等环节的管理,保障手术医用耗材的安全使用。

(二) 注意事项

1. 遵照医用耗材使用说明书、技术操作规程等合理、安全使用。

2. 新进医用耗材临床使用前,应对相关人员进行培训。

3. Ⅲ级风险医用耗材,应严格按照医疗技术管理有关规定,由具有技术操作资格的卫生技术人员使用。

4. 需冷链管理的医用耗材,应严格落实冷链管理要求规范,并确保各环节温度可追溯。

5. 手术中使用的医用耗材不可从病房带入,箱装类医用耗材应拆除外包装后,才能保存在洁净环境中。

6. 医用耗材进货查验记录应当保存至使用终止后 2 年,植入性医用耗材进货查验记录应当永久保存,确保信息可追溯。

7. 医用耗材临床试验按照相关规定执行。

(三) 手术室医用耗材管理质量评价标准

评价指标	评价内容			分值	扣分标准	扣分
医用耗材管理流程质量标准(80)分	医用耗材的申领(30分)	一次性医用低值耗材(10分)	低值耗材根据定量按需申领	2	耗材没有定量2分	
			SPD 或库存管理人员扫码入库,签字	4	未扫码签字各2分	
			SPD 相关人员送耗材至手术室	2	无专人送货2分	
			手术室清点、签收	2	未清点、签收2分	
		一次性医用高值耗材(10分)	高值耗材按需定量申领	2	耗材没有定量2分	
			SPD 或库存管理人员扫码入库,签字	4	未扫码签字各2分	
			SPD 相关人员送耗材至手术室	2	无专人送货2分	
			手术室清点、签收	2	未清点、签收2分	

续表

评价 指标			评价内容		分 值	扣分标准	扣 分
医用 耗材 管理 流程 质量 标准 (80)分	医用 耗材的 申领 (30分)	复用医 用耗材 (10分)	手术器 械(硬 器械)	根据各类手术合理配 备手术器械(硬器械)	5	数量配备不合理 2分 器械配备不齐全酌 情1~3分	
			医用织 物(软 器械)	根据各类手术合理配 备医用织物(软器械)	5	数量配备不合理 2分 医用织物配备不齐 全酌情1~3分	
	医用 耗材的 存放 (14分)	低值 耗材 (6分)	低值耗材存放符合《医院消毒 供应中心 第2部分:清洗消 毒及灭菌技术操作规范》WS 310.2—2016要求		2	不符合规范标准酌 情1~2分	
			需冷链保存的耗材放入冰箱专 柜保存		2	未使用冷链冰箱 2分	
			物品分区、分批次放置,标识 清晰		2	物品混放,标识不 清1~2分	
		高值 耗材 (6分)	高值耗材存放符合 WS 310.2— 2016要求		2	不符合规范标准酌 情1~2分	
			需冷链保存的耗材冰箱放入专 柜保存		2	未使用冷链保存 1分 无各环节温度追溯 1分	
			物品分区、批次放置,标识清晰		2	物品混放,标识不 清1~2分	
		复用 耗材 (2分)	复用耗材集中管理,存放符合 WS 310.2—2016要求,分类放 置,有序放置		2	不符合规范标准酌 情1~2分	
	医用 耗材的 使用 (26分)	一次性 医用低 值耗材 (6分)	核查耗材品名、规格、有效期、 数量、包装是否完好		4	遗漏一项1分	
			拆封耗材,准确计费结算		1	耗材结算错误、遗 漏各0.5分	
			使用后按照相关规定处理		1	处理不符合相关规 定1分	

续表

评价 指标	评价内容			分 值	扣分标准	扣 分
医用 耗材 管理 流程 质量 标准 (80)分	医用 耗材的 使用 (26分)	一次性 医用高 值耗材 (8分)	核对耗材品名、规格、有效期、数量及包装是否完好	4	遗漏一项1分	
			信息无误后拆封使用,扫码并收费	1	耗材未扫码收费1分	
			保存医用耗材原始资料,粘贴植入类医用耗材原始信息	1	未及时保存1分	
			使用后按照相关规定处理	2	处理不符合相关规定酌情1~2分	
		复用 医用 耗材 (10分)	手术器械(硬器械)	硬器械使用前有合格消毒灭菌结果,包装密闭,无破损无潮湿	3	消毒灭菌标识不明显1分 消毒灭菌过期1分	
				使用后遵循《医疗机构消毒技术规范》WS/T367—2012标准处理	2	未按照标准处理酌情1~2分	
			医用织物(软器械)	医用织物使用前有合格消毒灭菌结果,包装完整	3	消毒灭菌标识不明显1~2分 包装不合格1分 器械消毒灭菌过期1分	
				使用后遵循《医院医用织物洗涤消毒技术规范》WS/T508—2016标准处理	2	未按照标准处理酌情1~2分	
		特殊感 染耗材 (2分)	使用后遵循WS/T367—2012标准处理	2	未按照标准处理酌情1~2分	
	医用耗 材质量 安全报 告制度 (10分)		建立完善的医用耗材临床使用质量安全事件报告制度	2	制度不完善2分	
			建立完善的医用耗材使用流程与相关制度	2	制度与流程不完善酌情1~2分	
			不合格的医用耗材须立即停止使用并封存	1	未停止使用和封存1分	
			按照不良事件上报	2	未上报2分	
			相关人员熟知各项制度和上报流程	3	制度、流程不熟悉酌情1~3分	

续表

评价指标		评价内容	分值	扣分标准	扣分
效果评价（10分）	熟练程度	操作规范,操作流程准确	5	酌情1~5分	
		申领,核对,结算熟练无误	5	酌情1~5分	
理论（10分）	提问内容	目的、注意事项	10	酌情1~10分	

(四) 手术室医用耗材管理操作流程

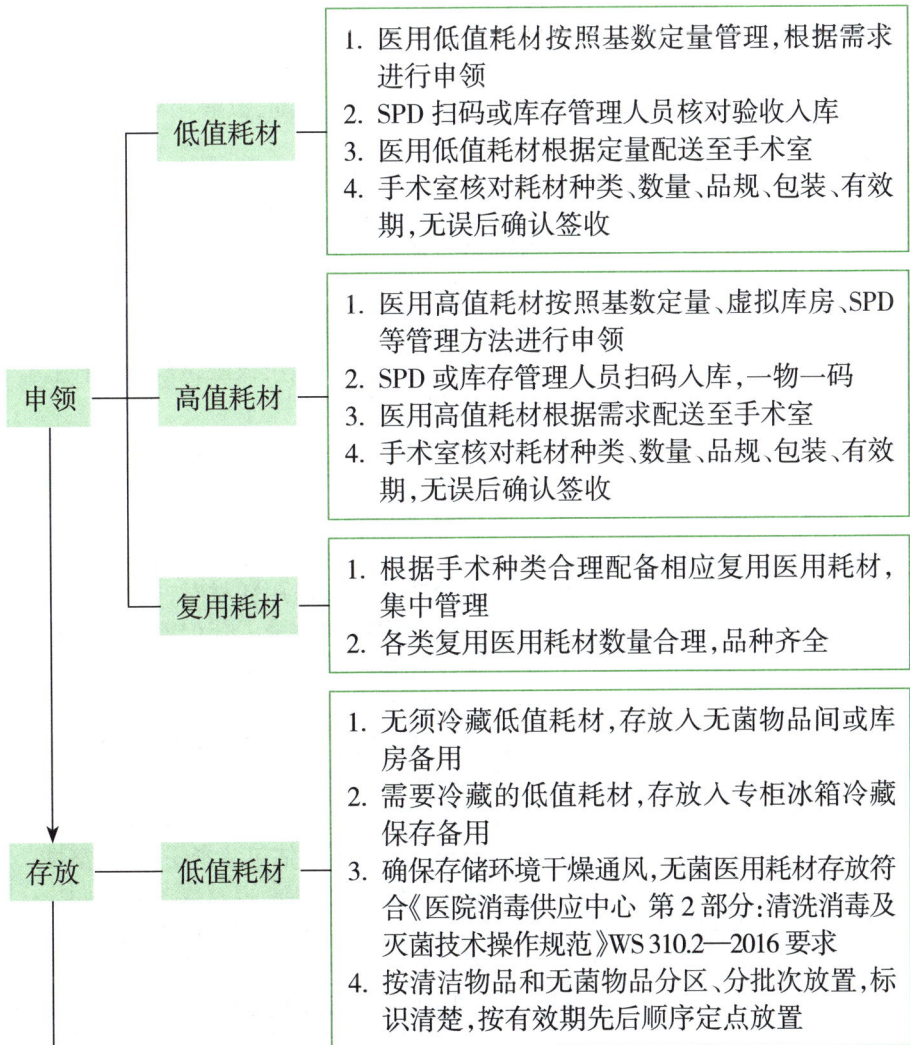

申领

低值耗材
1. 医用低值耗材按照基数定量管理,根据需求进行申领
2. SPD扫码或库存管理人员核对验收入库
3. 医用低值耗材根据定量配送至手术室
4. 手术室核对耗材种类、数量、品规、包装、有效期,无误后确认签收

高值耗材
1. 医用高值耗材按照基数定量、虚拟库房、SPD等管理方法进行申领
2. SPD或库存管理人员扫码入库,一物一码
3. 医用高值耗材根据需求配送至手术室
4. 手术室核对耗材种类、数量、品规、包装、有效期,无误后确认签收

复用耗材
1. 根据手术种类合理配备相应复用医用耗材,集中管理
2. 各类复用医用耗材数量合理,品种齐全

存放

低值耗材
1. 无须冷藏低值耗材,存放入无菌物品间或库房备用
2. 需要冷藏的低值耗材,存放入专柜冰箱冷藏保存备用
3. 确保存储环境干燥通风,无菌医用耗材存放符合《医院消毒供应中心 第2部分:清洗消毒及灭菌技术操作规范》WS 310.2—2016要求
4. 按清洁物品和无菌物品分区、分批次放置,标识清楚,按有效期先后顺序定点放置

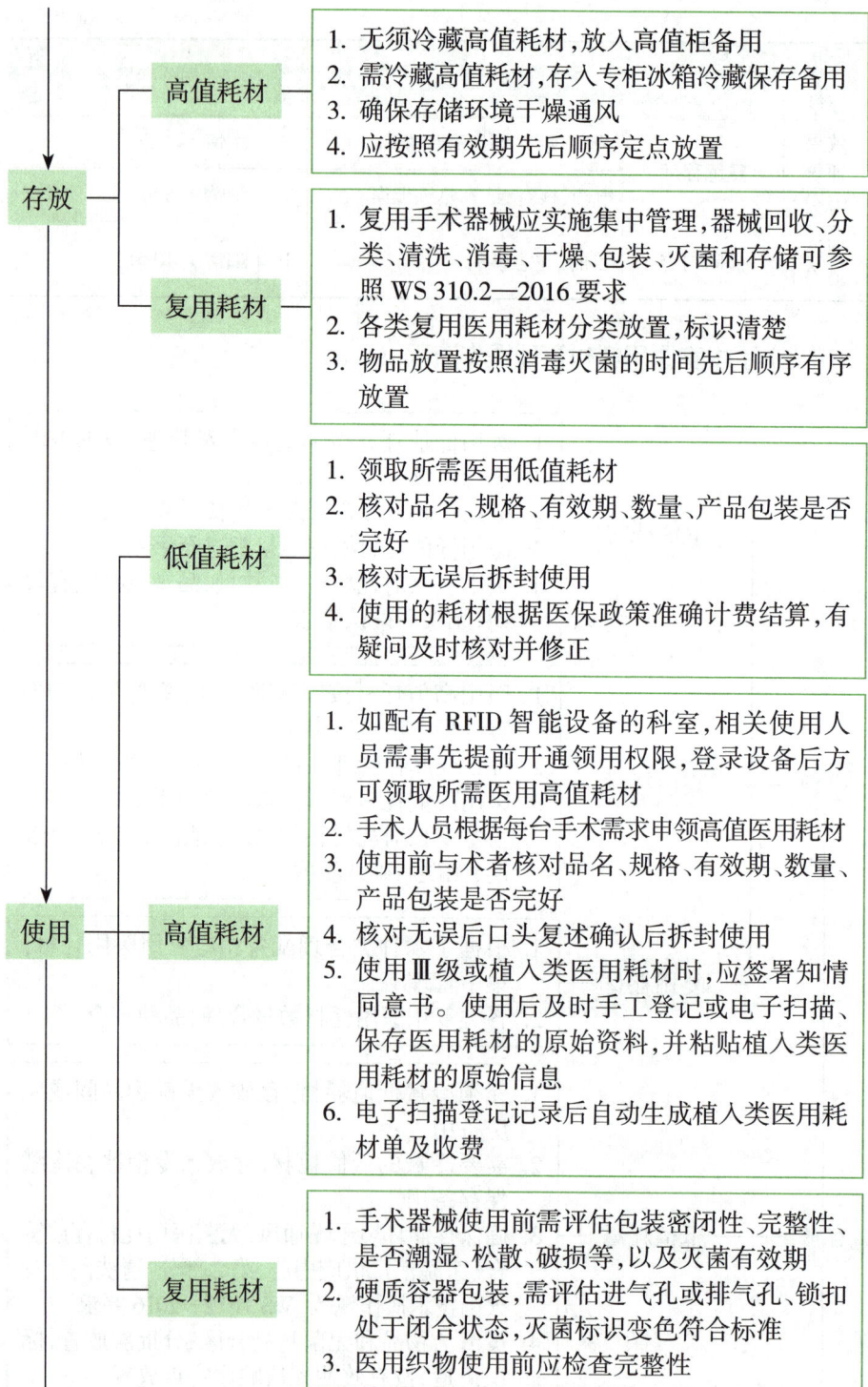

存放

高值耗材
1. 无须冷藏高值耗材,放入高值柜备用
2. 需冷藏高值耗材,存入专柜冰箱冷藏保存备用
3. 确保存储环境干燥通风
4. 应按照有效期先后顺序定点放置

复用耗材
1. 复用手术器械应实施集中管理,器械回收、分类、清洗、消毒、干燥、包装、灭菌和存储可参照 WS 310.2—2016 要求
2. 各类复用医用耗材分类放置,标识清楚
3. 物品放置按照消毒灭菌的时间先后顺序有序放置

使用

低值耗材
1. 领取所需医用低值耗材
2. 核对品名、规格、有效期、数量、产品包装是否完好
3. 核对无误后拆封使用
4. 使用的耗材根据医保政策准确计费结算,有疑问及时核对并修正

高值耗材
1. 如配有 RFID 智能设备的科室,相关使用人员需事先提前开通领用权限,登录设备后方可领取所需医用高值耗材
2. 手术人员根据每台手术需求申领高值医用耗材
3. 使用前与术者核对品名、规格、有效期、数量、产品包装是否完好
4. 核对无误后口头复述确认后拆封使用
5. 使用Ⅲ级或植入类医用耗材时,应签署知情同意书。使用后及时手工登记或电子扫描、保存医用耗材的原始资料,并粘贴植入类医用耗材的原始信息
6. 电子扫描登记记录后自动生成植入类医用耗材单及收费

复用耗材
1. 手术器械使用前需评估包装密闭性、完整性、是否潮湿、松散、破损等,以及灭菌有效期
2. 硬质容器包装,需评估进气孔或排气孔、锁扣处于闭合状态,灭菌标识变色符合标准
3. 医用织物使用前应检查完整性

```
              ┌─── 低值耗材 ───┐
              │                │
   处理 ──────┼─── 高值耗材 ───┤   1. 使用后按照相关规范处理
              │                │   2. 特殊感染手术耗材使用后遵循《医疗机构
              │                │      消毒技术规范》WS/T367—2012 标准处理
              └─── 复用耗材 ───┘
```

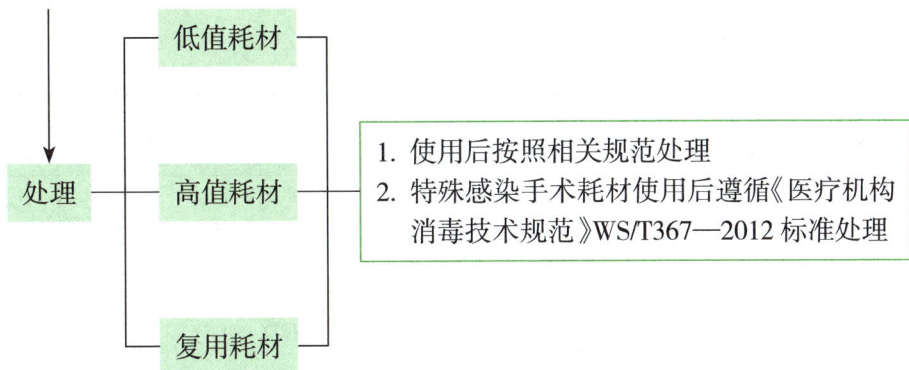

四、手术室安全核查质量评价标准及操作流程

（一）目的

根据中国医院协会颁布的《中国医院协会患者安全目标（2025 版）》,制订手术室执行的具体措施,指导手术室护理人员临床实践。在手术过程中确保病人手术安全,建立一套完善的核查制度。对术前、术中、术后的各个环节进行严密的检查和核对,降低手术风险,提高手术的成功率。

（二）注意事项

1. 手术安全核查应由具有执业资质的手术医师、麻醉医师和手术室护士三方共同完成。

2. 手术安全核查的时机为麻醉实施前、手术开始前和病人离开手术室前。

3. 手术病人均应佩戴用于身份识别的腕带。

4. 三方应根据《手术患者安全核查表》内容共同逐项核查,每一步核查无误后方可进行下一步操作,不得提前填写表格,三方签名确认。

5. 对无法沟通的病人（如昏迷、神志不清、无自主能力）,必须双人核对腕带信息。

（三）手术室安全核查质量评价标准

评价指标	评价内容			分值	扣分标准	扣分
核查人员（5分）	核查时机		核查时机准确（麻醉实施前、手术开始前、病人离开手术室前）	1	错误一项0.5分	
	手术医师		手术医师就位,有本院执业资质	1	不符合1分	
	麻醉医师		麻醉医师就位,有本院执业资质	1	不符合1分	
	手术室护士		手术室护士就位,有本院执业资质	1	不符合1分	
	手术病人		病人佩戴用于身份识别的腕带	1	病人未佩戴腕带1分	
核查流程质量标准（75分）	麻醉实施前（34分）	手术医师（10分）	手术部位确认	2	未确认手术部位2分	
			手术标识正确	2	手术标识不正确2分	
			术前配血情况	2	术前配血情况不明2分	
			评估术野皮肤准备情况	2	未评估2分	
			手术知情同意	2	未签署手术知情同意2分	
		麻醉医师（6分）	麻醉设备安全检查	2	遗漏一项2分	
			麻醉方式确认	2		
			静脉通路建立完成	2		
		手术室护士（18分）	核对病人姓名、性别、住院号/病案号	6	遗漏一项2分	
			评估病人皮肤完整情况	2	未评估2分	
			询问药物过敏史	2	未询问2分	
			询问抗菌药物皮试结果	2	未询问2分	
			询问假体、体内植入物	2	未询问2分	
			核对影像学资料	2	未核对2分	
			核查CT定位针情况（数量、长短）	2	未核查2分	

续表

评价 指标	评价内容			分 值	扣分标准	扣 分
核查流程质量标准 (75分)	手术开始前 (19分)	手术医师 (7分)	手术方式确认	2	未确认手术方式1分	
			核对手术部位和手术标识	3	未核对手术部位2分， 手术标识错误1分	
			陈述手术风险	2	未陈述手术风险2分	
		麻醉医师 (2分)	陈述麻醉风险	2	未陈述麻醉风险2分	
		手术室护士 (10分)	核对病人姓名、性别、住院号/病案号	6	遗漏一项2分	
			核查CT定位针情况	2	未核查2分	
			检查手术物品准备情况	2	有遗漏2分	
	病人离开手术室前 (22)分	手术医师 (2分)	陈述实际手术方式	2	未陈述2分	
		麻醉医师 (4分)	核对术中用药情况	2	用药情况不符2分	
			核对术中出血、输血情况	2	术中用血情况不符2分	
		手术室护士 (16分)	病人姓名、性别、住院号/病案号	6	遗漏一项2分	
			核查CT定位针情况(数量、长短)	2	未核查2分	
			清点手术用物情况	2	遗漏2分	
			确认手术标本正确送检	2	未确认2分	
			检查病人皮肤完整情况	2	未检查皮肤2分	
			确认病人去向	2	未确认病人去向2分	
效果评价 (10分)	熟练程度		检查时机准确，核查单填写完整	5	表格有漏填每项1分， 时机不准确1分	
			操作熟练、动作流畅、准确	5	酌情1~5分	
理论 (10分)	提问内容		目的、注意事项	10	酌情1~10分	

（四）手术室安全核查操作流程

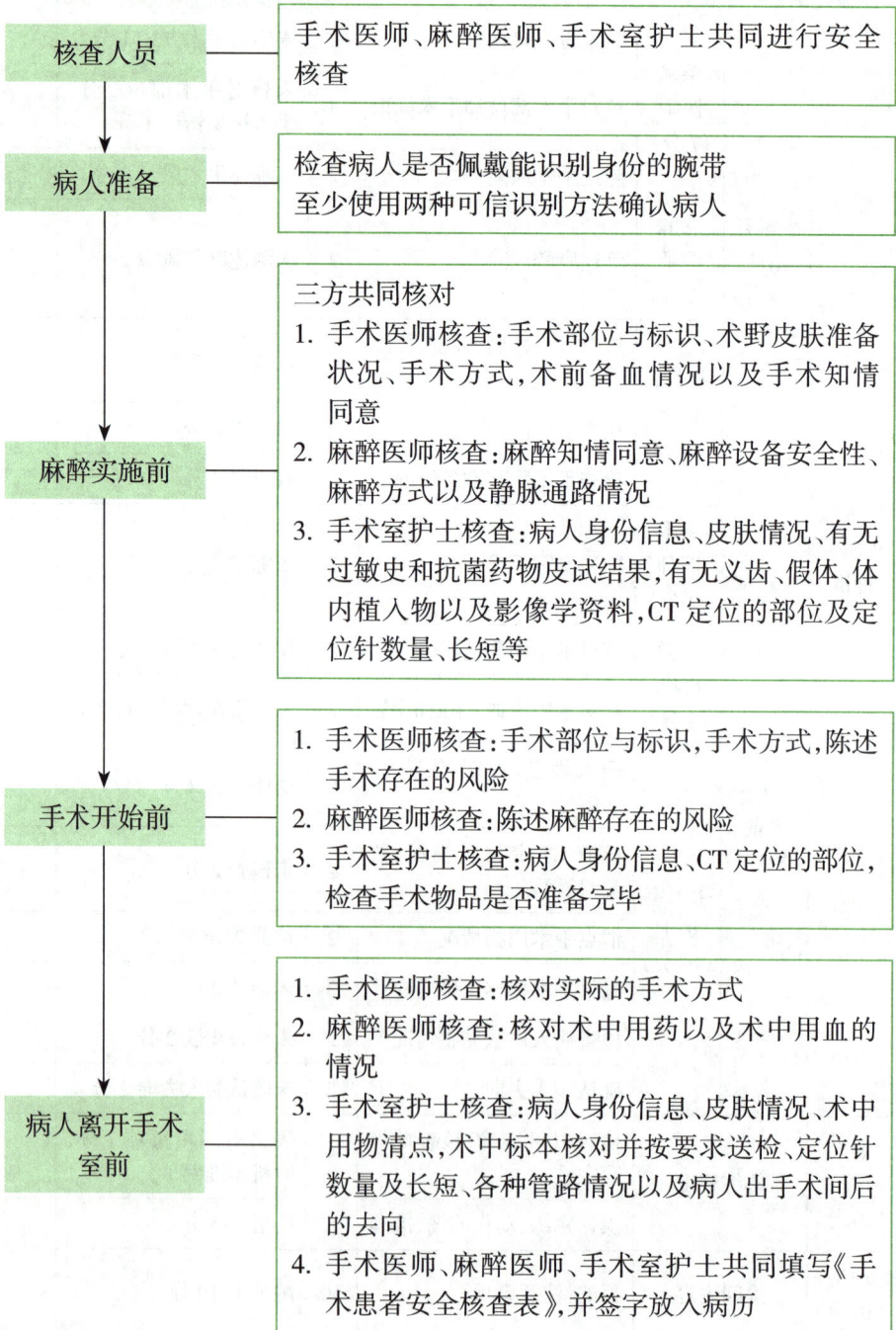

| 核查人员 | 手术医师、麻醉医师、手术室护士共同进行安全核查 |

| 病人准备 | 检查病人是否佩戴能识别身份的腕带
至少使用两种可信识别方法确认病人 |

| 麻醉实施前 | 三方共同核对
1. 手术医师核查：手术部位与标识、术野皮肤准备状况、手术方式，术前备血情况以及手术知情同意
2. 麻醉医师核查：麻醉知情同意、麻醉设备安全性、麻醉方式以及静脉通路情况
3. 手术室护士核查：病人身份信息、皮肤情况、有无过敏史和抗菌药物皮试结果，有无义齿、假体、体内植入物以及影像学资料，CT定位的部位及定位针数量、长短等 |

| 手术开始前 | 1. 手术医师核查：手术部位与标识，手术方式，陈述手术存在的风险
2. 麻醉医师核查：陈述麻醉存在的风险
3. 手术室护士核查：病人身份信息、CT定位的部位，检查手术物品是否准备完毕 |

| 病人离开手术室前 | 1. 手术医师核查：核对实际的手术方式
2. 麻醉医师核查：核对术中用药以及术中用血的情况
3. 手术室护士核查：病人身份信息、皮肤情况、术中用物清点，术中标本核对并按要求送检、定位针数量及长短、各种管路情况以及病人出手术间后的去向
4. 手术医师、麻醉医师、手术室护士共同填写《手术患者安全核查表》，并签字放入病历 |

五、复合手术室安全管理质量评价标准及操作流程

(一) 目的

为手术人员提供复合手术室建设及管理要点,保障参与手术者及手术病人安全。

(二) 注意事项

1. 复合手术室主机房应采用直流白炽灯照明,避免使用荧光灯、调光器。

2. 定期组织复合手术室相关医护人员进行应急预案培训、演练及考核。

3. MRI复合手术室内核磁扫描场所的地面宜按照磁感应强度用不同颜色区分50高斯线和5高斯线,使用时将非磁兼容的医疗设备移出5高斯线外。

4. 复合手术室涉及学科多,手术部位多,开放手术器械和一次性耗材种类繁多,手术方式也较复杂,手术配合的护士应实施专科化管理和亚专科设置,保障手术效率、质量和安全。

5. 放射类手术人员应满足准入条件,取得放射工作许可登记证明且每1~2年进行一次核查,核查情况登记在册,合格者方可从事放射工作。

6. 按环境专业部门规定,定期对手术室进行放射防护和性能检测与评价,并存档。

(三) 复合手术室安全管理质量评价标准

评价指标	评价内容		分值	扣分标准	扣分
环境准备 (10分)	环境准备 (10分)	用房纳入洁净手术部整体布置,符合《医院洁净手术部建筑技术规范》GB50333—2013建筑平面布局与功能用房技术要求	4	布局不合理1~4分	
		CT、DSA复合手术室放射线防护符合《放射诊断放射防护要求》GBZ 130—2020的要求	3	未达到防护要求3分	
		大型设备的重量在建设中有考虑楼板承重风险	3	未增加手术间地面厚度和承重设置1~3分	

续表

评价指标	评价内容			分值	扣分标准	扣分
复合手术室安全质量标准(70)分	复合手术室相关制度及预案(20分)	相关制度(12分)	各类相关工作制度流程齐全、完善	4	遗漏一项1分	
			操作规程、防护管理制度等相关防护制度齐全	4	遗漏一项1分	
			相关人员熟悉各项制度	4	制度不熟悉酌情1~4分	
		相关预案(8分)	放射事故应急处理及报告制度等相关制度与预案齐全	4	预案不全酌情1~4分	
			相关人员熟悉各类预案	4	预案不熟悉酌情1~4分	
	仪器设备管理(10分)		仪器设备实施档案管理,各环节有登记记录,做好分类管理	2	仪器设备档案不全1~2分	
			规范放置,有固定位置	2	放置凌乱1分,未放置至固定位置1分	
			标识明确,悬挂操作流程	2	标识不明确1分,未悬挂操作流程1分	
			相关人员进行培训	2	相关人员未进行培训2分	
			设置射线防护,外门上方设红色警示灯	2	未设置射线防护1分,没有警示灯1分	
	人员管理与培训(10分)		各专业人员配置合理	4	人员配置不合理酌情1~4分	
			各类手术人员有相关专业资质	3	无相关资质1~3分	
			手术相关人员进行各项岗前培训	3	相关人员未进行岗前培训1~3分	
	射线安全管理(30分)	病人安全(7分)	病人术前有影像学评估	1	术前无影像学评估1分	
			术前签署手术知情同意书	1	术前未签署知情同意书1分	
			术前一天进行评估	1	未评估酌情1分	
			有植入物的病人,请影像学医师会诊	2	影像学医师未会诊2分	
			术中使用放射性防护用具	2	术中未使用防护工具酌情1~2分	

续表

评价指标	评价内容			分值	扣分标准	扣分
复合手术室安全质量标准(70)分	射线安全管理(30分)	医务人员安全(23分)	设置电离辐射警告标志	3	未设置标识2分,标识不明显1分	
			防护设备配置齐全(铅衣、铅裙、铅帽、铅围脖、铅眼镜),配置符合《放射诊断放射防护要求》GBZ 130—2020规定	5	遗漏一项1分	
			防护设备无老化、断裂、损伤	5	酌情1~5分	
			选择合适防护用品,专人清点,有记录,妥善存放,不折叠存放	5	无专人清点1分,记录不完整酌情1~3分,防护用品折叠存放1分	
			手术人员定期体检,佩戴个人剂量监测设备	5	体检记录缺失,不全酌情1~3分,未佩戴个人监测设备每人1分	
效果评价(10分)	熟练程度		操作规范,操作流程准确	5	酌情1~5分	
			各类记录齐全	5	酌情1~5分	
理论(10分)	提问内容		目的、注意事项	10	酌情1~10分	

（四）复合手术室安全管理操作流程

环境准备
1. 纳入洁净手术部整体布置,符合《医院洁净手术部建筑技术规范》GB50333—2013建筑平面布局与功能用房技术要求
2. CT、DSA复合手术室射线防护建设应符合《放射诊断放射防护要求》GBZ 130—2020的要求
3. 使用的大型设备的重量要考虑楼板的承重风险,必要时在建设中增加手术间地面厚度和承重设置
4. 空间开阔,大型设备的配置满足外科手术条件,布局合理,标识明确
5. 各类设备固定位置,规范放置,使用方便
6. 有完善的规章制度与应急处理流程

复合手术室
使用前

1. 仪器设备:进行档案化管理,设备标识明确,悬挂操作流程,术前开机确认设备处于备用状态
2. 手术人员及技术人员:人员配备合理,相关人员经过岗前培训,具备所需资质,能胜任手术
3. 病人准备:做好影像学评估,常规术前访视,复合手术术中 MRI 需术前一天依据磁共振筛查表逐项与手术病人及家属进行核对,签署知情同意书,必要时影像学医师会诊
4. 耗材准备:根据医嘱备齐各类医用耗材

复合手术室
使用时

1. 术中病人进行防射线保护
2. 手术相关人员佩戴各类防护设备
3. 手术室有警戒标识,不得随意进出使用中的复合手术室
4. 各类仪器设备放置合理,使用便捷
5. 术中核磁扫描时巡回护士应将所有磁共振不兼容的物品移出 5 高斯线以外

复合手术室
使用后

1. 使用后及时清理消毒房间,处于备用状态
2. 使用后有专人进行登记
3. 一旦有设备故障及时报修
4. 定期设备维护
5. 手术相关人员定期体检

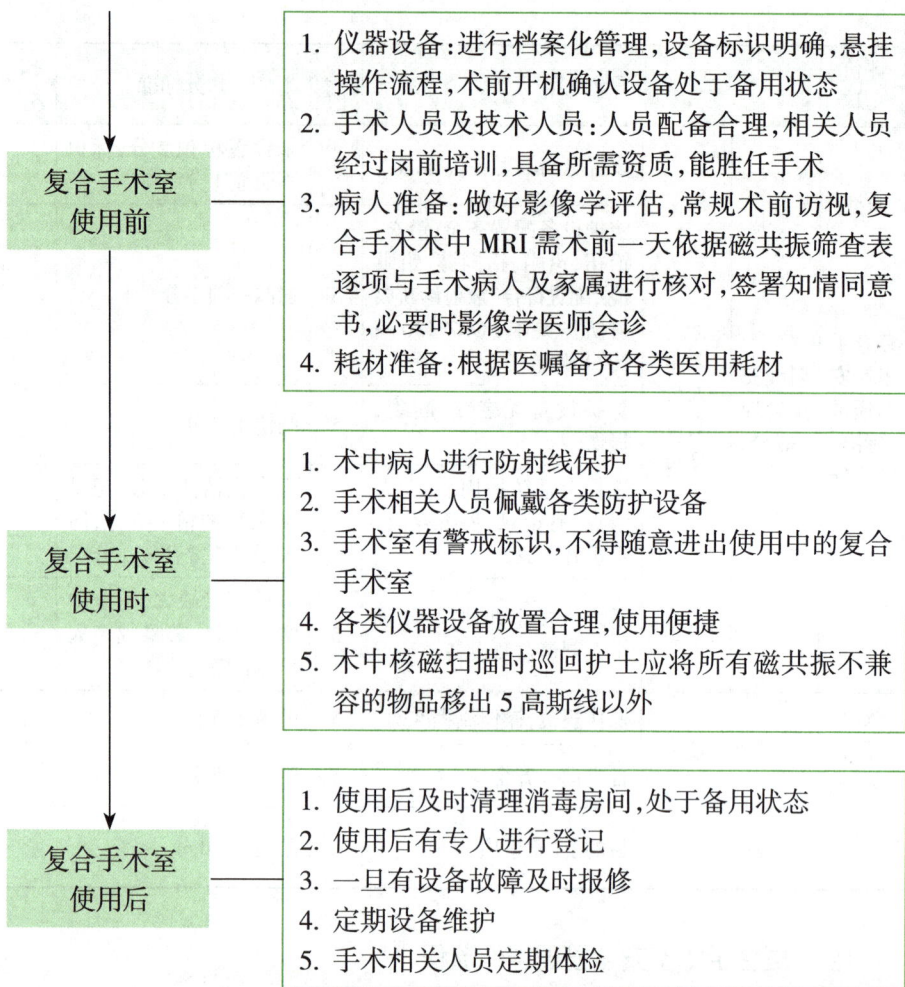

(陈肖敏　张琳娟　魏彦姝　赵青)

第七章　感染控制管理

一、手术室环境表面清洁与消毒质量评价标准及操作流程

(一) 目的

预防或减少交叉感染,为病人提供更加安全、可靠的手术保障,确保病人与医护人员安全。

(二) 注意事项

1. 手术室建筑布局应符合国家相关标准《医院洁净手术部建筑技术规范》GB 50333—2013,洁污分明、标识清楚,按标准要求根据病人获得性感染的危险性的程度划分低、中、高度风险区域。

2. 应结合本手术室的实际工作情况,建立组织管理体系、健全各项规章制度,人员配备符合国家相关规定,明确各岗位职责。

3. 医院感染管理部门应参与手术室环境表面清洁与消毒的质量监督,并定期进行业务指导。

4. 医护人员应熟悉手术室环境表面清洁与消毒的原理和方法,有责任维护和监督管理。

5. 对保洁员进行岗前培训和定期继续教育,制定标准化的清洁与消毒操作规程。

6. 应根据不同环境污染风险区域和卫生等级管理要求,选择清洁方式、强度、频率和制剂。具体要求见表 7-1-1。

表 7-1-1　不同等级的环境污染风险区域的日常清洁与消毒管理

环境污染风险分类	不同环境污染风险区域划分	环境清洁等级分类	方式	频率	标准
低度环境污染风险区域	无菌物品储存间、药品间、库房、仪器设备间、办公室、生活区等	清洁级	湿式卫生	1~2 次/d	要求区域内环境干净、干燥、无尘、无污垢、无碎屑、无异味等
中度环境污染风险区域	手术病人出入门口、病人等候区、走廊、术前准备间、复苏室、病理室等	卫生级	湿式卫生,可采用清洁剂辅助清洁	物表 1~2 次/d地面视污染程度制订拖擦频率,≥2~3次/d	要求区域内环境表面菌落总数≤10cfu/cm², 或自然菌减少 1 个对数值以上
高度环境污染风险区域	手术间、污物间等	消毒级	湿式卫生,可采用清洁剂辅助清洁高频接触的环境表面实施中、低水平消毒	接台手术结束后当天手术全部结束后	要求区域内环境表面菌落总数符合《医院消毒卫生标准》(GB 15982—2012)要求,不得检出目标微生物

注:各类风险区域的环境表面一旦发生病人体液、血液、排泄物、分泌物等污染时应立即实施污点清洁与消毒。

7. 不同区域的清洁工具应有明确标识,区分使用。清洁工具的配置数量、复用处置设施应与手术室规模相匹配。

8. 应采用湿式清洁消毒方法,遵循先清洁、再消毒的原则。清洁时遵循由上而下、由周围区到中心区、由清洁区到污染区的原则。化学消毒液现用现配。

9. 手术室日常清洁与消毒

(1)手术间:每日启用前宜用清水进行物体表面清洁;术中发生的小面积病人体液、血液等污染时,应立即清洁消毒;接台手术之间应对手术台周边1~1.5m 范围的高频接触物表进行清洁消毒;全天手术结束后应对所有物体表面进行终末清洁/消毒(2m 以上的墙面、天花板可除外);每周应对手术间所有物体表面(包括高空处)、回风口、送风口进行清洁/消毒。

(2)辅助间、走廊、生活区:物体表面每天清洁至少 1~2 次;地面根据污染程度制订擦拭频率,每天不少于 2~3 次,保持地面干净、干燥、无尘、无污垢、无碎屑、无异味等。

（3）手术病人出入门口地面：应随时保持过道地面清洁。进入手术室的推车、医疗用品、设备等应保持清洁。

（4）洗手池：有防溅设施，管道不应裸露，池壁光滑无死角，应每日清洁和消毒。

（5）朊病毒、气性坏疽、呼吸道传染病及突发原因不明的传染性疾病病人手术结束后，应按《医疗机构消毒技术规范》WS/T 367—2012 要求进行终末清洁消毒。开放性结核病人建议在专科医院集中收治，如需手术应安排在负压手术间进行，包括术后复苏。

10. 应按标准定期进行环境表面清洁消毒质量监测并达标，登记齐全。怀疑病人术后感染与手术室环境相关时，立即进行监测。

（三）手术室环境表面清洁与消毒质量评价标准

评价指标		评价内容		分值	扣分标准	扣分
操作前准备（12分）	环境准备（2分）	评估环境污染风险分类		1	环境不符合要求各1分	
		有净化空调系统		1		
	自身准备（10分）	着装（2分）	服装整洁、着装符合手术室规范	2	洗手衣、裤着装不符合要求各1分	
		帽子口罩（4分）	帽子遮住所有头发；口罩佩戴正确，松紧适宜	4	帽子未遮住头发1分、口罩佩戴不正确1分，松紧不适宜2分	
		手及指甲（2分）	手部无伤口；指甲长度不超过指尖、无指甲油及装饰	2	手有伤口1分、指甲不符合要求1分	
		首饰（2分）	摘除首饰（戒指、手表、手镯、耳环、珠状项链等）	2	有一项不符合要求1分	
操作流程质量标准（68分）	物品准备（8分）	清洁消毒用具（6分）	擦拭布巾、地巾或消毒湿巾	2	遗漏或材质选择不恰当2分	
			清水及清洁剂	2	遗漏或清洁剂选择不恰当2分	
			500~1 000mg/L 有效氯消毒液（现用现配）、1 000~2 000mg/L 季铵盐类消毒液	2	浓度配制不恰当或未现用现配2分	

续表

评价指标	评价内容			分值	扣分标准	扣分
操作流程质量标准(68分)	物品准备(8分)	其他用物(2分)	质量监测用物(按监测方法需求准备)	2	用物遗漏2分	
	湿式卫生方法(60分)	操作原则(5分)	先清洁,再消毒,有序进行;由上而下、由周围区到中心区、由清洁区到污染区	5	未遵循清洁消毒原则5分	
		清洁消毒(45分)	有手术室日常清洁消毒标准化操作流程,并按要求完成	10	缺少标准化的清洁消毒流程、未按要求完成各5分	
			根据不同环境污染风险区域和卫生等级管理要求(见表7-1-1),选择清洁卫生的方式、强度、频率和制剂	5	环境污染风险评估不正确或清洁卫生的方式、强度、频率和制剂选择不正确5分	
			少量(<10ml)的溅污,先清洁再消毒;或使用消毒湿巾直接擦拭,实现清洁-消毒一步法	5	不符合要求5分	
			大量(≥10ml)的溅污,先采用吸附材料覆盖、消毒清除后,再实施清洁消毒措施	5	不符合要求5分	
			高度环境污染风险区域地面消毒采用500~1 000mg/L有效氯消毒液擦拭,作用10min,物体表面消毒方法同地面或采用1 000~2 000mg/L季铵盐类消毒液擦拭	5	不符合要求5分	
			地面清洁消毒的消毒液选择合适	5	因清洁消毒导致塑胶地板黄染、腐蚀、缺损5分	
			电脑键盘等难清洁或不宜频繁擦拭的表面,采用铝箔、塑料薄膜等覆盖物屏障保护,并一用一更换或一用一清洁/消毒	5	覆盖物选择或清洁消毒不符合要求5分	
			精密仪器设备表面的清洁消毒参考仪器设备说明书	5	不符合要求5分	

续表

评价指标	评价内容			分值	扣分标准	扣分
操作流程质量标准（68分）	湿式卫生方法（60分）	物品处理（5分）	按要求放置使用后或污染的擦拭布巾、地巾	2	不符合要求2分	
			使用后污染的擦拭布巾、地巾按标准要求进行手工或机械清洗消毒，干燥备用	3	不符合要求3分	
		质量监测（5分）	以目测法为主，可根据实际情况选用化学法、微生物法	3	不符合要求3分	
			按标准定期完成环境表面清洁消毒质量监测并达标，登记齐全	2	不符合要求2分	
效果评价（10分）	熟练程度		操作动作流畅准确，时间合理	5	酌情1~5分	
			清洁消毒操作方法正确，无污染	5	酌情1~5分	
理论（10分）	提问内容		目的、注意事项	10	酌情1~10分	

（四）手术室环境表面清洁与消毒操作流程

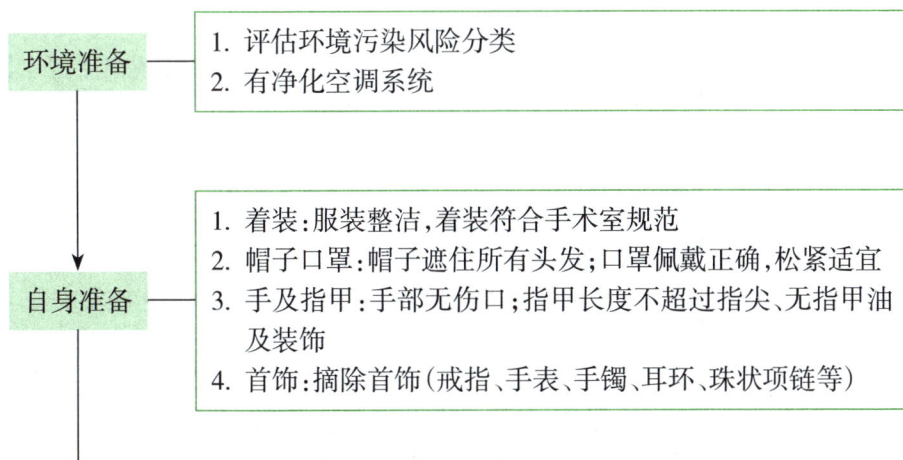

环境准备
1. 评估环境污染风险分类
2. 有净化空调系统

自身准备
1. 着装：服装整洁，着装符合手术室规范
2. 帽子口罩：帽子遮住所有头发；口罩佩戴正确，松紧适宜
3. 手及指甲：手部无伤口；指甲长度不超过指尖、无指甲油及装饰
4. 首饰：摘除首饰（戒指、手表、手镯、耳环、珠状项链等）

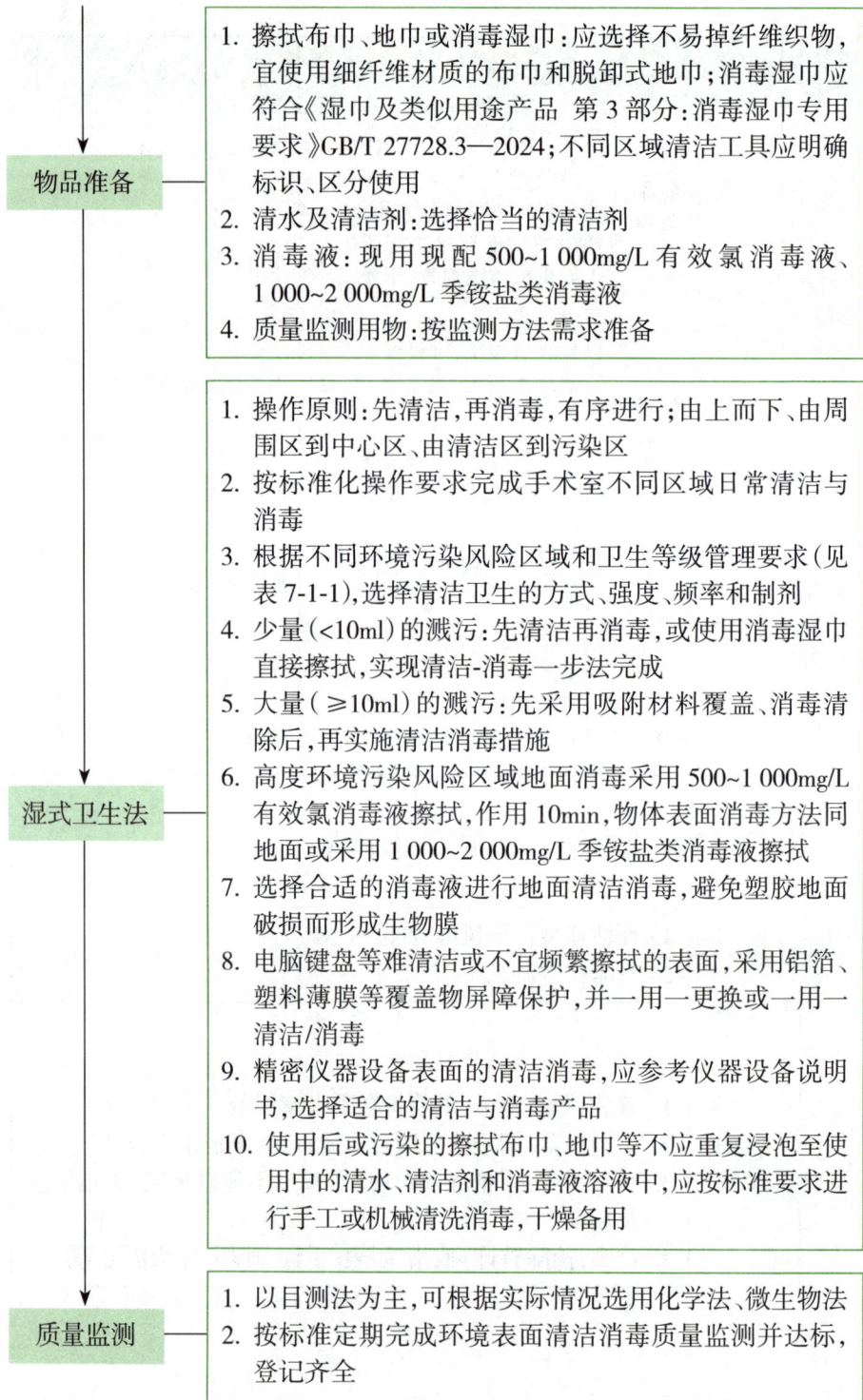

物品准备

1. 擦拭布巾、地巾或消毒湿巾:应选择不易掉纤维织物,宜使用细纤维材质的布巾和脱卸式地巾;消毒湿巾应符合《湿巾及类似用途产品 第3部分:消毒湿巾专用要求》GB/T 27728.3—2024;不同区域清洁工具应明确标识、区分使用
2. 清水及清洁剂:选择恰当的清洁剂
3. 消毒液:现用现配500~1 000mg/L有效氯消毒液、1 000~2 000mg/L季铵盐类消毒液
4. 质量监测用物:按监测方法需求准备

湿式卫生法

1. 操作原则:先清洁,再消毒,有序进行;由上而下、由周围区到中心区、由清洁区到污染区
2. 按标准化操作要求完成手术室不同区域日常清洁与消毒
3. 根据不同环境污染风险区域和卫生等级管理要求(见表7-1-1),选择清洁卫生的方式、强度、频率和制剂
4. 少量(<10ml)的溅污:先清洁再消毒,或使用消毒湿巾直接擦拭,实现清洁-消毒一步法完成
5. 大量(≥10ml)的溅污:先采用吸附材料覆盖、消毒清除后,再实施清洁消毒措施
6. 高度环境污染风险区域地面消毒采用500~1 000mg/L有效氯消毒液擦拭,作用10min,物体表面消毒方法同地面或采用1 000~2 000mg/L季铵盐类消毒液擦拭
7. 选择合适的消毒液进行地面清洁消毒,避免塑胶地面破损而形成生物膜
8. 电脑键盘等难清洁或不宜频繁擦拭的表面,采用铝箔、塑料薄膜等覆盖物屏障保护,并一用一更换或一用一清洁/消毒
9. 精密仪器设备表面的清洁消毒,应参考仪器设备说明书,选择适合的清洁与消毒产品
10. 使用后或污染的擦拭布巾、地巾等不应重复浸泡至使用中的清水、清洁剂和消毒液溶液中,应按标准要求进行手工或机械清洗消毒,干燥备用

质量监测

1. 以目测法为主,可根据实际情况选用化学法、微生物法
2. 按标准定期完成环境表面清洁消毒质量监测并达标,登记齐全

二、低温灭菌技术质量评价标准及操作流程

（一）目的

通过环氧乙烷气体灭菌、过氧化氢低温等离子灭菌等低温灭菌方法,穿透医疗器械包装材料,渗透进器械管腔内部杀灭病毒、细菌、结核分枝杆菌、真菌和芽孢等,实现不耐热、不耐湿的诊疗器械、器具和物品的有效灭菌。

（二）注意事项

1. 耐热、耐湿的诊疗器械、器具和物品灭菌时应首选压力蒸汽灭菌法。

2. 不耐热、不耐湿的诊疗器械、器具和物品进行低温灭菌时,灭菌程序、参数及注意事项符合《医疗机构消毒技术规范》WS/T 367—2012 的规定,并应遵循生产厂家说明文件。

3. 灭菌前诊疗器械、器具和物品应清洗干净,并充分干燥。

4. 灭菌装载应利于灭菌介质穿透,灭菌包不应叠放,不应接触灭菌腔内壁。

5. 包装材料应符合《最终灭菌医疗器械包装材料 第 2 部分:灭菌包裹材料要求和试验方法》YY/T 0698.2—2022 中非织造布《最终灭菌医疗器械包装材料 第 5 部分:透气材料与塑料膜组成的可密封组合袋和卷材要求和试验方法》YY/T 0698.5—2023 中可密封组合袋和重复性使用容器的要求,对其微生物屏障、物理化学特性、与灭菌过程的适应性等特性进行评估,选择适当的包装材料进行包装。不应选择棉布类包装材料。

6. 效果监测应符合《医院消毒供应中心 第 3 部分:清洗消毒及灭菌效果监测标准》WS 310.3—2016 的要求,并根据生产厂家说明文件执行。

7. 选定灭菌方式后,不宜频繁更换。

8. 灭菌器应合法有效,安装符合要求,消毒员应经过专业知识和紧急事故处理的培训。

9. 环氧乙烷气体灭菌注意事项

（1）灭菌器安装位置应通风良好,远离火源,灭菌器的前、后、左、右及上方各侧应预留 51cm 空间,并安装专门的排气通道,且与大楼其他排气管道完全隔离。

（2）环氧乙烷灭菌气瓶或气罐应放置在远离火源和静电、通风良好、无日

晒、温度低于 40℃ 的环境中存放,不应置于冰箱内,应严格执行国家制定的有关易燃易爆物品的管理要求。建议置于防爆柜中储存。

(3) 应对工作环境中的环氧乙烷浓度进行实时监测和记录。

(4) 职业暴露的处理:过度接触环氧乙烷后,应迅速将其移出中毒现场;皮肤接触后,用水冲洗接触处至少 15min,同时脱去污染衣物;眼睛接触液态环氧乙烷或高浓度环氧乙烷气体后应至少冲洗 10min。职业暴露后应尽快就诊。

(三) 环氧乙烷气体灭菌质量评价标准

评价指标	评价内容		分值	扣分标准	扣分
操作前准备(13分)	环境准备(3分)	在洁净区内,环境清洁	1	不符合要求各1分	
		有专用排风通道,灭菌器安装符合要求,远离火源	1		
		温度、湿度符合灭菌室标准	1		
	自身准备(10分)	着装(2分) 服装整洁、着装符合手术室规范	2	洗手衣、裤着装不符合要求各1分	
		帽子口罩(4分) 帽子遮住所有头发;口罩佩戴正确,松紧适宜	4	帽子未遮住头发1分、口罩佩戴不正确1分,松紧不适宜2分	
		手及指甲(2分) 手部无伤口;指甲长度不超过指尖、无指甲油及装饰	2	手有伤口1分、指甲不符合要求1分	
		首饰(2分) 摘除首饰(戒指、手表、手镯、耳环、珠状项链等)	2	有一项不符合要求1分	
操作流程质量标准(75分)	物品准备(18分)	待灭菌物品准备(12分) 遵循行业标准和生产厂家说明文件,选择适当的包装材料进行包装	2	遗漏一项2分	
		包外有灭菌化学指示标识	2		
		闭合式包装有专用胶带,松紧适宜,封包严密,闭合完好	2		
		密封包装密封宽度≥6mm,包内器械距封口≥2.5cm	2		
		硬质容器有安全闭锁装置,闭合完好	2		

续表

评价 指标	评价内容			分 值	扣分标准	扣 分
操作流 程质量 标准 (75分)	物品 准备 (18分)	待灭菌 物品 准备 (12分)	包装标识具有可追溯性,注明物品名称、包装者等内容。灭菌前注明灭菌器编号、灭菌批次、灭菌日期和失效日期等信息	2	遗漏一项2分	
		灭菌 准备 (6分)	灭菌器装载篮筐	2	遗漏一项2分	
			灭菌过程验证装置	2		
			化学指示标识	2		
	设备准备 (6分)		每日清洁灭菌器腔内壁、灭菌器腔出口边缘、灭菌器门封条、灭菌器门内面、灭菌器表面	2	未每日清洁2分	
			检查灭菌器蒸馏水是否充足	2	未检查2分	
			准备环氧乙烷灭菌气罐或气瓶	2	未准备2分	
	灭菌 (51分)	灭菌 装载 (18分)	灭菌方法应遵循《医疗机构消毒技术规范》WS/T 367—2012 的要求和厂家指导说明。不应过载,相邻灭菌包之间留有间隙	4	超载、无空隙各2分	
			排列灭菌包装袋,透明一侧面向相邻包装袋不透明一侧	4	未正确放置4分	
			装载物品不能接触灭菌器腔体内壁	4	接触腔体内壁4分	
			灭菌过程验证装置、化学指示标识放置在最难灭菌位置,遵循厂家指导说明	6	未放置在正确位置各3分	
		开启灭 菌程序 (12分)	接通电源开关	2	未接通电源2分	
			选择与灭菌物品相适宜的灭菌温度、解析时间	4	程序选择错误4分	
			佩戴清洁手套,正确安装环氧乙烷灭菌气罐,启动灭菌程序	4	遗漏一项2分	
			观察程序运行情况,进入灭菌阶段	2	未观察2分	

续表

评价指标			评价内容	分值	扣分标准	扣分
操作流程质量标准（75分）	灭菌（51分）	灭菌效果判读（14分）	检查显示屏与灭菌周期报告有无错误代码	2	未检查2分	
			核查灭菌周期报告遵循生产厂家说明文件	4	未检查4分	
			判读化学指示标识是否达到灭菌合格要求	4	未检查4分	
			判读灭菌过程验证装置是否达到灭菌合格要求	4	未检查4分	
		卸载、停机（7分）	卸载无菌物品放置在指定位置	2	未放置在指定位置2分	
			佩戴清洁手套，取出充分解析后的环氧乙烷灭菌气罐	4	遗漏一项2分	
			关闭灭菌器	1	未关闭1分	
效果评价（2分）	熟练程度		操作熟练、动作流畅、准确	2	酌情1~2分	
理论（10分）	提问内容		目的、注意事项	10	酌情1~10分	

（四）环氧乙烷气体灭菌操作流程

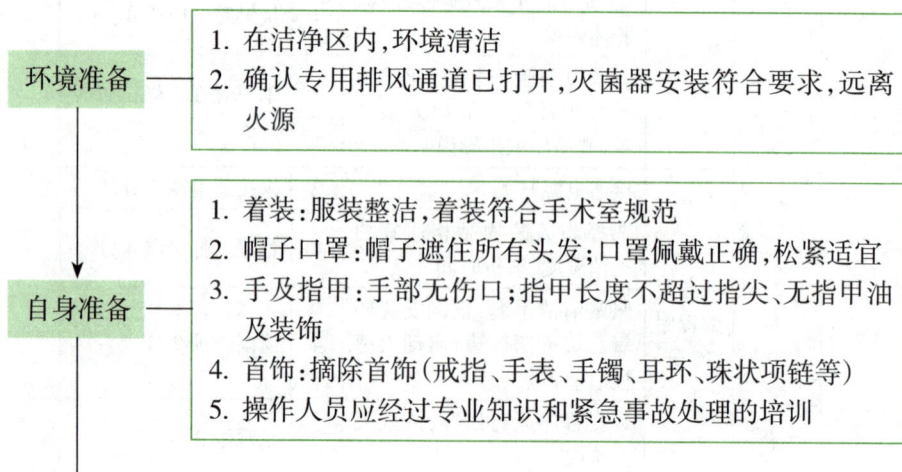

环境准备 —
1. 在洁净区内，环境清洁
2. 确认专用排风通道已打开，灭菌器安装符合要求，远离火源

自身准备 —
1. 着装：服装整洁，着装符合手术室规范
2. 帽子口罩：帽子遮住所有头发；口罩佩戴正确，松紧适宜
3. 手及指甲：手部无伤口；指甲长度不超过指尖、无指甲油及装饰
4. 首饰：摘除首饰（戒指、手表、手镯、耳环、珠状项链等）
5. 操作人员应经过专业知识和紧急事故处理的培训

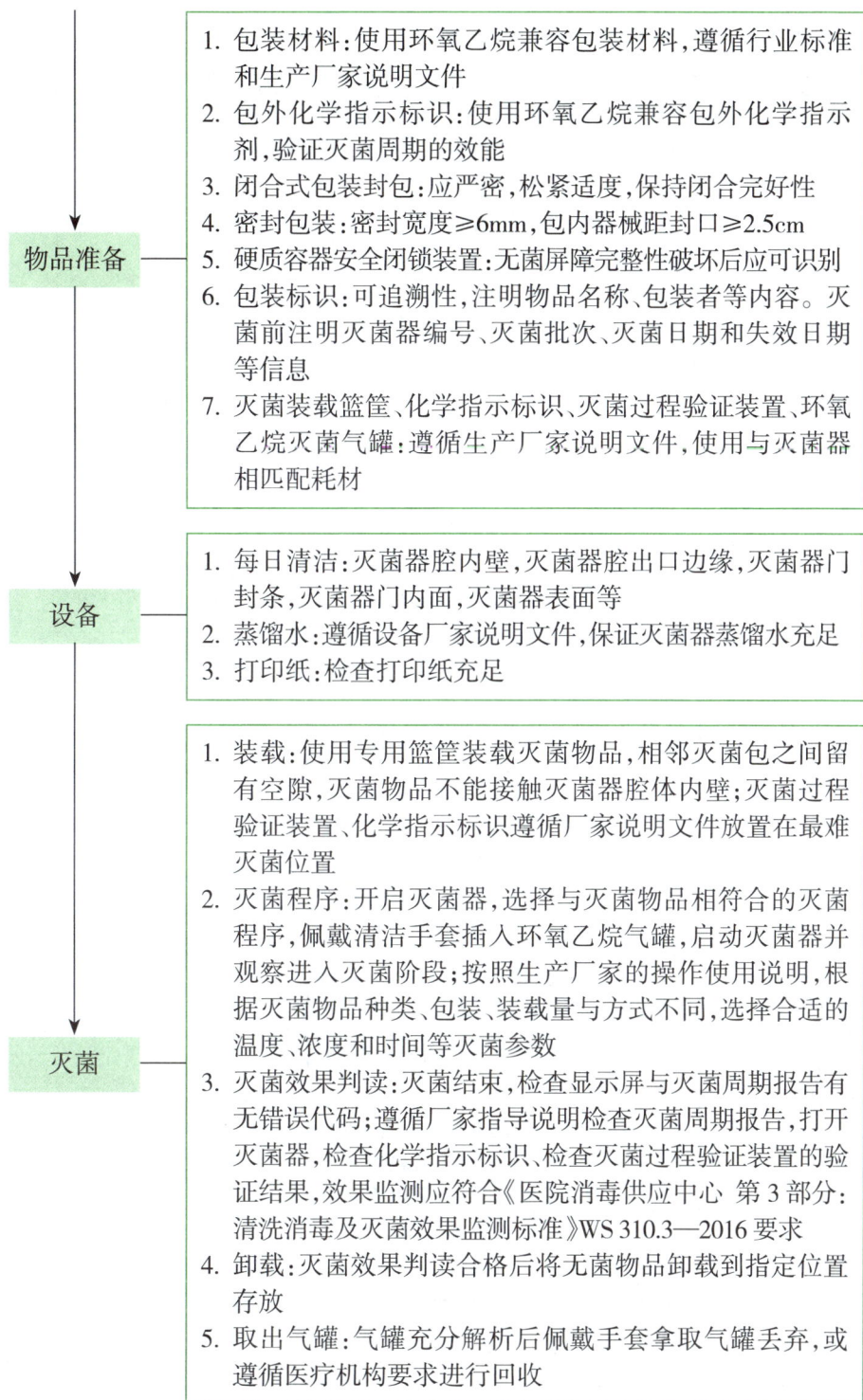

物品准备

1. 包装材料:使用环氧乙烷兼容包装材料,遵循行业标准和生产厂家说明文件
2. 包外化学指示标识:使用环氧乙烷兼容包外化学指示剂,验证灭菌周期的效能
3. 闭合式包装封包:应严密,松紧适度,保持闭合完好性
4. 密封包装:密封宽度≥6mm,包内器械距封口≥2.5cm
5. 硬质容器安全闭锁装置:无菌屏障完整性破坏后应可识别
6. 包装标识:可追溯性,注明物品名称、包装者等内容。灭菌前注明灭菌器编号、灭菌批次、灭菌日期和失效日期等信息
7. 灭菌装载篮筐、化学指示标识、灭菌过程验证装置、环氧乙烷灭菌气罐:遵循生产厂家说明文件,使用与灭菌器相匹配耗材

设备

1. 每日清洁:灭菌器腔内壁,灭菌器腔出口边缘,灭菌器门封条,灭菌器门内面,灭菌器表面等
2. 蒸馏水:遵循设备厂家说明文件,保证灭菌器蒸馏水充足
3. 打印纸:检查打印纸充足

灭菌

1. 装载:使用专用篮筐装载灭菌物品,相邻灭菌包之间留有空隙,灭菌物品不能接触灭菌器腔体内壁;灭菌过程验证装置、化学指示标识遵循厂家说明文件放置在最难灭菌位置
2. 灭菌程序:开启灭菌器,选择与灭菌物品相符合的灭菌程序,佩戴清洁手套插入环氧乙烷气罐,启动灭菌器并观察进入灭菌阶段;按照生产厂家的操作使用说明,根据灭菌物品种类、包装、装载量与方式不同,选择合适的温度、浓度和时间等灭菌参数
3. 灭菌效果判读:灭菌结束,检查显示屏与灭菌周期报告有无错误代码;遵循厂家指导说明检查灭菌周期报告,打开灭菌器,检查化学指示标识、检查灭菌过程验证装置的验证结果,效果监测应符合《医院消毒供应中心 第3部分:清洗消毒及灭菌效果监测标准》WS 310.3—2016 要求
4. 卸载:灭菌效果判读合格后将无菌物品卸载到指定位置存放
5. 取出气罐:气罐充分解析后佩戴手套拿取气罐丢弃,或遵循医疗机构要求进行回收

（五）过氧化氢低温等离子体灭菌质量评价标准

评价指标	评价内容			分值	扣分标准	扣分
操作前准备（13分）	环境准备（3分）		在洁净区内，环境清洁	1	不符合要求各1分	
			有专用排风通道	1		
			温度、湿度符合灭菌室标准	1		
	自身准备（10分）	着装（2分）	服装整洁、着装符合手术室规范	2	洗手衣、裤着装不符合要求各1分	
		帽子口罩（4分）	帽子遮住所有头发；口罩佩戴正确，松紧适宜	4	帽子未遮住头发1分、口罩佩戴不正确1分、松紧不适宜2分	
		手及指甲（2分）	手部无伤口；指甲长度不超过指尖、无指甲油及装饰	2	手有伤口1分、指甲不符合要求1分	
		首饰（2分）	摘除首饰（戒指、手表、手镯、耳环、珠状项链等）	2	有一项不符合要求1分	
操作流程质量标准（75分）	物品准备（16分）	待灭菌物品准备（12分）	遵循行业标准和厂家指导说明，选择适当的包装材料进行包装	2	遗漏一项2分	
			包外有灭菌化学指示标识	2		
			闭合式包装有专用胶带，松紧适宜，封包严密，闭合完好	2		
			密封包装密封宽度≥6mm，包内器械距封口≥2.5cm	2		
			硬质容器有安全闭锁装置，闭合完好	2		
			包装标识具有可追溯性，注明物品名称，包装者等内容。灭菌前注明灭菌器编号、灭菌批次、灭菌日期和失效日期等信息	2		
		灭菌准备（4分）	灭菌过程验证装置	2	遗漏2分	
			化学指示标识	2	遗漏2分	

续表

评价指标	评价内容			分值	扣分标准	扣分
操作流程质量标准（75分）	设备准备（5分）		接通电源开关,灭菌器处于备用状态	2	未准备好设备2分	
			正确安装过氧化氢卡匣	3	检查有效期、包装是否完好、卡匣安装方向正确,未检查每项1分	
	灭菌（54分）	装载（33分）	灭菌方法应遵循《医疗机构消毒技术规范》WS/T 367—2012的要求和厂家指导说明。不应过载,相邻灭菌包之间留有间隙	4	超载、无空隙各2分	
			灭菌物品不可叠加放置,平置于灭菌架上	4	未正确放置4分	
			装载物品不能超出灭菌器器械搁架,不能碰触舱门及舱底部	4	接触舱门及舱底各2分	
			灭菌物品与电网之间预留至少25mm空间	4	预留空间不足25mm 4分	
			灭菌物品勿遮挡过氧化氢浓度检测探头及UV光路	4	遮挡探头及光路各2分	
			灭菌过程验证装置、化学指示标识放置在最难灭菌位置,遵循厂家指导说明	8	未放置在正确位置各4分	
			选择与灭菌物品相符合灭菌循环	5	选择不正确5分	
		灭菌效果判读（17分）	检查显示屏与灭菌周期报告有无错误代码	2	未检查2分	
			核查灭菌周期报告遵循厂家指导说明	5	未检查5分	
			判读化学指示标识是否达到灭菌合格要求	5	未检查5分	
			判读灭菌过程验证装置是否达到灭菌合格要求	5	未检查5分	

续表

评价指标	评价内容			分值	扣分标准	扣分
操作流程质量标准（75分）	灭菌（54分）	卸载、停机（4分）	卸载无菌物品放置在指定位置	2	未放置在指定位置2分	
			关闭舱门，灭菌器处于待机状态	2	遗漏2分	
效果评价（2分）	熟练程度		操作熟练、动作流畅、准确	2	酌情1~2分	
理论（10分）	提问内容		目的、注意事项	10	酌情1~10分	

（六）过氧化氢低温等离子体灭菌操作流程

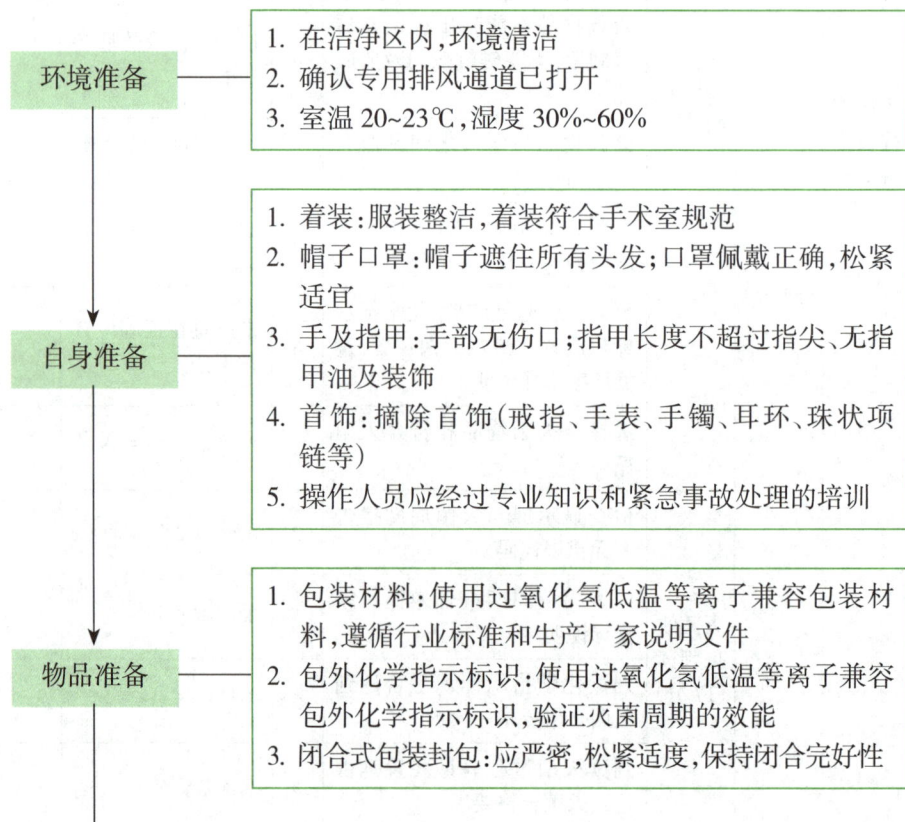

环境准备
1. 在洁净区内，环境清洁
2. 确认专用排风通道已打开
3. 室温20~23℃，湿度30%~60%

自身准备
1. 着装：服装整洁，着装符合手术室规范
2. 帽子口罩：帽子遮住所有头发；口罩佩戴正确，松紧适宜
3. 手及指甲：手部无伤口；指甲长度不超过指尖、无指甲油及装饰
4. 首饰：摘除首饰（戒指、手表、手镯、耳环、珠状项链等）
5. 操作人员应经过专业知识和紧急事故处理的培训

物品准备
1. 包装材料：使用过氧化氢低温等离子兼容包装材料，遵循行业标准和生产厂家说明文件
2. 包外化学指示标识：使用过氧化氢低温等离子兼容包外化学指示标识，验证灭菌周期的效能
3. 闭合式包装封包：应严密，松紧适度，保持闭合完好性

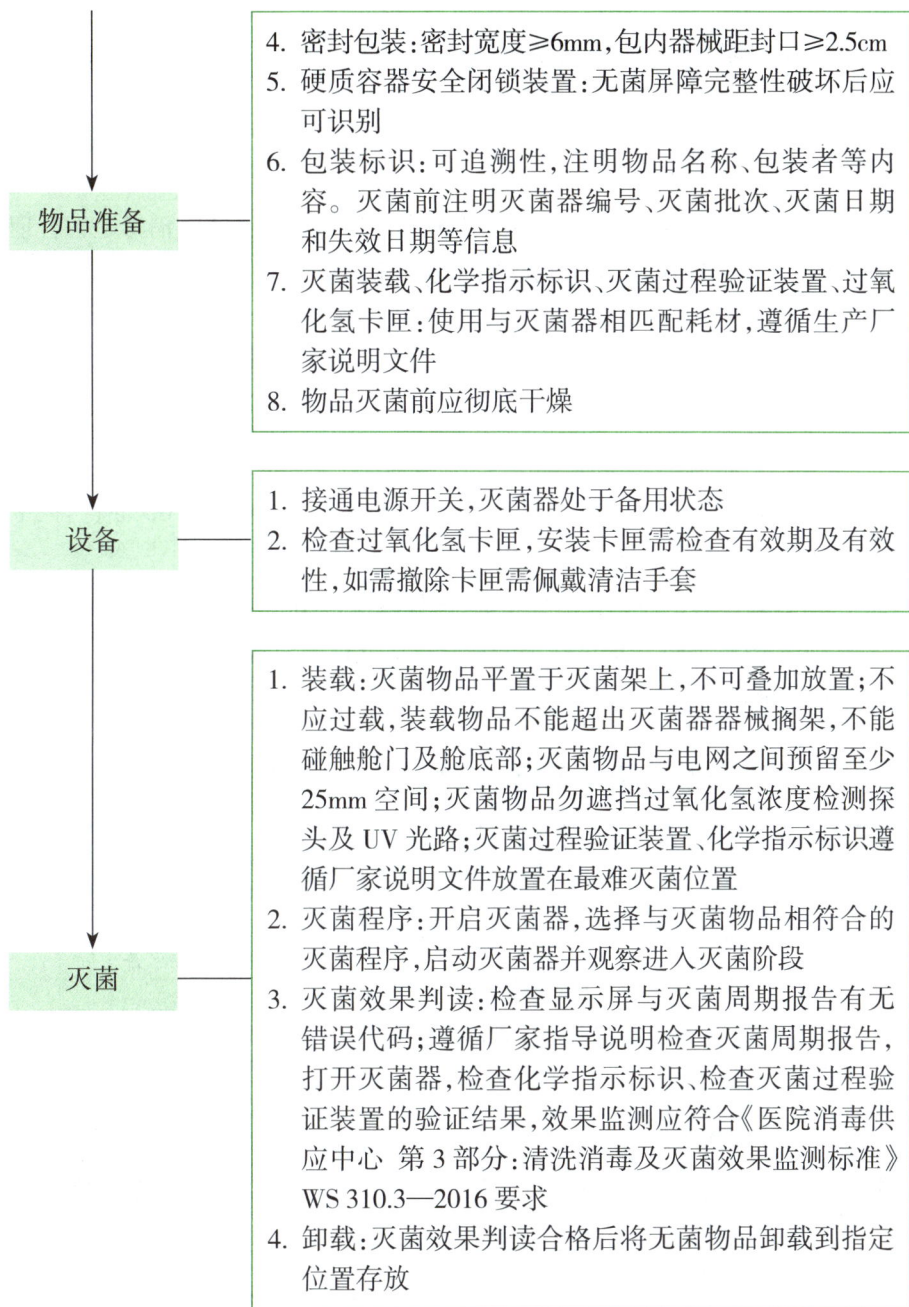

物品准备

4. 密封包装:密封宽度≥6mm,包内器械距封口≥2.5cm
5. 硬质容器安全闭锁装置:无菌屏障完整性破坏后应可识别
6. 包装标识:可追溯性,注明物品名称、包装者等内容。灭菌前注明灭菌器编号、灭菌批次、灭菌日期和失效日期等信息
7. 灭菌装载、化学指示标识、灭菌过程验证装置、过氧化氢卡匣:使用与灭菌器相匹配耗材,遵循生产厂家说明文件
8. 物品灭菌前应彻底干燥

设备

1. 接通电源开关,灭菌器处于备用状态
2. 检查过氧化氢卡匣,安装卡匣需检查有效期及有效性,如需撤除卡匣需佩戴清洁手套

灭菌

1. 装载:灭菌物品平置于灭菌架上,不可叠加放置;不应过载,装载物品不能超出灭菌器器械搁架,不能碰触舱门及舱底部;灭菌物品与电网之间预留至少25mm 空间;灭菌物品勿遮挡过氧化氢浓度检测探头及 UV 光路;灭菌过程验证装置、化学指示标识遵循厂家说明文件放置在最难灭菌位置
2. 灭菌程序:开启灭菌器,选择与灭菌物品相符合的灭菌程序,启动灭菌器并观察进入灭菌阶段
3. 灭菌效果判读:检查显示屏与灭菌周期报告有无错误代码;遵循厂家指导说明检查灭菌周期报告,打开灭菌器,检查化学指示标识、检查灭菌过程验证装置的验证结果,效果监测应符合《医院消毒供应中心 第 3 部分:清洗消毒及灭菌效果监测标准》WS 310.3—2016 要求
4. 卸载:灭菌效果判读合格后将无菌物品卸载到指定位置存放

三、生物监测法物体表面清洁消毒质量评价标准及操作流程

(一) 目的

监督、筛查物体表面微生物污染情况或评价物体表面清洁消毒是否合理有效、消毒效果是否达标,从而预防和控制手术部位感染发生。

(二) 注意事项

1. 在物体表面清洁、消毒处理后或怀疑与医院感染暴发有关时进行采样。每季度常规监测,每月抽测与空气消毒监测对应手术间内物品。

2. 被采表面<100cm²,取全部表面;被采表面≥100cm²,取 100cm²;门把手等小型物体则采用棉拭子直接涂抹物体全部表面采样。

3. 采样物体表面有消毒液残留时,采样液应含相应中和剂。

4. 无菌操作下将手接触部分的棉拭子去除后方可放入装有 10ml 无菌检验用洗脱液的试管密封送检。

(三) 生物监测法物体表面清洁消毒质量评价标准

评价指标	评价内容		分值	扣分标准	扣分
操作前准备(12分)	环境准备(2分)	环境清洁,已完成终末消毒	1	不符合要求各 1 分	—
		已通风换气或空气自净	1		
	自身准备(10分)	着装(2分)　服装整洁、着装符合手术室规范	2	洗手衣、裤着装不符合要求各 1 分	
		帽子口罩(4分)　帽子遮住所有头发;口罩佩戴正确,松紧适宜	4	帽子未遮住头发 1 分、口罩佩戴不正确 1 分,松紧不适宜 2 分	
		手及指甲(2分)　手部无伤口;指甲长度不超过指尖、无指甲油及装饰	2	手有伤口 1 分、指甲不符合要求 1 分	
		首饰(2分)　摘除首饰(戒指、手表、手镯、耳环、珠状项链等)	2	有一项不符合要求 1 分	

续表

评价指标			评价内容	分值	扣分标准	扣分
操作流程质量标准（68分）	物品准备（10分）	监测用物	5cm×5cm灭菌规格板	2	物品准备遗漏一项2分，未检查是否在有效期内或处于备用状态2分	
			棉拭子,包装是否闭合、完整	2		
			无菌 0.03mol/L 磷酸盐缓冲液或无菌生理盐水采样液	2		
			装有 10ml 无菌检验用洗脱液的试管	2		
		其他用物	无菌剪刀(按照无菌包检查要求)	2	遗漏2分	
	生物监测法（58分）	采样时机（5分）	清洁消毒处理后或怀疑与医院感染暴发有关时	5	未明确采样时机5分	
		采样（48分）	将 5cm×5cm 灭菌规格板放在被检物体表面	5	灭菌规格板放置不正确5分	
			无菌操作下取出棉拭子 1 支	5	违反无菌原则5分	
			将棉拭子浸入无菌 0.03mol/L 磷酸盐缓冲液或无菌生理盐水采样液中	10	棉拭子未浸有缓冲液或采样液10分；未浸入完全5分	
			用浸湿的棉拭子在规格板内横竖往返各涂抹 5 次,并随之转动棉拭子	12	涂抹次数不够或未横竖往返或未转动棉拭子分别4分	
			连续采样 4 个规格板面积（100cm^2）	8	采样面积不符合要求8分	
			无菌剪刀剪去手接触部分棉拭子(或无菌方法弃去),放入装有 10ml 无菌检验用洗脱液的试管密封送检	8	未密封4分,违反无菌原则8分	
		结果判断（5分）	细菌菌落总数≤5cfu/cm^2,致病性微生物不得检出	5	判读不正确或结果不合格5分	
效果评价（10分）	熟练程度		操作动作流畅准确,时间合理	5	酌情1~5分	
			无菌操作方法正确,无污染	5	酌情1~5分	
理论（10分）	提问内容		目的、注意事项	10	酌情1~10分	

（四）生物监测法物体表面清洁消毒操作流程

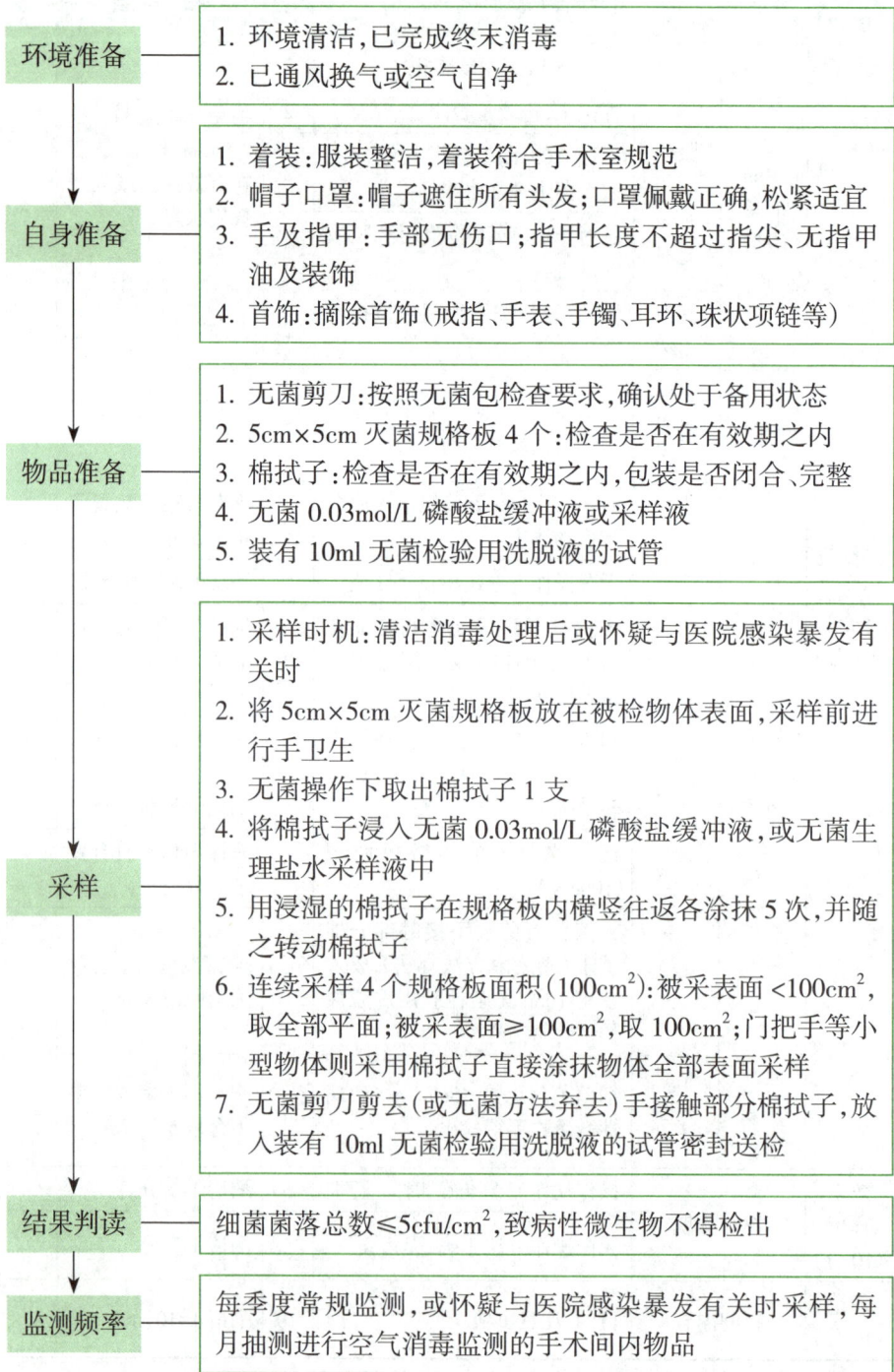

环境准备 ——
1. 环境清洁,已完成终末消毒
2. 已通风换气或空气自净

自身准备 ——
1. 着装:服装整洁,着装符合手术室规范
2. 帽子口罩:帽子遮住所有头发;口罩佩戴正确,松紧适宜
3. 手及指甲:手部无伤口;指甲长度不超过指尖、无指甲油及装饰
4. 首饰:摘除首饰(戒指、手表、手镯、耳环、珠状项链等)

物品准备 ——
1. 无菌剪刀:按照无菌包检查要求,确认处于备用状态
2. 5cm×5cm 灭菌规格板 4 个:检查是否在有效期之内
3. 棉拭子:检查是否在有效期之内,包装是否闭合、完整
4. 无菌 0.03mol/L 磷酸盐缓冲液或采样液
5. 装有 10ml 无菌检验用洗脱液的试管

采样 ——
1. 采样时机:清洁消毒处理后或怀疑与医院感染暴发有关时
2. 将 5cm×5cm 灭菌规格板放在被检物体表面,采样前进行手卫生
3. 无菌操作下取出棉拭子 1 支
4. 将棉拭子浸入无菌 0.03mol/L 磷酸盐缓冲液,或无菌生理盐水采样液中
5. 用浸湿的棉拭子在规格板内横竖往返各涂抹 5 次,并随之转动棉拭子
6. 连续采样 4 个规格板面积(100cm^2):被采表面 <100cm^2,取全部平面;被采表面≥100cm^2,取 100cm^2;门把手等小型物体则采用棉拭子直接涂抹物体全部表面采样
7. 无菌剪刀剪去(或无菌方法弃去)手接触部分棉拭子,放入装有 10ml 无菌检验用洗脱液的试管密封送检

结果判读 —— 细菌菌落总数≤5cfu/cm^2,致病性微生物不得检出

监测频率 —— 每季度常规监测,或怀疑与医院感染暴发有关时采样,每月抽测进行空气消毒监测的手术间内物品

四、空气消毒监测质量评价标准及操作流程

(一) 目的

监督、筛查环境空气微生物污染情况,或评价空气消毒、净化空调系统自净是否合理有效,消毒效果是否达标,从而预防和控制手术部位感染发生。

(二) 注意事项

1. 在消毒或符合规定的通风换气或净化空调系统自净 30min 后与从事医疗活动前进行采样,怀疑与医院感染暴发有关时立即进行采样,每季度常规监测。

2. 采样前关闭门、窗,静态下 10min 后采样。

3. 洁净手术室的净化空调系统,至少每 1~2 年由有资质的工程质检部门进行环境污染控制指标的综合性能评价,并出具检测报告。包括尘埃粒子、静压差、风速。

4. 非洁净手术室和洁净手术室监测采样方法不同,不同洁净度级别下的每点最小采样量要求亦不同,注意区分。

5. 宜定期对洁净手术室进行浮游菌的动态抽测,并在 1 年内对所有术间抽测完毕。

6. 每周由专人监测手术部(室)空气净化装置的回风口栅栏、网面、管道内壁的清洁度并记录。

7. 每月对非洁净区局部空气净化装置送风口、回风口设备进行清洁状况的检查。

8. 空气净化设备检修或更换后,应按《医院洁净手术部建筑技术规范》GB 50333—2013 标准检测空气洁净度、密封性等,合格后,方可使用。

（三）非洁净手术室空气消毒监测质量评价标准

评价指标	评价内容			分值	扣分标准	扣分
操作前准备（13分）	环境准备（3分）		环境清洁，已完成终末消毒	1	不符合要求各1分	
			消毒或符合规定的通风换气后	1		
			门窗关闭，已静态下10min	1		
	自身准备（10分）	着装（2分）	服装整洁、着装符合手术室规范	2	洗手衣、裤着装不符合要求各1分	
		帽子口罩（4分）	帽子遮住所有头发；口罩佩戴正确，松紧适宜	4	帽子未遮住头发1分、口罩佩戴不正确1分、松紧不适宜2分	
		手及指甲（2分）	手部无伤口；指甲长度不超过指尖、无指甲油及装饰	2	手有伤口1分、指甲不符合要求1分	
		首饰（2分）	摘除首饰（戒指、手表、手镯、耳环、珠状项链等）	2	有一项不符合要求1分	
操作流程质量标准（67分）	物品准备（10分）		根据室内面积准备普通营养琼脂平皿（Φ90皿）3~5个	10	未评估室内面积5分，物品准备不足5分	
	沉降法（57分）	采样时机（5分）	消毒或符合规定的通风换气后与从事医疗活动前采样或怀疑与医院感染暴发有关时	5	未明确采样时机5分	
		采样（47分）	根据室内面积评估结果选定采样点：室内面积≤30m²，设内、中、外对角线三点，内、外点应距墙壁1m处；室内面积>30m²，设四角及中央五点，四角采样点应为距墙壁1m处	15	评估室内面积错误、采样点设定不符合实际、四角采样点距墙壁<1m各5分	
			将普通营养琼脂平皿（Φ90皿）放置各采样点，采样高度为距地面0.8~1.5m	10	平皿放置位置不在采样点、采样高度不符合要求各5分	
			将平皿盖打开，平行移动放于平皿旁，注意无菌操作	10	未打开平皿盖10分、违反无菌原则10分	

评价指标	评价内容			分值	扣分标准	扣分
操作流程质量标准（67分）	沉降法（57分）	采样（47分）	暴露规定时间（15min）后盖上平皿盖及时送检	12	暴露时间不足、未及时送检各6分	
		结果判断（5分）	细菌菌落总数≤4cfu/（15min·Φ90皿）	5	判读不正确或结果不合格5分	
效果评价（10分）	熟练程度		操作动作流畅准确，时间合理	5	酌情1~5分	
			无菌操作方法正确，无污染	5	酌情1~5分	
理论（10分）	提问内容		目的、注意事项	10	酌情1~10分	

（四）非洁净手术室空气消毒监测操作流程

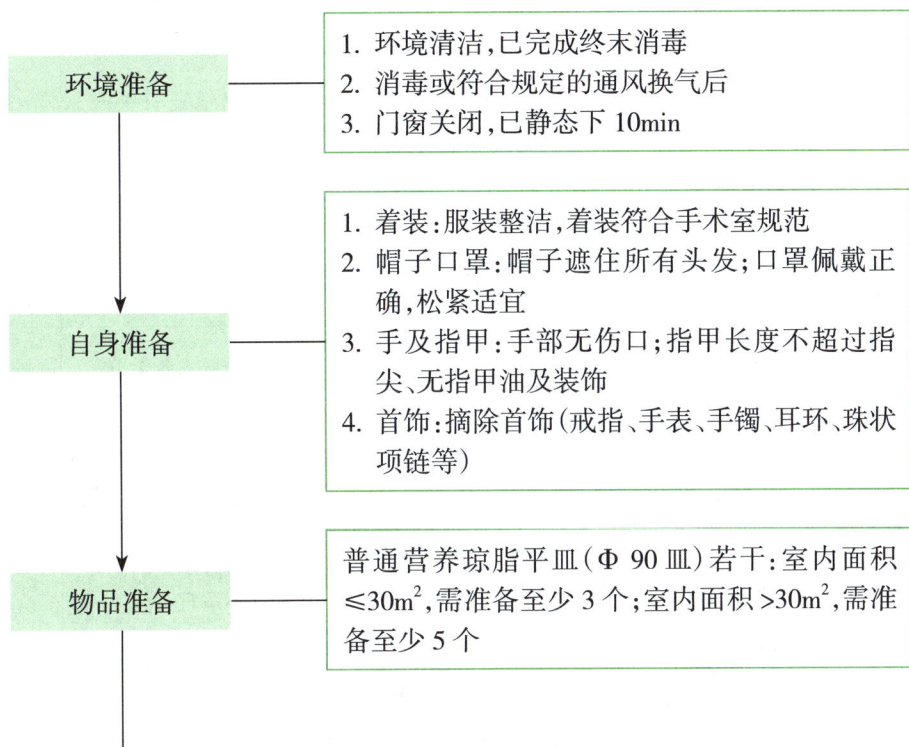

环境准备
1. 环境清洁，已完成终末消毒
2. 消毒或符合规定的通风换气后
3. 门窗关闭，已静态下10min

自身准备
1. 着装：服装整洁，着装符合手术室规范
2. 帽子口罩：帽子遮住所有头发；口罩佩戴正确，松紧适宜
3. 手及指甲：手部无伤口；指甲长度不超过指尖、无指甲油及装饰
4. 首饰：摘除首饰（戒指、手表、手镯、耳环、珠状项链等）

物品准备
普通营养琼脂平皿（Φ90皿）若干：室内面积≤30m²，需准备至少3个；室内面积>30m²，需准备至少5个

采样	1. 采样时机:消毒或符合规定的通风换气后与从事医疗活动前采样或怀疑与医院感染暴发有关时 2. 采样前规范进行手卫生,监测方法采用沉降法 3. 根据室内面积评估结果选定采样点:室内面积≤30m²,设内、中、外对角线三点,内、外点应距墙壁 1m 处;室内面积 >30m²,设四角及中央五点,四角的采样点应为距墙壁 1m 处 4. 将普通营养琼脂平皿(Φ 90 皿)放置各采样点,采样高度为距地面 0.8~1.5m 5. 将平皿盖打开,平行移动扣放于平皿旁,注意无菌操作,不可跨越无菌区 6. 暴露规定时间(15min)后盖上平皿盖及时送检
结果判读	细菌菌落总数≤4cfu/(15min·Φ 90 皿)
监测频率	每季度 1 次,或怀疑与医院感染暴发有关时采样

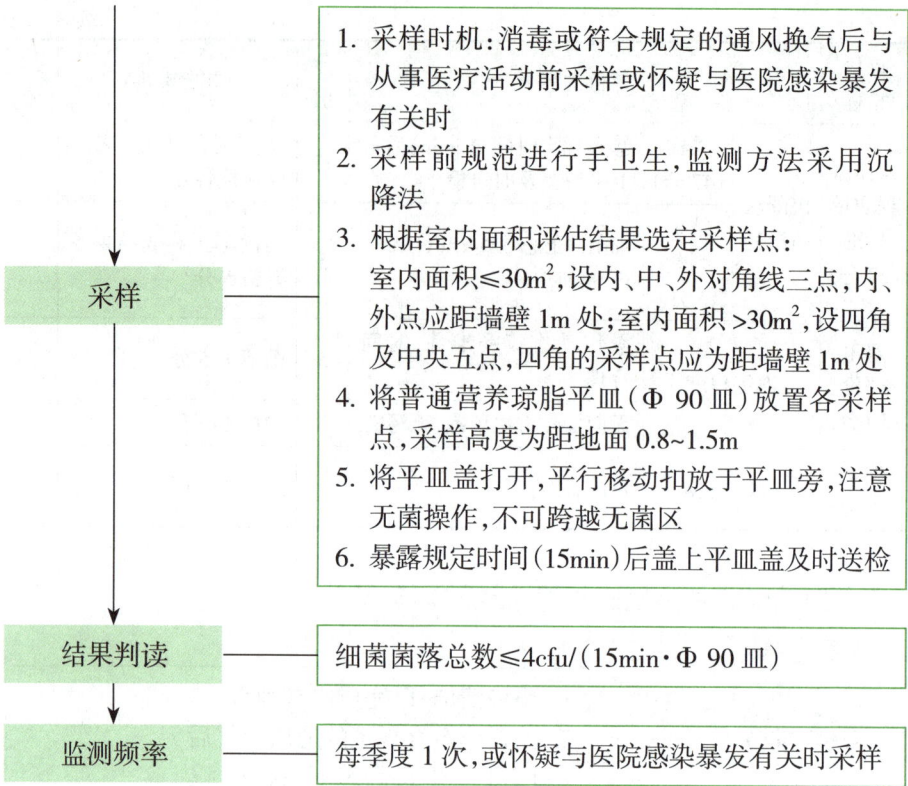

(五)洁净手术室及其他洁净用房空气消毒监测质量评价标准

评价指标	评价内容		分值	扣分标准	扣分
操作前准备(12分)	环境准备(2分)	环境清洁,已完成终末消毒	1	不符合要求各 1 分	
		在洁净系统自净 30min 后,从事医疗活动前	1		
	自身准备(10分)	着装(2分) 服装整洁、着装符合手术室规范	2	洗手衣、裤着装不符合要求各 1 分	
		帽子口罩(4分) 帽子遮住所有头发;口罩佩戴正确,松紧适宜	4	帽子未遮住头发 1 分、口罩佩戴不正确 1 分,松紧不适宜 2 分	
		手及指甲(2分) 手部无伤口;指甲长度不超过指尖、无指甲油及装饰	2	手有伤口 1 分、指甲不符合要求 1 分	
		首饰(2分) 摘除首饰(戒指、手表、手镯、耳环、珠状项链等)	2	有一项不符合要求 1 分	

续表

评价指标		评价内容	分值	扣分标准	扣分
操作流程质量标准（68分）	物品准备（10分）	根据不同洁净度要求准备普通营养琼脂平皿（Φ90皿）2~13个	10	未评估洁净度要求5分，物品准备不足5分	
	采样时机（5分）	净化空调系统自净30min后，从事医疗活动前	5	未明确采样时机5分	
	采样（48分）	**沉降法** 确定细菌浓度测点数（采样点），需和被测区域含尘浓度测点数相同，不同级别区域集中布置的含尘浓度测点位置图详见表7-4-1	8	评估细菌浓度测点数、采样点设定不符合实际各4分	
		确定每区最小培养皿数，需满足不同洁净度级别要求：被测区域5~8级洁净度，每区最小培养皿数依次为13、4、3、2个，洁净度8.5级采样要求同8级	8	未评估洁净度级别、每区放置平皿个数不符合要求各4分	
		将普通营养琼脂平皿（Φ90皿）放置各采样点，采样点可布置在地面上或不高于地面0.8m的任意高度上	10	采样点布置不符合要求每个2分	
		将平皿盖打开，平行移动扣放于平皿旁，手臂和头部不可越过打开的平皿上方	10	未打开平皿盖10分，违反无菌原则10分	
		暴露规定时间（30min）后盖上平皿盖及时送检	12	暴露时间不足、未及时送检各6分	
		浮游菌法 细菌浓度测点数应和被测区域的含尘浓度测点数相同，且宜在同一位置上，详见表7-4-1	12	不符合要求各12分	
		每次采样应满足不同洁净度级别下的每点最小采样量要求：被测区域5~8级洁净度，每点最小采样量依次为1m³（1 000L）、0.3m³（300L）、0.2m³（200L）、0.1m³（100L），洁净度8.5级采样要求同8级	12		

续表

评价指标	评价内容			分值	扣分标准	扣分
操作流程质量标准（68分）	采样（48分）	浮游菌法	采样时间不应超过30min	12	不符合要求各12分	
			测点布置在距地面0.8m的平面上	12		
	结果判断（5分）		洁净手术室符合《医院洁净手术部建筑技术规范》（GB 50333—2013）要求,其他洁净用房细菌菌落总数≤4cfu/（30min·Φ 90 皿）	5	判读不正确或结果不合格5分	
效果评价（10分）	熟练程度		操作动作流畅准确,时间合理	5	酌情1~5分	
			无菌操作方法正确,无污染	5	酌情1~5分	
理论（10分）	提问内容		目的、注意事项	10	酌情1~10分	

表 7-4-1　不同级别区域集中布置的含尘浓度测点位置图

区域	最少测点数	手术区图示
Ⅰ级洁净手术室手术区和洁净辅助用房局部100级区	5 点	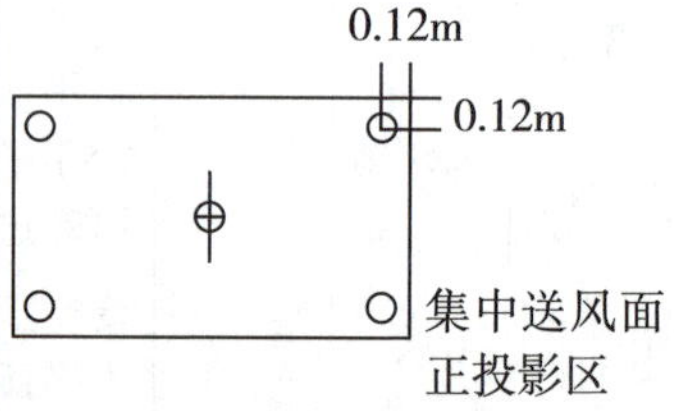 0.12m　0.12m 集中送风面正投影区
Ⅰ级周边区	8 点,每边2点	
Ⅱ~Ⅲ级洁净手术室手术区	3 点	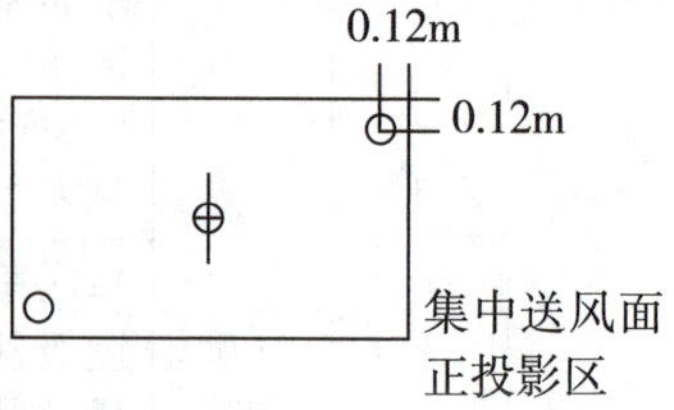 0.12m　0.12m 集中送风面正投影区
Ⅱ~Ⅲ级周边区	6 点,长边2点,短边1点	
Ⅳ级洁净手术室及分散布置送风口的洁净室	测点数=$\sqrt{\text{面积平方米数}}$	

（六）洁净手术室及其他洁净用房空气消毒监测操作流程

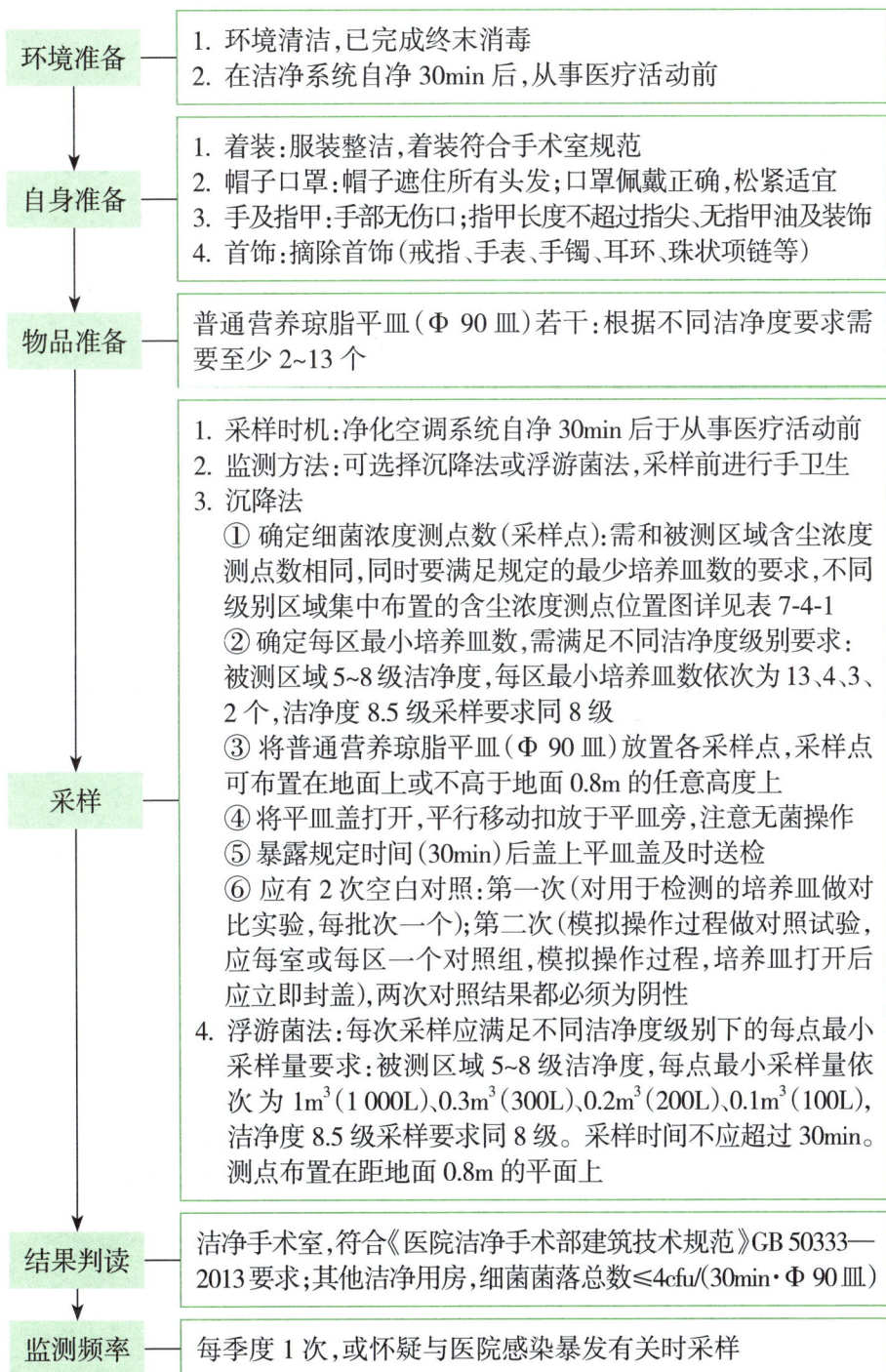

环境准备	1. 环境清洁,已完成终末消毒 2. 在洁净系统自净 30min 后,从事医疗活动前
自身准备	1. 着装:服装整洁,着装符合手术室规范 2. 帽子口罩:帽子遮住所有头发;口罩佩戴正确,松紧适宜 3. 手及指甲:手部无伤口;指甲长度不超过指尖、无指甲油及装饰 4. 首饰:摘除首饰(戒指、手表、手镯、耳环、珠状项链等)
物品准备	普通营养琼脂平皿(Φ 90 皿)若干:根据不同洁净度要求需要至少 2~13 个
采样	1. 采样时机:净化空调系统自净 30min 后于从事医疗活动前 2. 监测方法:可选择沉降法或浮游菌法,采样前进行手卫生 3. 沉降法 　① 确定细菌浓度测点数(采样点):需和被测区域含尘浓度测点数相同,同时要满足规定的最少培养皿数的要求,不同级别区域集中布置的含尘浓度测点位置图详见表 7-4-1 　② 确定每区最小培养皿数,需满足不同洁净度级别要求:被测区域 5~8 级洁净度,每区最小培养皿数依次为 13、4、3、2 个,洁净度 8.5 级采样要求同 8 级 　③ 将普通营养琼脂平皿(Φ 90 皿)放置各采样点,采样点可布置在地面上或不高于地面 0.8m 的任意高度上 　④ 将平皿盖打开,平行移动扣放于平皿旁,注意无菌操作 　⑤ 暴露规定时间(30min)后盖上平皿盖及时送检 　⑥ 应有 2 次空白对照:第一次(对用于检测的培养皿做对比实验,每批次一个);第二次(模拟操作过程做对照试验,应每室或每区一个对照组,模拟操作过程,培养皿打开后应立即封盖),两次对照结果都必须为阴性 4. 浮游菌法:每次采样应满足不同洁净度级别下的每点最小采样量要求:被测区域 5~8 级洁净度,每点最小采样量依次为 1m^3(1 000L)、0.3m^3(300L)、0.2m^3(200L)、0.1m^3(100L),洁净度 8.5 级采样要求同 8 级。采样时间不应超过 30min。测点布置在距地面 0.8m 的平面上
结果判读	洁净手术室,符合《医院洁净手术部建筑技术规范》GB 50333—2013 要求;其他洁净用房,细菌菌落总数≤4cfu/(30min·Φ 90 皿)
监测频率	每季度 1 次,或怀疑与医院感染暴发有关时采样

五、生物监测法手卫生消毒质量评价标准及操作流程

(一) 目的

监督、筛查医务人员手部微生物污染情况或评价医务人员执行手卫生后消毒效果是否达标，从而有效预防和控制手术部位感染发生。

(二) 注意事项

1. 执行手卫生后，在接触病人或从事医疗"诊疗"活动前进行采样。

2. 每季度常规监测，每月应对手术医护人员进行手卫生效果的抽测，抽测人数应不少于日平均手术量医护人员总数的 1/10。但当怀疑医院感染暴发与医务人员手卫生有关时，应及时进行监测。

3. 采样面积按平方厘米 (cm^2) 计算。

4. 若采样时手上有消毒液残留，采样液中应含有相应中和剂。

(三) 生物监测法手卫生消毒质量评价标准

评价指标	评价内容		分值	扣分标准	扣分
操作前准备（12分）	环境准备（2分）	环境清洁，已完成终末消毒	1	不符合要求各1分	
		已通风换气或空气自净	1		
	自身准备（10分）	着装（2分）服装整洁、着装符合手术室规范	2	服装不符合要求各1分	
		帽子口罩（4分）帽子遮住所有头发；口罩佩戴正确，松紧适宜	4	帽子未遮住头发1分、口罩佩戴不正确1分，松紧不适宜2分	
		手及指甲（2分）手部无伤口；指甲长度不超过指尖、无指甲油及装饰	2	手有伤口1分、指甲不符合要求1分	
		首饰（2分）摘除首饰（戒指、手表、手镯、耳环、珠状项链等）	2	有一项不符合要求1分	

续表

评价指标	评价内容			分值	扣分标准	扣分
操作流程质量标准（68分）	物品准备（8分）	监测用物	棉拭子（查有效期）	2	物品准备遗漏一项2分，未检查是否在有效期内或处于备用状态2分	
			含相应中和剂的无菌洗脱液	2		
			装有10ml含相应中和剂的无菌洗脱液的试管	2		
		其他用物	无菌剪刀（按照无菌包检查）	2	遗漏2分	
	生物监测法（60分）	采样时机（5分）	执行手卫生后，在接触病人或从事医疗诊疗活动前；怀疑医院感染暴发与医务人员手卫生有关时	5	未明确采样时机5分	
		采样（50分）	无菌操作下取出棉拭子1支	5	违反无菌原则5分	
			将棉拭子浸入含相应中和剂的无菌洗脱液中	10	未浸有洗脱液10分，未浸入完全5分	
			用浸湿的棉拭子在五指并拢双手指屈面从指根到指端往返涂擦2次（一只手涂擦面积约30cm^2），并随之转动棉拭子	15	涂擦次数不够或未从指根到指端往返或未转动棉拭子分别5分	
			无菌剪刀剪去（或无菌方法弃去）手接触的棉拭子部分	10	违反无菌原则10分	
			将棉拭子投入10ml含有相应中和剂的无菌洗脱液试管内立即送检	10	未密封5分，送检不及时5分	
		结果判断（5分）	外科手消毒后细菌菌落总数≤5cfu/cm^2，卫生手消毒后细菌菌落总数≤10cfu/cm^2	5	判读不正确或结果不合格5分	
效果评价（10分）	熟练程度		操作动作流畅准确，时间合理	5	酌情1~5分	
			无菌操作方法正确，无污染	5	酌情1~5分	
理论（10分）	提问内容		目的、注意事项	10	酌情1~10分	

（四）生物监测法手卫生消毒操作流程

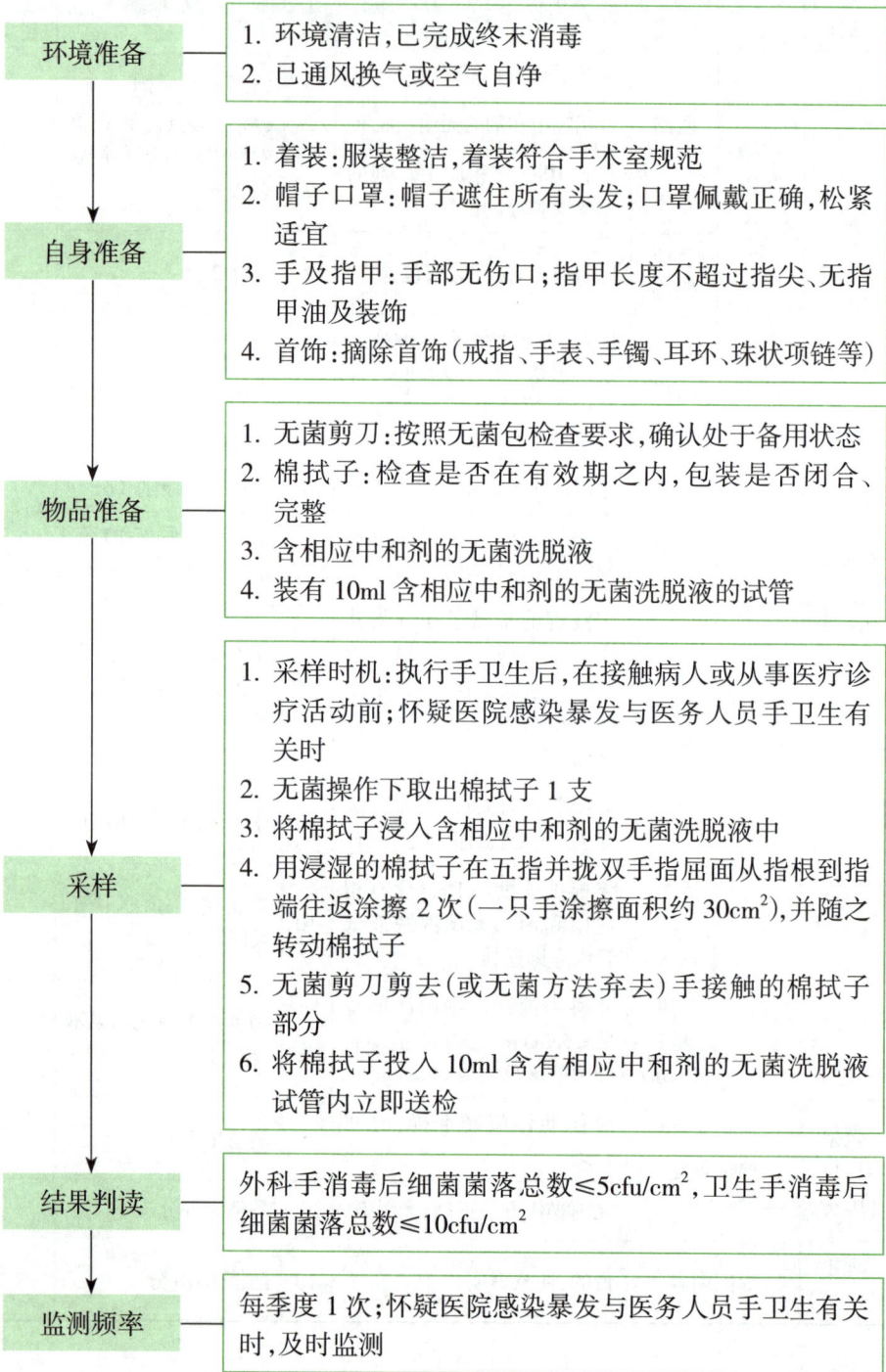

环境准备	1. 环境清洁,已完成终末消毒 2. 已通风换气或空气自净

自身准备	1. 着装:服装整洁,着装符合手术室规范 2. 帽子口罩:帽子遮住所有头发;口罩佩戴正确,松紧适宜 3. 手及指甲:手部无伤口;指甲长度不超过指尖、无指甲油及装饰 4. 首饰:摘除首饰(戒指、手表、手镯、耳环、珠状项链等)

物品准备	1. 无菌剪刀:按照无菌包检查要求,确认处于备用状态 2. 棉拭子:检查是否在有效期之内,包装是否闭合、完整 3. 含相应中和剂的无菌洗脱液 4. 装有10ml含相应中和剂的无菌洗脱液的试管

采样	1. 采样时机:执行手卫生后,在接触病人或从事医疗诊疗活动前;怀疑医院感染暴发与医务人员手卫生有关时 2. 无菌操作下取出棉拭子1支 3. 将棉拭子浸入含相应中和剂的无菌洗脱液中 4. 用浸湿的棉拭子在五指并拢双手指屈面从指根到指端往返涂擦2次(一只手涂擦面积约30cm²),并随之转动棉拭子 5. 无菌剪刀剪去(或无菌方法弃去)手接触的棉拭子部分 6. 将棉拭子投入10ml含有相应中和剂的无菌洗脱液试管内立即送检

结果判读	外科手消毒后细菌菌落总数≤5cfu/cm²,卫生手消毒后细菌菌落总数≤10cfu/cm²

监测频率	每季度1次;怀疑医院感染暴发与医务人员手卫生有关时,及时监测

六、紫外线辐射照度测定质量评价标准及操作流程

(一) 目的

评价紫外线灯的辐射照度值是否合格有效、消毒效果是否达标,从而预防和控制手术部位感染发生。

(二) 注意事项

1. 测定时机　开启紫外线灯 5min 后。使用中的紫外线灯,每半年监测 1 次紫外线辐射照度。

2. 测定时电压 220V±5V,温度 20~25℃,相对湿度<60%。

3. 紫外辐射照度计应在计量部门检定的有效期内使用。测定特殊紫外线灯时,按推荐使用的距离测定。

4. 指示卡应获得消毒产品卫生许可批件,并在有效期内使用。

5. 未用完的指示卡应避光、防潮储存。

6. 普通 30W 直管型紫外线灯,新灯管的辐射照度应符合《杀菌用紫外辐射源 第 1 部分:低气压汞蒸气放电灯》(GB/T 19258.1—2022)要求。

(三) 紫外线辐射照度测定质量评价标准

评价指标	评价内容		分值	扣分标准	扣分
操作前准备 (12分)	环境准备 (2分)	环境清洁,已完成终末消毒	1	不符合要求各 1 分	
		已通风换气或空气自净	1		
	自身准备 (10分)	着装 (2分)	服装整洁、着装符合手术室规范	2	服装不符合要求各 1 分	
		帽子口罩 (4分)	帽子遮住所有头发;口罩佩戴正确,松紧适宜	4	未遮住头发 1 分、口罩佩戴不正确 1 分,松紧不适宜 2 分	
		手及指甲 (2分)	手部无伤口;指甲长度不超过指尖、无指甲油及装饰	2	手有伤口 1 分、指甲不符合要求 1 分	
		首饰 (2分)	摘除首饰(戒指、手表、手镯、耳环、珠状项链等)	2	有一项不符合要求 1 分	

续表

评价 指标	评价内容			分 值	扣分标准	扣 分
操作流程质量标准 (68分)	物品准备 (8分)		紫外辐射照度计或紫外线强度指示卡(根据测定方法选择适当的工具)	8	物品准备不全4分,未检查是否在有效期内或处于备用状态4分	
	紫外线辐射照度测定法 (60分)	测定时机 (10分)	开启紫外线灯5min后,且满足测定时电压220V±5V,温度20~25℃,相对湿度<60%	10	紫外线灯开启不满5min或测定条件不对均10分	
		测定 (40分)	辐射照度计测定方法: 将测定波长为253.7nm的紫外辐射照度计探头置于被检紫外线灯下垂直距离1m的中央处,待灯和仪表稳定后,读取紫外辐射照度计的读数。特殊紫外线灯按推荐使用的距离测定	40	未确认辐射照度计测定波长、辐射照度计探头放置位置不正确、读数时仪表未稳定、未考虑特殊紫外线灯照射距离各10分	
			指示卡测定法: 将指示卡置于紫外线灯下垂直距离1m处,有图案一面朝上,紫外线照射1min后,观察指示卡色块颜色变化,将其与标准色块比较,读出辐射照度		指示卡放置不正确、指示卡朝向不正确、指示卡照射时间不足1min、未比较指示卡色块变化各10分	
		结果判断 (10分)	使用中紫外线灯辐射照度≥70μW/cm² 为合格,30W高强度紫外线灯的辐射照度≥180μW/cm² 为合格	10	判读不正确或结果不合格10分	
效果评价 (10分)	熟练程度		操作动作流畅准确,时间合理	10	酌情1~10分	
理论 (10分)	提问内容		目的、注意事项	10	酌情1~10分	

（四）紫外线辐射照度测定操作流程

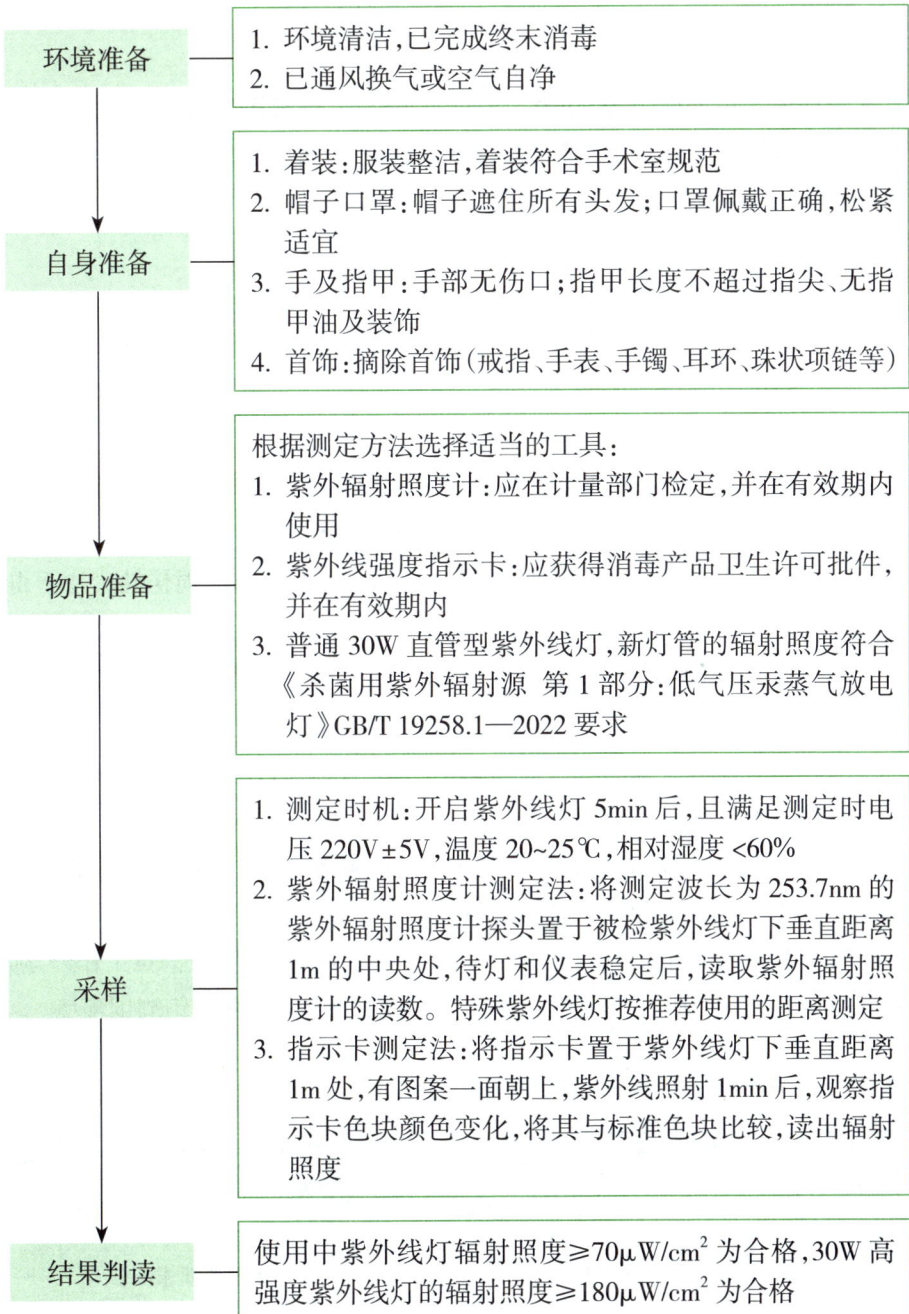

环境准备	1. 环境清洁,已完成终末消毒 2. 已通风换气或空气自净
自身准备	1. 着装:服装整洁,着装符合手术室规范 2. 帽子口罩:帽子遮住所有头发;口罩佩戴正确,松紧适宜 3. 手及指甲:手部无伤口;指甲长度不超过指尖、无指甲油及装饰 4. 首饰:摘除首饰(戒指、手表、手镯、耳环、珠状项链等)
物品准备	根据测定方法选择适当的工具: 1. 紫外辐射照度计:应在计量部门检定,并在有效期内使用 2. 紫外线强度指示卡:应获得消毒产品卫生许可批件,并在有效期内 3. 普通 30W 直管型紫外线灯,新灯管的辐射照度符合《杀菌用紫外辐射源 第 1 部分:低气压汞蒸气放电灯》GB/T 19258.1—2022 要求
采样	1. 测定时机:开启紫外线灯 5min 后,且满足测定时电压 220V±5V,温度 20~25℃,相对湿度 <60% 2. 紫外辐射照度计测定法:将测定波长为 253.7nm 的紫外辐射照度计探头置于被检紫外线灯下垂直距离 1m 的中央处,待灯和仪表稳定后,读取紫外辐射照度计的读数。特殊紫外线灯按推荐使用的距离测定 3. 指示卡测定法:将指示卡置于紫外线灯下垂直距离 1m 处,有图案一面朝上,紫外线照射 1min 后,观察指示卡色块颜色变化,将其与标准色块比较,读出辐射照度
结果判读	使用中紫外线灯辐射照度≥70μW/cm² 为合格,30W 高强度紫外线灯的辐射照度≥180μW/cm² 为合格

七、手术室医疗废物管理质量评价标准及操作流程

（一）目的

依据国家相关规定,做好医疗废物源头分类,规范医疗废物流程管理,防止手术产生的医疗废物处理不当造成交叉感染、环境污染以及疾病传播,确保手术安全。

（二）注意事项

1. 手术室内医疗废物暂存地应远离手术区域、无菌物品储存区域及生活区。应设醒目标识,有医疗废物分类收集方法的示意图或者文字说明,且定期清洁消毒。

2. 暂存的医疗废物应避免污染储存环境,及时运出。

3. 从病人体内取出的内植物应按医疗废物处理。

4. 放入包装袋或者容器内的感染性废物、病理性废物、损伤性废物不得取出。

5. 盛装的医疗废物达到包装物或者容器的 3/4 时,应当使用有效的封口方式。

6. 包装物或者容器的外表面被感染性废物污染时,应当对被污染处进行消毒处理或者增加一层包装。

7. 在进行医疗废物的收集、运送、贮存、处置等工作中,出现渗漏、遗撒等情况,应立即进行污染范围的清洁、消毒。

8. 若怀疑污染范围大或有无法控制的情况,除做好清洁、消毒工作外,须立即通知上级有关部门进行评估,并给予有效的处理。避免污染周围环境。

（三）手术室医疗废物管理质量评价标准

评价指标	评价内容		分值	扣分标准	扣分
操作前准备（12 分）	环境准备（2 分）	环境清洁	2	不符合要求 2 分	——

续表

评价指标			评价内容	分值	扣分标准	扣分
操作前准备 (12分)	自身准备 (10分)	着装 (2分)	服装整洁、着装符合手术室规范	2	洗手衣、裤着装不符合要求各1分	
		帽子口罩 (4分)	帽子遮住所有头发;口罩佩戴正确,松紧适宜	4	帽子未遮住头发1分、口罩佩戴不正确1分,松紧不适宜2分	
		手及指甲 (2分)	手部无伤口;指甲长度不超过指尖、无指甲油及装饰	2	手有伤口1分、指甲不符合要求1分	
		首饰 (2分)	摘除首饰(戒指、手表、手镯、耳环、珠状项链等)	2	有一项不符合要求1分	
操作流程质量标准 (68分)	物品准备 (20分)	手卫生用品 (4分)	医用免洗手消毒液	2	物品准备遗漏一项2分	
			清洁手套	2		
		医疗废物垃圾袋及容器 (16分)	按要求准备无盖垃圾桶(袋)、锐器盒等	6	少准备一项2分	
			应放置远离手术区域、无菌物品储存区域,远离生活区	4	靠近手术及无菌物品储存区域4分	
			符合《医疗废物专用包装袋、容器和警示标识标准》	6	包装袋一项颜色不符1分,最高3分,无警示标识3分	
	手术室医疗废物分类处置 (41分)		操作前手卫生	2	未进行手卫生2分	
			手术开始前,认真检查垃圾桶内有无残余垃圾,将各类垃圾包装袋、容器按分类备好,确保包装袋、容器无破损、渗漏和其他缺陷	3	未检查1分,包装袋、容器有破损2分	
			生活垃圾:①将未被血液、体液、排泄物污染的手术物品的外包装材料等放置于黑色垃圾袋内;②可回收垃圾:将术中未被污染的输液瓶(袋),指普通病人使用后去除输液管、针头部分,放置于白色垃圾袋,且输注液体内未添加其他药物应按可回收的生活垃圾处理,放置于白色垃圾袋内	6	未按要求进行分类每次3分	

续表

评价指标		评价内容	分值	扣分标准	扣分
操作流程质量标准（68分）	手术室医疗废物分类处置（41分）	手卫生并佩戴清洁手套	2	未进行手卫生或佩戴清洁手套各1分	
		感染性废物：将术中被血液、体液污染的敷料、缝线、引流管、密闭式引流瓶及杂项物品等放置于黄色垃圾袋中，传染病或疑似传染病病人产生的医疗废物应当使用双层黄色垃圾袋包装并及时密封	3	未按要求进行分类3分	
		病理性废物：术中不需要送病理检测的离体组织，用黄色垃圾袋包装好，联系医疗垃圾回收人员及时回收，并做好登记	9	未按要求包装3分，未按要求联系回收人员3分，未进行登记3分	
		损伤性废物：各类锐器放置于黄色锐器盒中	6	未按要求进行分类6分	
		药物性废物：少量的药物性废物可以并入感染性废物中，但应在标签中注明	3	未按要求分类3分	
		化学性废物：引流液、排泄物、废化学试剂、废弃的消毒液等液体应排入污水处理系统	3	未按要求分类3分	
		其他：从病人体内取出的内植物应按医疗废物处理；放射性药品应存放在防护容器中，用后剩余的药品必须清点后再存放在防护容器中，按《放射性废物安全管理条例》规定运至存放地	3	未按要求分类3分	
		分类完成后脱手套，手卫生	1	未进行手卫生1分	
	手术室医疗废物转运与暂存（7分）	盛装的医疗废物达到包装物或者容器的3/4时，或手术结束后盛装医疗废物的包装物应当使用有效的封口方式，垃圾袋可采用鹅颈式封口，确保封口紧实、严密，包装物或者容器的外表面被感染性废物污染时，应当对被污染处进行消毒处理或者增加一层包装	2	未有效封口1分外包装被污染未处理1分	

续表

评价指标		评价内容	分值	扣分标准	扣分
操作流程质量标准（68分）	手术室医疗废物转运与暂存（7分）	每台手术结束后，及时清空手术间内所有垃圾，并注明手术间号及台次，及时转运医疗废物至暂存处	3	未及时清空手术间内垃圾2分，未使用平车转运1分	
		手术间的医疗废物集中放置于暂存处，应设醒目标识，及时运出，且定期进行消毒	2	放置处不符合要求2分	
效果评价（10分）		熟练掌握医疗废物分类原则，分类规范无混淆	4	酌情1~4分	
		手术间内地面无垃圾残留	3	酌情1~3分	
		手术室医疗废物暂存处符合要求	3	酌情1~3分	
理论（10分）	提问内容	目的、注意事项	10	酌情1~10分	

（四）手术室医疗废物管理操作流程

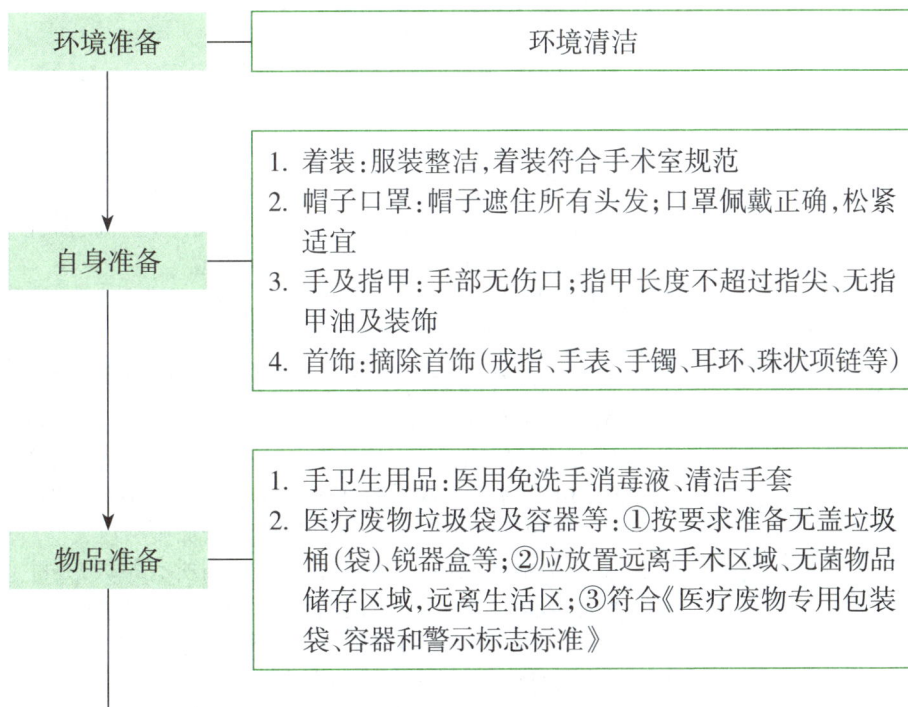

| 环境准备 | 环境清洁 |

| 自身准备 | 1. 着装：服装整洁，着装符合手术室规范
2. 帽子口罩：帽子遮住所有头发；口罩佩戴正确，松紧适宜
3. 手及指甲：手部无伤口；指甲长度不超过指尖、无指甲油及装饰
4. 首饰：摘除首饰（戒指、手表、手镯、耳环、珠状项链等） |

| 物品准备 | 1. 手卫生用品：医用免洗手消毒液、清洁手套
2. 医疗废物垃圾袋及容器等：①按要求准备无盖垃圾桶（袋）、锐器盒等；②应放置远离手术区域、无菌物品储存区域，远离生活区；③符合《医疗废物专用包装袋、容器和警示标志标准》 |

手术室医疗废物分类

1. 操作前手卫生
2. 手术开始前:认真检查垃圾桶内有无残余垃圾,将各类垃圾包装袋、容器按分类备好,确保包装袋、容器无破损、渗漏和其他缺陷
3. 生活垃圾:①将未被血液、体液、排泄物污染的手术物品的外包装材料等放置于黑色垃圾袋内;②可回收垃圾:将术中未被污染的输液瓶(袋),指普通病人使用后去除输液管、针头部分,放置于白色垃圾袋,且输注液体内未添加其他药物应按可回收的生活垃圾处理,放置于白色垃圾袋内
4. 手卫生并佩戴清洁手套
5. 感染性废物:将术中被血液、体液污染的敷料、缝线、引流管、密闭式引流瓶及杂项物品等放置于黄色垃圾袋中,传染病或疑似传染病病人产生的医疗废物应当使用双层黄色垃圾袋包装并及时密封
6. 病理性废物:术中不需要送病理检测的离体组织,用黄色垃圾袋包装好,联系医疗垃圾回收人员及时回收,并做好登记
7. 损伤性废物:各类锐器放置于黄色锐器盒中
8. 药物性废物:少量的药物性废物可以并入感染性废物中,但应在标签中注明
9. 化学性废物:引流液、排泄物、废化学试剂、废弃的消毒液等液体应排入污水处理系统
10. 其他:从病人体内取出的内植物应按医疗废物处理;放射性药品应存放在防护容器中,用后剩余的药品必须清点后再存放在防护容器中,按《放射性废物安全管理条例》规定运至存放地
11. 手卫生:分类完成后脱手套,手卫生

医疗废物处置与暂存

1. 盛装的医疗废物达到包装物或者容器的 3/4 时,或手术结束后盛装医疗废物的包装物应当使用有效的封口方式,垃圾袋可采用鹅颈式封口,确保封口紧实、严密,包装物或者容器的外表面被感染性废物污染时,应当对被污染处进行消毒处理或者增加一层包装
2. 每台手术结束后,及时清空手术间内所有垃圾,并注明手术间号及台次,及时转运医疗废物至暂存处
3. 手术间的医疗废物集中放置于暂存处,应设醒目标识,及时运出,且定期进行消毒

八、感染性防护质量评价标准及操作流程

(一) 目的

通过综合性的预防措施,实施双向防护策略,防止疾病在病人与医务人员之间的双向传播。根据疾病的传播途径,采取相应的接触、空气、飞沫隔离措施,进而最大限度地降低职业安全风险、有效预防职业暴露发生,保障病人和医务人员的安全。

(二) 注意事项

1. 操作环境安全,应配有符合国家职业安全规范标准的操作工具和个人防护装备,按照规范执行标准的预防措施。

2. 建立职业暴露防护制度、工作流程及应急预案,发生职业暴露时按规定进行紧急处理、上报和追踪。

3. 加强对职业暴露安全防护的管理与教育,增强医务人员职业防护意识。

4. 注意正确处理使用后的锐器。

5. 注意个人手卫生执行情况,在操作过程中,按规定程序和方法洗手。

(三) 感染性防护质量评价标准

评价指标		评价内容	分值	扣分标准	扣分
操作前准备 (10分)	环境准备 (10分)	操作环境宽敞、明亮、安全,符合操作要求	5	操作环境狭窄5分	
		配备有符合国家职业安全规范标准的操作工具和个人防护装备,操作者选择适宜的防护口罩、帽子、手套、隔离衣、鞋套、护目镜等	5	无符合规范的操作工具和防护用品5分	
操作流程质量标准 (70分)	自身准备 (2分)	服装干净整洁	2	未着干净整洁服装2分	
	用物准备 (8分)	选择适宜的防护口罩、帽子、手套、隔离衣、鞋套、护目镜、防护面屏,确保各种用具、辅助用品在操作者可及范围	8	根据不同感染类型选择不同防护用品,少选一件2分	

续表

评价指标	评价内容	分值	扣分标准	扣分
基本防护（15 分）	接触病人体液、血液、排泄物、分泌物、不完整的皮肤与黏膜或被其污染的物品时，应戴手套，操作完成后应及时摘除手套，洗手或手卫生消毒	10	接触被污染物品时，未戴手套 2 分 未脱掉手套 4 分 脱掉手套未及时洗手或进行手卫生 4 分	
	根据疾病传播途径，选择适宜的防护措施	5	未选择适宜的防护措施 5 分	
手术室烟雾防护（15 分）	具体参照第七章十一、手术室烟雾防护质量评价标准及操作流程执行	15	根据手术室烟雾防护质量评价标准及操作流程得分取 15% 为此项最终得分	
操作流程质量标准（70 分） 锐器伤防护（40 分）	使用后针头应单手操作及时复帽，或使用器械辅助拆除	5	双手回套针帽 5 分	
	使用玻璃安瓿制剂时，必要时可使用砂轮等辅助用品	5	徒手掰玻璃安瓿瓶 5 分	
	禁止用手直接接触使用后的针头、缝针、刀片等锐器	5	直接徒手拿取使用后的锐器 5 分	
	不应对缝针进行矫形	5	对缝针进行矫形 3 分	
	手术台上的锐器应定位放置，规范传递，用后立即归位	3	未定位放置锐器 3 分	
	采用无接触式传递方法传递锐器，术毕将锐器及时放入符合标准的锐器回收器收集存放	2	未采用无接触传递方式传递锐器 2 分	
	使用安全的、防锐器伤的医疗用品	5	未使用防锐器伤医疗用品，发生锐器伤 5 分	
	若发生锐器伤，局部伤口紧急处理原则：①戴手套者应迅速脱去手套，立即在伤口旁由近心端向远心端轻轻挤压，避免挤压伤口局部，尽可能挤出损伤处的血液；②再用大量的流动水及皂液清洗伤口后，最后用 0.5% 碘伏或者 75% 酒精消毒，必要时包扎伤口；③发生锐器伤后立即向医院相关部门报告，并按照医院锐器伤应急处置流程处理；④收集职业暴露相关信息，包括暴露源免疫状况，综合评定是否需要定期检测、随访以及预防用药	10	不知晓发生锐器伤的处理原则及流程 10 分	

评价指标		评价内容	分值	扣分标准	扣分
效果评价(10分)	熟练程度	无职业暴露发生	10	发生职业暴露10分	
理论(10分)	提问内容	目的、注意事项	10	酌情1~10分	

(四) 感染性防护操作流程

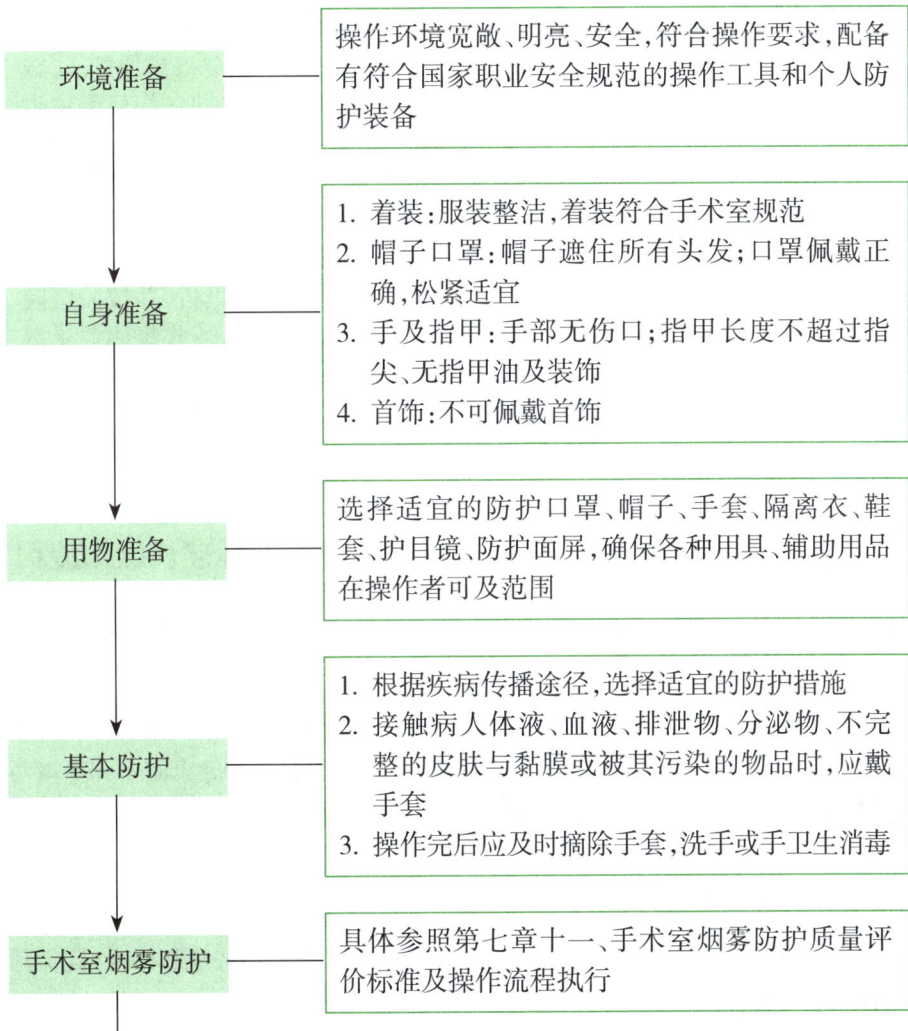

环境准备	→	操作环境宽敞、明亮、安全,符合操作要求,配备有符合国家职业安全规范的操作工具和个人防护装备
自身准备	→	1. 着装:服装整洁,着装符合手术室规范 2. 帽子口罩:帽子遮住所有头发;口罩佩戴正确,松紧适宜 3. 手及指甲:手部无伤口;指甲长度不超过指尖、无指甲油及装饰 4. 首饰:不可佩戴首饰
用物准备	→	选择适宜的防护口罩、帽子、手套、隔离衣、鞋套、护目镜、防护面屏,确保各种用具、辅助用品在操作者可及范围
基本防护	→	1. 根据疾病传播途径,选择适宜的防护措施 2. 接触病人体液、血液、排泄物、分泌物、不完整的皮肤与黏膜或被其污染的物品时,应戴手套 3. 操作完后应及时摘除手套,洗手或手卫生消毒
手术室烟雾防护	→	具体参照第七章十一、手术室烟雾防护质量评价标准及操作流程执行

```
                        ┌─────────────────────────────────────────┐
                        │ 1. 使用后针头应单手操作及时复帽,或使用器 │
                        │    械辅助拆除                             │
                        │ 2. 使用玻璃安瓿制剂时,必要时可使用砂轮等 │
                        │    辅助用品                               │
                        │ 3. 禁止用手直接接触使用后的针头、缝针、刀片 │
                        │    等锐器                                 │
                        │ 4. 不应对缝针进行矫形                     │
                        │ 5. 手术台上的锐器应定位放置,规范传递,用后 │
                        │    立即归位                               │
                        │ 6. 采用无接触式传递方法传递锐器,术毕将锐 │
┌──────────────┐        │    器及时放入符合标准的锐器回收器收集存放 │
│  锐器伤防护   ├────────┤ 7. 使用安全的、防锐器伤的医疗用品         │
└──────────────┘        │ 8. 若发生锐器伤,局部伤口紧急处理原则:①戴 │
                        │    手套者应迅速脱去手套,立即在伤口旁由近 │
                        │    心端向远心端轻轻挤压,避免挤压伤口局部, │
                        │    尽可能挤出损伤处的血液;②再用大量流动 │
                        │    水及皂液清洗伤口,最后用 0.5% 碘伏或者 │
                        │    75% 酒精消毒,必要时包扎伤口;③发生锐器 │
                        │    伤后立即向医院相关部门报告,并按照医院 │
                        │    锐器伤应急处置流程处理;④收集职业暴露 │
                        │    相关信息,评定是否需要定期检测、包括暴露 │
                        │    源免疫状况,随访以及预防用药             │
                        └─────────────────────────────────────────┘
```

九、手术室抗肿瘤药物配制防护质量评价标准及操作流程

(一) 目的

通过遵守操作规程,采取相应的安全防护措施,正确使用防护用品,确保药物配制安全,防止药物外溢,降低因药物接触可能引发的健康问题和环境污染,保障医护人员和病人的安全与健康。

(二) 注意事项

1. 遵循"安全第一,预防为主"的根本原则,遵守相关法规和标准,确保药物使用的合规性。

2. 抗肿瘤药物应由经过培训的专业人员规范配制,配制和给药时应穿戴个人防护用品。

3. 严格执行无菌操作,药物配制和使用过程中,应尽量避免药液外溢和泄漏,一旦发生,立即采取相应措施,防止对环境和人员造成污染和危害。

4. 配制后的抗肿瘤药物应贴上醒目标识单独放置,不得混放。

5. 长期接触抗肿瘤药物的医护人员应定期体检,妊娠及哺乳期的医护人员应避免接触抗肿瘤药物。

6. 所有接触抗肿瘤药物的污染物品应密闭存放在防渗漏的污物袋或容器内,贴上有毒性药物标识统一焚烧处理。

（三）手术室抗肿瘤药物配制防护质量评价标准

评价指标		评价内容	分值	扣分标准	扣分
操作前准备（12分）	环境准备（4分）	在洁净通风且相对独立的空间内,调节温湿度,宜在Ⅱ级或Ⅲ级垂直层流生物安全柜	4	不按要求各1分	
	自身准备（8分）	服装干净整洁,帽子遮住所有头发,符合手术室要求	3	不符合要求2分 有散落头发1分	
		佩戴一次性医用防护口罩	2	佩戴方法不正确2分	
		手部无破损、指甲长度不超过指尖、不可佩戴首饰	3	不符合各1分	
操作流程质量标准（68分）	用物准备（9分）	面罩、护目镜、两双手套（PVC手套和乳胶手套）、一次性防水隔离衣、鞋套、一次性口罩	3	遗漏一项0.5分	
		砂轮、含75%酒精湿巾、医疗废物容器、锐器盒、医嘱标签、有毒性药物标识标签	3	遗漏一项0.5分	
		一次性无菌抽药盘、一次性防渗透吸水垫、无菌纱布、消毒棉签、合适型号的注射器、正确的溶媒液	3	遗漏一项0.5分	
	操作前（10分）	生物柜靠近排风口,用75%酒精擦拭生物安全柜内操作台面	1	未擦拭1分	
		生物柜内操作台面垫一次性防渗透吸水垫	1	未垫1分	
		按照七步洗手法要求进行手卫生	1	不规范1分	

续表

评价指标		评价内容	分值	扣分标准	扣分
操作流程质量标准（68分）	操作前（10分）	正确佩戴护目镜、面罩、穿一次性防水隔离衣、戴双层手套（内层为PVC手套，外层为乳胶手套）、一次性口罩，穿好后检查整套防护的封闭性和完整性	2	穿戴不正确1分，未检查1分	
		根据医嘱核对药品名称、规格、剂量、有效期和药品包装完好性	5	遗漏查对每项1分	
	操作中（32分）	检查无菌物品的有效期和包装的密闭性，对光检查溶媒液有无沉淀、絮状物	2	漏项检查各1分	
		检查一次性无菌抽药盘有效期及密闭性并打开备用	1	未检查1分	
		按三查八对再次核对医嘱	4	遗漏查对每项0.5分	
		针剂：将安瓿尖端药液弹至体部，消毒安瓿颈，用砂轮割锯，再次消毒，用辅助工具掰开，抽吸于注射器内 粉剂：去除药瓶铝盖，消毒瓶塞，待干，抽吸溶媒，沿瓶壁缓慢注入瓶底，轻轻摇动，待溶解后抽吸于注射器内	10	未消毒1分 未使用辅助工具1分 无菌操作不规范1分 有针头脱落或药液溢出各2分 药液未抽吸干净3分	
		抽吸药物后不得挤压、敲打注射器	3	错一项1分	
		配制后的药液贴上医嘱标签，单独放置于无菌抽药盘内	2	未贴标签、未正确放置各1分	
		洗手护士将手术台上注射器去掉针头及针帽，回抽针筒，针筒朝上放置于手术台边缘，注意不超过无菌区	2	未正确操作适当1~2分	
		巡回护士将配制好的药液跟洗手护士共同核对后再注入手术台上注射器内，并告知其使用方法	3	未核对1分，有外溢1分、未告知1分	
		洗手护士用无菌记号笔做好标记、定点放置，术中冲洗时再次确认药物的名称、剂量、浓度，确认切口周围已保护，无渗漏发生	5	未标注1分，未定点放置1分，未确认3分	
	操作后（17分）	药瓶或安瓿与医嘱核对，正确后方可处理	3	未核对3分	

续表

评价指标		评价内容	分值	扣分标准	扣分
操作流程质量标准（68分）	操作后（17分）	将使用过的注射器与针头分离,针头和药瓶(或安瓿)置于锐器盒并密闭锐器盒,粘贴有毒性药物标识	3	未分离1分,用物处理不当1分,未贴标识1分	
		将所有接触抗肿瘤药物的污染物品(注射器、纱布、药盘、防渗透吸水垫等)包裹放于医疗废物容器内;再脱手套、摘面罩和护目镜、脱隔离衣一并置于医疗废物容器内,将容器密闭并粘贴有毒性药物标识	6	未正确脱防护用品2分,放置不当2分,未标识2分	
		按照七步洗手法要求进行手卫生	1	未做或不规范1分	
		用含有75%酒精湿巾擦拭生物柜操作台面、将配药操作台面的防渗透吸水垫及时更换	1	未做1分	
		流动水洗手	1	未做1分	
		执行医嘱并签字	2	未签字2分	
效果评价（10分）	熟练程度	用物准备齐全	2	酌情1~2分	
		职业防护得当,操作动作流畅,无药物外溢	4	酌情1~4分	
		全程无菌操作、双人查对、用物处理正确	4	酌情1~4分	
理论（10分）	提问内容	目的、注意事项	10	酌情1~10分	

（四）手术室抗肿瘤药物配制防护操作流程

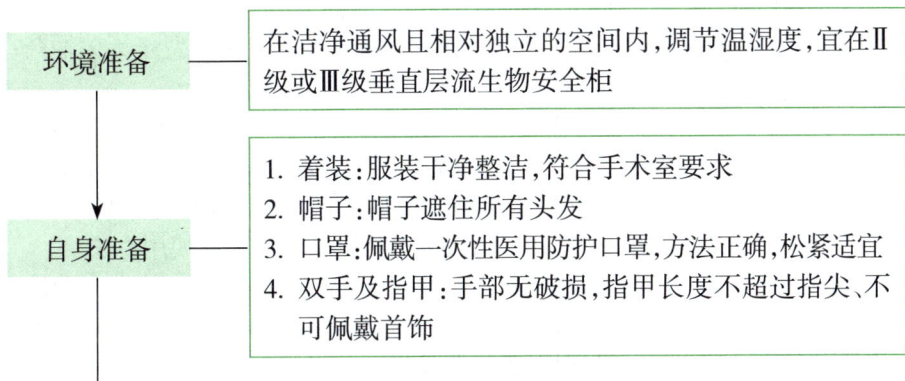

环境准备 —— 在洁净通风且相对独立的空间内,调节温湿度,宜在Ⅱ级或Ⅲ级垂直层流生物安全柜

↓

自身准备 —— 1. 着装:服装干净整洁,符合手术室要求
2. 帽子:帽子遮住所有头发
3. 口罩:佩戴一次性医用防护口罩,方法正确,松紧适宜
4. 双手及指甲:手部无破损,指甲长度不超过指尖、不可佩戴首饰

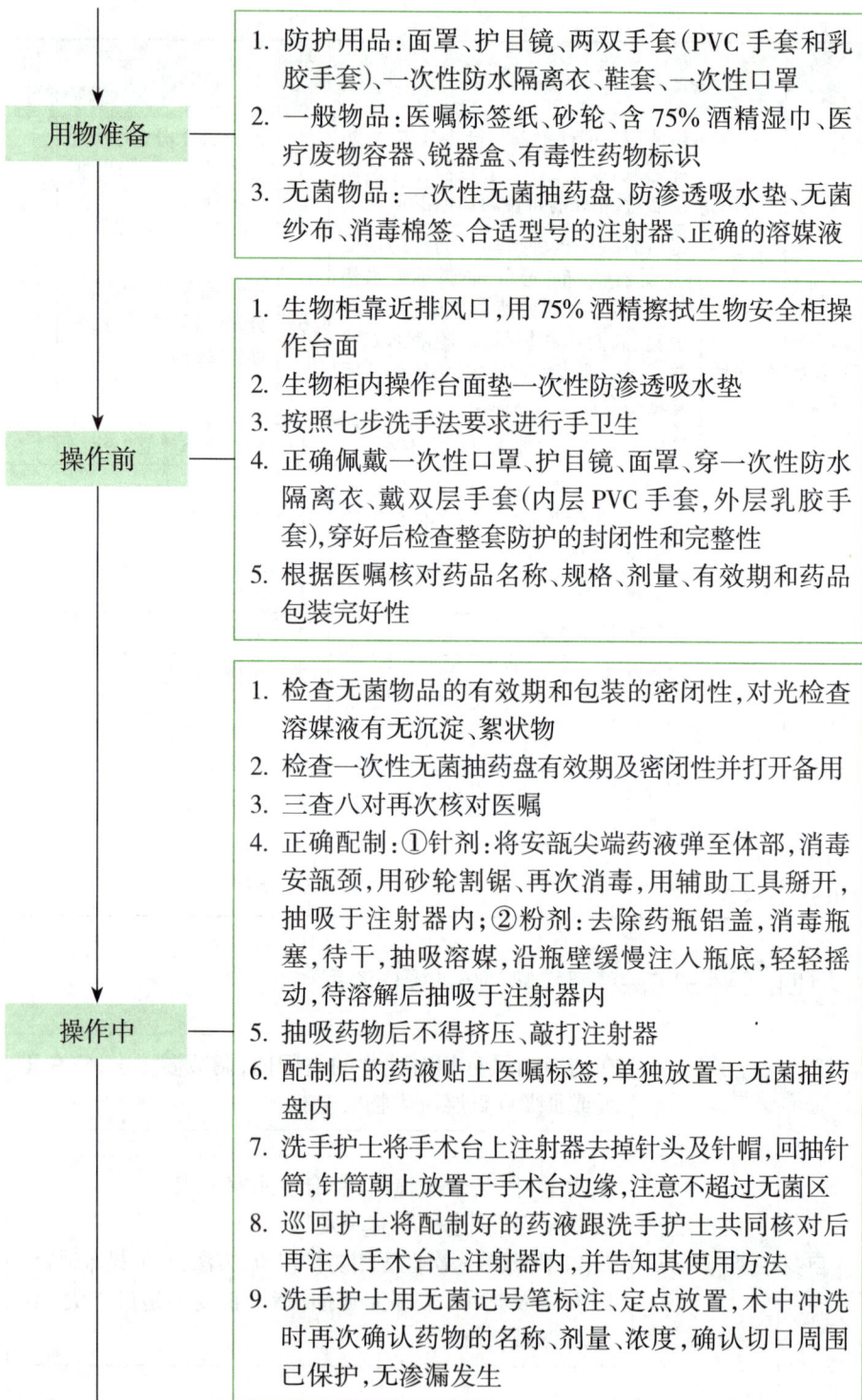

用物准备

1. 防护用品：面罩、护目镜、两双手套（PVC 手套和乳胶手套）、一次性防水隔离衣、鞋套、一次性口罩
2. 一般物品：医嘱标签纸、砂轮、含 75% 酒精湿巾、医疗废物容器、锐器盒、有毒性药物标识
3. 无菌物品：一次性无菌抽药盘、防渗透吸水垫、无菌纱布、消毒棉签、合适型号的注射器、正确的溶媒液

操作前

1. 生物柜靠近排风口，用 75% 酒精擦拭生物安全柜操作台面
2. 生物柜内操作台面垫一次性防渗透吸水垫
3. 按照七步洗手法要求进行手卫生
4. 正确佩戴一次性口罩、护目镜、面罩、穿一次性防水隔离衣、戴双层手套（内层 PVC 手套，外层乳胶手套），穿好后检查整套防护的封闭性和完整性
5. 根据医嘱核对药品名称、规格、剂量、有效期和药品包装完好性

操作中

1. 检查无菌物品的有效期和包装的密闭性，对光检查溶媒液有无沉淀、絮状物
2. 检查一次性无菌抽药盘有效期及密闭性并打开备用
3. 三查八对再次核对医嘱
4. 正确配制：①针剂：将安瓿尖端药液弹至体部，消毒安瓿颈，用砂轮割锯、再次消毒，用辅助工具掰开，抽吸于注射器内；②粉剂：去除药瓶铝盖，消毒瓶塞，待干，抽吸溶媒，沿瓶壁缓慢注入瓶底，轻轻摇动，待溶解后抽吸于注射器内
5. 抽吸药物后不得挤压、敲打注射器
6. 配制后的药液贴上医嘱标签，单独放置于无菌抽药盘内
7. 洗手护士将手术台上注射器去掉针头及针帽，回抽针筒，针筒朝上放置于手术台边缘，注意不超过无菌区
8. 巡回护士将配制好的药液跟洗手护士共同核对后再注入手术台上注射器内，并告知其使用方法
9. 洗手护士用无菌记号笔标注、定点放置，术中冲洗时再次确认药物的名称、剂量、浓度，确认切口周围已保护，无渗漏发生

	1. 药瓶或安瓿与医嘱核对,正确后方可处理
	2. 将使用过的注射器与针头分离,针头和药瓶(或安瓿)置于锐器盒并密闭锐器盒,贴上有毒性药物标识
	3. 将所有接触抗肿瘤药物的污染物品(注射器、纱布、一次性无菌药盘、防渗漏吸水垫等)包裹放于医疗锐器废物容器内,再脱手套、摘面罩和护目镜、脱隔离衣一并置于医疗废物容器内,将容器密闭并贴上有毒性药物标识
操作后	4. 用含有 75% 酒精湿巾擦拭生物柜操作台面,将配药操作台面的防渗透吸水垫及时更换
	5. 流动水洗手
	6. 执行医嘱并签字
	7. 抗肿瘤药物外溢时按以下步骤进行处理:①操作者应穿戴个人防护用品;②应立即标明污染范围,粉剂药物外溢应使用湿纱布垫擦拭,水剂药物外溅应使用吸水纱布垫吸附,污染表面应使用清水清洗;③如药液不慎溅在皮肤或眼睛内,应立即用清水反复冲洗;④记录外溢药物名称、时间、溢出量、处理过程以及受污染的人员

十、手术室放射性防护质量评价标准及操作流程

(一) 目的

确保人员所受剂量低于确定性效应发生阈值,以防止确定性效应的发生。确保采取所有合理的措施,以把随机性效应的发生概率限制到可达到的尽量低的水平。保证医务工作者、受检者、公众及其后代的健康和安全,防止不必要的照射,减少放射可能带来的危害。

(二) 注意事项

1. 使用放射设备的手术应在有放射防护的手术间进行,手术间门上应有放射警示标识。

2. 禁止私自进入放射区域,未经培训和指导,不得进行放射作业。

3. 在进行放射作业前,必须穿戴个人防护装备,检查装备是否完好。

4. 操作时要小心谨慎,避免碰撞和摔落,防止放射性物质泄漏和扩散。

5. 尽量减少放射时间,手术中在不违反无菌原则的前提下应尽量远离放射源,降低暴露风险。

6. 如发现辐射水平异常或个人防护装备损坏,应立即停止作业,并向主管部门和防护人员报告。

7. 注重射线的检测,必须保证受照射的剂量不超过国家规定的限值。操作人员要正确佩戴剂量计,记录接触放射线的累积量。

8. 防护材料及用品每年至少自行检查 2 次,正常使用年限为 5 年。

9. 对于放射废弃物的处理,必须按照《放射性废物安全管理条例》的相关规定处理,不得随意丢弃。

10. 在采取措施处理放射废弃物时,必须佩戴个人防护装备,并确保操作安全。

(三) 手术室放射性防护质量评价标准

评价指标			评价内容	分值	扣分标准	扣分
操作前准备（25分）	自身准备（11分）	着装（1分）	服装整洁,着装符合手术室规范	1	洗手衣、裤着装不符合要求1分	
		帽子口罩（1分）	帽子遮住所有头发,口罩佩戴正确,松紧适宜	1	帽子未遮住头发或口罩佩戴不正确1分	
		双手（1分）	手部无伤口;指甲长度不超过指尖,不可佩戴首饰	1	不符合要求1分	
		人员准入资格（8分）	取得放射工作许可证且每年进行一次核查	1	无对应资格证1分	
			上岗前进行健康体检	1	上岗前未进行健康体检1分	
			定期进行专业及防护知识培训	2	无相关培训记录2分	
			建立个人剂量、职业健康管理和教育培训档案	2	无相关人员档案记录2分	
			非怀孕、哺乳期和备孕人员	2	属于以上人员2分	

续表

评价指标			评价内容	分值	扣分标准	扣分
操作前准备（25分）	环境准备（14分）	手术间布局（2分）	射线防护建设应符合《放射诊断放射防护要求》GBZ130—2020的要求	2	不符合要求2分	
		手术间设计（6分）	使用放射设备的手术应在有放射防护的手术间进行	2	手术间选择不合理2分	
			邻室（含楼上及楼下）、周围场所应有效防护	2	未有效防护2分	
			放射防护手术间应设有观察窗或摄像监控装置	2	无观察窗或摄像监控装置2分	
		防护门设计（4分）	电动防护门为功能状态，出入门位于散射辐射相对低的位置	2	设置不合理或开关故障2分	
			手术间门上应有醒目的工作状态指示灯、放射警示标识，且正常显示射线状态	2	无警示标识，未正常显示射线状态各1分	
		手术床放置（2分）	手术床放置在手术间净化区域的中心	2	放置不正确2分	
操作流程质量标准（60分）	手术前（14分）	设备管理（4分）	术前完成各类设备质量检查，在功能状态	2	未提前调试设备2分	
			对精密仪器或特殊感染病人使用的仪器使用一次性保护套	2	未使用2分	
		防护用具及辅助防护设施选择（6分）	正确选择防护用品，常用包括铅屏风、铅衣、铅帽、铅面罩、铅围领、铅手套、含铅护目镜等	2	未正确选择防护用品2分	
			防护用品正确穿戴，松紧适宜，有效保护重要脏器	2	未正确佩戴防护用品2分	
			介入手术间加配悬挂防护屏或防护吊帘、床侧防护帘等	2	未正确选择辅助防护设施2分	

续表

评价指标	评价内容			分值	扣分标准	扣分
操作流程质量标准（60分）	手术前（14分）	剂量仪的佩戴（4分）	操作人员必须在从事放射工作的时间内佩戴个人剂量监测仪	1	未佩戴1分	
			个人剂量监测仪专人专用，不得混用	1	未专人专用1分	
			操作人员要正确佩戴剂量仪，应符合《放射诊断放射防护要求》GBZ130—2020	1	佩戴不正确1分	
			记录接触放射线的积累量，纳入个人剂量监测档案，监测操作人员健康	1	未记录1分	
	手术中（22分）	放射线防护四要素（2分）	应遵循放射线防护四要素：个人防护、屏蔽防护、距离防护和时间防护	2	未符合原则要求2分	
		人员管理（6分）	除临床特殊情况外，图像采集时工作人员尽量不在手术间内	2	图像采集时人员随意停留2分	
			禁止与诊疗无关的其他人员停留在手术区域内	2	其他人员随意停留2分	
			手术中在不违反无菌原则的前提下，尽量远离射线发射球管，并躲避在铅屏风之后	2	未躲避在铅屏风后2分	
		受检者辐射监测（4分）	操作中，设备控制台和手术间显示器上应显示受检者辐射剂量测定指示和多次曝光剂量记录	2	未正确显示2分	
		辐射屏蔽防护（2分）	透视时周围剂量当量率应不大于2.5μSv/h，测量时，X线设备连续出束时间应大于仪器响应时间	2	未符合要求2分	
		防护用具的管理（2分）	发生防护用具脱落、损坏等情况，立即停止手术，及时给予更换	2	未及时更换2分	

续表

评价指标			评价内容	分值	扣分标准	扣分
操作流程质量标准（60分）	手术中（22分）	放射安全事件应急预案（6分）	根据事件的性质和严重程度进行分级，及时对放射安全事件进行评估，并向医院应急管理部门上报	2	无完善上报制度2分	
			根据不同的分级进行预案，包括紧急疏散、设备关停、设备检修等	2	无应急预案2分	
			定期进行应急实战演练	2	无演练记录2分	
	手术后（24分）	设备维护（4分）	使用后关闭放射设备	2	未正确关闭2分	
			对使用后设备进行清洁消毒处理	2	未正确清洁2分	
		防护用具的清洁与维护（8分）	使用后应及时进行擦拭消毒	2	未正确清洁2分	
			被血液、体液污染时应及时消毒处理	2	未正确清洁2分	
			防护材料及用品国标要求每年至少自行检查2次，正常使用年限为5年	2	无自检记录2分	
			应妥善存放，不折叠放置，防止断裂	2	未正确放置2分	
		放射性废物处理（2分）	放射性粒子取出后，收入到专用的铅容器中，按照放射性医疗垃圾规范流程集中处理	2	处理不正确2分	
		剂量限值统计（2分）	注重对工作人员的检测，保证受照射的剂量不超过国家规定的限值，需符合《电离辐射防护与辐射源安全基本标准》GB/T 18871—2002	2	未进行剂量限值统计2分	
		防护检测（6分）	手术间辐射屏蔽防护检测方法及检测条件应符合GBZ 130的要求	2	不符合要求2分	
			防护检测应在巡测的基础上，对关注点的局部屏蔽和缝隙进行重点检测	2	未重点检测2分	

续表

评价指标	评价内容			分值	扣分标准	扣分
操作流程质量标准（60分）	手术后（24分）	防护检测（6分）	手术间放射防护安全设施应进行竣工验收,在使用过程中,应进行定期检查和检测	2	无定期检查记录2分	
		定期体检（2分）	定期进行医务人员放射体检	2	未进行体检2分	
效果评价（5分）	熟练程度		正确穿脱防护用品,自我防护得当	3	不流畅1~3分	
			放射设备操作流畅,正确佩戴剂量仪	2	酌情1~2分	
理论（10分）	提问内容		目的、注意事项	10	酌情1~10分	

（四）手术室放射性防护操作流程

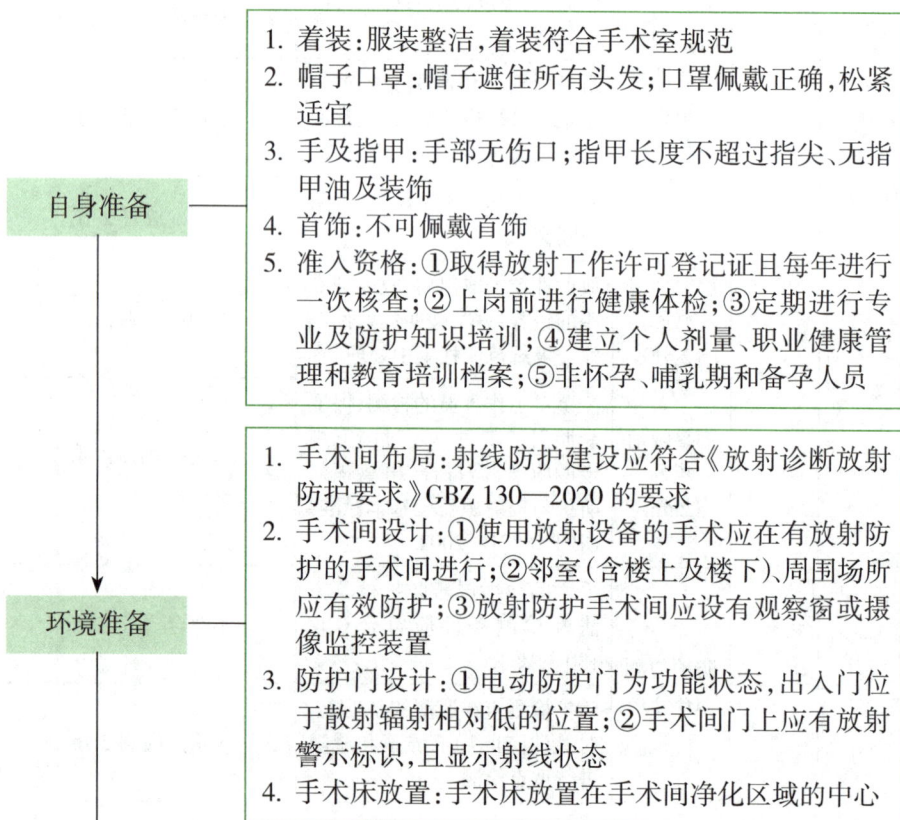

自身准备

1. 着装:服装整洁,着装符合手术室规范
2. 帽子口罩:帽子遮住所有头发;口罩佩戴正确,松紧适宜
3. 手及指甲:手部无伤口;指甲长度不超过指尖、无指甲油及装饰
4. 首饰:不可佩戴首饰
5. 准入资格:①取得放射工作许可登记证且每年进行一次核查;②上岗前进行健康体检;③定期进行专业及防护知识培训;④建立个人剂量、职业健康管理和教育培训档案;⑤非怀孕、哺乳期和备孕人员

环境准备

1. 手术间布局:射线防护建设应符合《放射诊断放射防护要求》GBZ 130—2020 的要求
2. 手术间设计:①使用放射设备的手术应在有放射防护的手术间进行;②邻室（含楼上及楼下）、周围场所应有效防护;③放射防护手术间应设有观察窗或摄像监控装置
3. 防护门设计:①电动防护门为功能状态,出入门位于散射辐射相对低的位置;②手术间门上应有放射警示标识,且显示射线状态
4. 手术床放置:手术床放置在手术间净化区域的中心

手术前

1. 设备管理:术前完成各类设备质量检查,无质检问题后可正常使用
2. 防护用具及辅助防护设施选择:①正确选择防护用品,常用包括铅屏风、铅衣、铅帽、铅面罩、铅围领、铅手套、含铅护目镜等;②防护用品正确穿戴,松紧适宜,有效保护重要脏器;③介入手术间加配悬挂防护屏或防护吊帘、床侧防护帘等
3. 剂量仪的佩戴:①操作人员必须在从事放射工作的时间内佩戴个人剂量监测仪,记录接触放射线的积累量,监测操作人员健康;②个人剂量监测仪专人专用,不得混用;③操作人员要正确佩戴剂量仪,应符合《放射诊断放射防护要求》GBZ 130—2020;④记录接触放射线的积累量,纳入个人剂量监测档案,保护操作人员健康

手术中

1. 遵循放射线防护四要素:个人防护、屏蔽防护、距离防护和时间防护
2. 人员管理:①除临床特殊情况外,图像采集时工作人员尽量不在手术间内;②禁止与诊疗无关的其他人员停留在手术间内;③手术中在不违反无菌原则的前提下,尽量远离射线发射球管,并躲避在铅屏风之后
3. 受检者辐射监测:操作中,设备控制台和手术间显示器上应显示受检者辐射剂量测定指示和多次曝光剂量记录
4. 辐射屏蔽防护:透视时周围剂量当量率应不大于 $2.5\mu Sv/h$,测量时,X 线设备连续出束时间应大于仪器响应时间
5. 防护用具的管理:发生防护用具脱落、损坏等情况,立即停止手术,及时给予更换
6. 放射安全事件应急预案:①根据事件的性质和严重程度进行分级;②及时对放射安全事件进行评估,并向医院应急管理部门上报;③根据不同的分级进行预案,包括紧急疏散、设备关停、设备检修等;④定期进行应急实践演练

手术后

1. 设备维护:①使用后关闭放射设备;②对使用后设备进行清洁消毒处理
2. 防护用具的清洁与维护:①使用后应及时用温水和中性洗涤液轻柔擦掉衣服表面的污渍;②被血液、体液污染时应及时消毒处理;③防护材料及用品国标要求每年至少自行检查2次,正常使用年限为5年;④应妥善存放,不折叠放置,防止断裂
3. 放射性用物处理:放射性粒子取出后,收入到专用的铅容器中,按照放射性医疗垃圾规范流程集中处理
4. 剂量限值统计:①注重对射线的检测,必须保证受照射的剂量不超过国家规定的限值;②符合《电离辐射防护与辐射源安全基本标准》GB/T 18871—2002;
5. 防护检测:①手术间辐射屏蔽防护检测方法及检测条件应符合 GBZ 130 的要求;②防护检测应在巡测的基础上,对关注点的局部屏蔽和缝隙进行重点检测;③手术间放射防护安全设施应进行竣工验收,在使用过程中,应进行定期检查和检测
6. 定期体检:定期进行医务人员放射体检

十一、手术室烟雾防护质量评价标准及操作流程

(一) 目的

了解手术烟雾的有毒成分与危害,采用有效预防与控制措施,减少手术烟雾释放和弥散,提供无烟的工作环境,避免手术烟雾的职业暴露与危害。

(二) 注意事项

1. 采用排烟设备、过滤系统和个人防护装置应关注说明书与操作流程。
2. 采用中心负压吸引器进行手术烟雾处理,末端应有过滤排放装置。
3. 排烟设备使用后应进行消毒和处置,防止院内感染隐患。
4. 宜根据手术类型选择排烟设备及配套耗材,如开放手术选择超高效空

气过滤器(ultra low penetration air filter,ULPA)排烟设备,内镜微创手术宜采用带排烟功能的气腹机。

(三)手术室烟雾防护质量评价标准

评价指标	评价内容			分值	扣分标准	扣分
操作前准备 (23分)	自身准备 (14分)	着装 (1分)	服装整洁,着装符合手术室规范	1	洗手衣、裤着装不符合要求各0.5分	
		帽子 (1分)	帽子遮住所有头发	1	帽子未遮住头发1分	
		口罩 (5分)	正确选择口罩 (3分)	常规手术:医用外科口罩 使用电外科设备的特殊感染(人乳头状瘤病毒、HIV)手术:医用防护口罩	3	选择不正确3分	
			规范佩戴口罩 (2分)	压紧口罩密封条	1	未完成一项1分	
				口罩与面部紧贴	1		
		防护面屏、护目镜(5分)	按需选择 (3分)	常规手术:一般不需要特殊手术如术中使用会产生手术烟雾的设备(高速动力系统、激光):需要	3	未按需选择3分	
			规范使用 (2分)	防护面屏佩戴稳妥、护目镜四周要贴合于面部	2	未正确使用2分	
		隔离衣(2分)		按需选择隔离衣	1	未按需选择1分	
				正确穿着隔离衣	1	未正确穿着1分	
	环境准备 (9分)	手术间环境 (3分)		开启手术间的净化空调系统	1	未开启1分	
				调整温、湿度适宜	2	温湿度不适宜2分	
		手术间通风口 (2分)		检查通风口无遮挡	2	有物品遮挡2分	

评价指标	评价内容			分值	扣分标准	扣分
操作前准备（23分）	环境准备（9分）	手术床（2分）	手术床放置在手术间净化区域的中心	2	未放在中心2分	
		手术间电动门（2分）	检查电动门功能状态	2	电源未开启1分；电动门长时间未关闭1分	
	手术前（8分）	负压吸引（8分）	安装一次性负压吸引储液袋	2	未完成一项2分	
			连接负压吸引管道	2		
			调节负压吸引器压力表至适合的压力范围	2		
			测试吸引器装置吸力	2		
操作流程质量标准（60分）	手术中（42分）	预防和控制电外科设备操作产生的烟雾（20分）	准确选择（6分）	选择焦烟少、性能好的电外科设备	2	未规范选择2分	
				根据组织类型和手术需求，选择合适的模式及功率	4	未选择合适模式及功率各2分	
			正确使用（14分）	正确连接和固定电外科设备	2	未正确连接2分	
				测试电外科设备输出功率	2	未测试2分	
				术中将头偏离操作部位的正上方	2	未偏离2分	
				高频电刀每次操作时间宜控制在10s内；超声刀操作时间宜控制在7s内	2	未控制操作时间2分	
				使用普通电刀，及时抽吸烟雾；使用吸烟电刀，电刀与发烟点的角度保持45°~60°	2	操作不正确2分	
				及时清理电外科设备的焦痂	4	未及时清理2分 未正确清理2分	

评价指标	评价内容				分值	扣分标准	扣分
操作流程质量标准（60分）	手术中（42分）	应用设备排烟防控手术烟雾（10分）	排烟设备的使用（4分）	配置适宜的排烟设备	2	未配置2分	
				正确使用排烟设备（遵照说明书进行使用）	2	未规范使用2分	
			高效过滤系统的使用（2分）	使用高效过滤系统手术烟雾抽排设备，排气速率至少达到31~46m/s	2	排气速率未达标2分	
			负压吸引器的使用（2分）	使用无菌吸头在距离产生烟雾手术切割<5cm位置及时抽吸	2	未及时抽吸2分	
			洁净手术间通风技术的应用（2分）	加大风量或增加换气次数	2	未正确设置2分	
		微创手术防控手术烟雾（12分）	设备选择（5分）	使用带排烟功能的双向气腹机	3	未使用3分	
				腹腔镜手术放气过程通过ULPA过滤系统或采用负压吸引捕获烟雾	2	未使用2分	
			手术操作（7分）	负压吸引管连接Trocar通气阀门进行吸引	3	未正确连接3分	
				手术取出标本时排空腹内充气和烟雾	1	未正确操作1分	
				腹部放气前，避免进行手辅助放气	1	未规范操作1分	
				完成放气后，放置外科引流管	1	放置时机不对1分	
				微创器械放置孔避免端口通气，在排气孔端口使用过滤装置排空气腹	1	未规范操作1分	
	手术后（10分）	排烟设备使用后的处理（2分）		确认排烟设备的清洁工作	1	未确认1分	
				定期维护	1	未维护1分	

评价指标	评价内容			分值	扣分标准	扣分
操作流程质量标准（60分）	手术后（10分）	正确关闭手术电外科设备（2分）	使用后关闭各类电外科设备	2	未正确关闭2分	
		正确脱去防护用品（6分）	隔离衣（2分）	采用正确的方法脱去隔离衣，并处理	2	脱去方法不正确各1分，处置方法不正确各1分	
			面屏或护目镜（2分）	采用正确的方法脱去面屏或护目镜，并处理	2		
			口罩（2分）	采用正确的方法脱去口罩，并处理	2		
效果评价（7分）	熟练程度			排烟设备操作、高效空气过滤器使用流畅	4	不流畅1~4分	
				自我防护得当，操作流畅	3	酌情1~3分	
理论（10分）	提问内容			目的、注意事项	10	酌情1~10分	

（四）手术室烟雾防护操作流程

自身准备

1. 着装：服装整洁，着装符合手术室规范
2. 帽子口罩：帽子遮住所有头发；口罩佩戴正确，松紧适宜
3. 手及指甲：手部无伤口；指甲长度不超过指尖、无指甲油及装饰
4. 首饰：不可佩戴首饰
5. 口罩：①正确选择口罩：常规手术：医用外科口罩，使用电外科设备的特殊感染（人乳头状瘤病毒、HIV）手术：医用防护口罩；②规范佩戴口罩：压紧口罩密封条，口罩与面部紧贴，扣紧面部，口鼻周围无缝隙
6. 防护面屏或护目镜：①常规手术一般不需要；②特殊手术如术中使用会产生手术烟雾的设备（高速动力系统、激光）需要规范使用，防护面屏佩戴稳妥，护目镜四周要贴合于面部
7. 隔离衣：按需选择隔离衣并正确穿着隔离衣

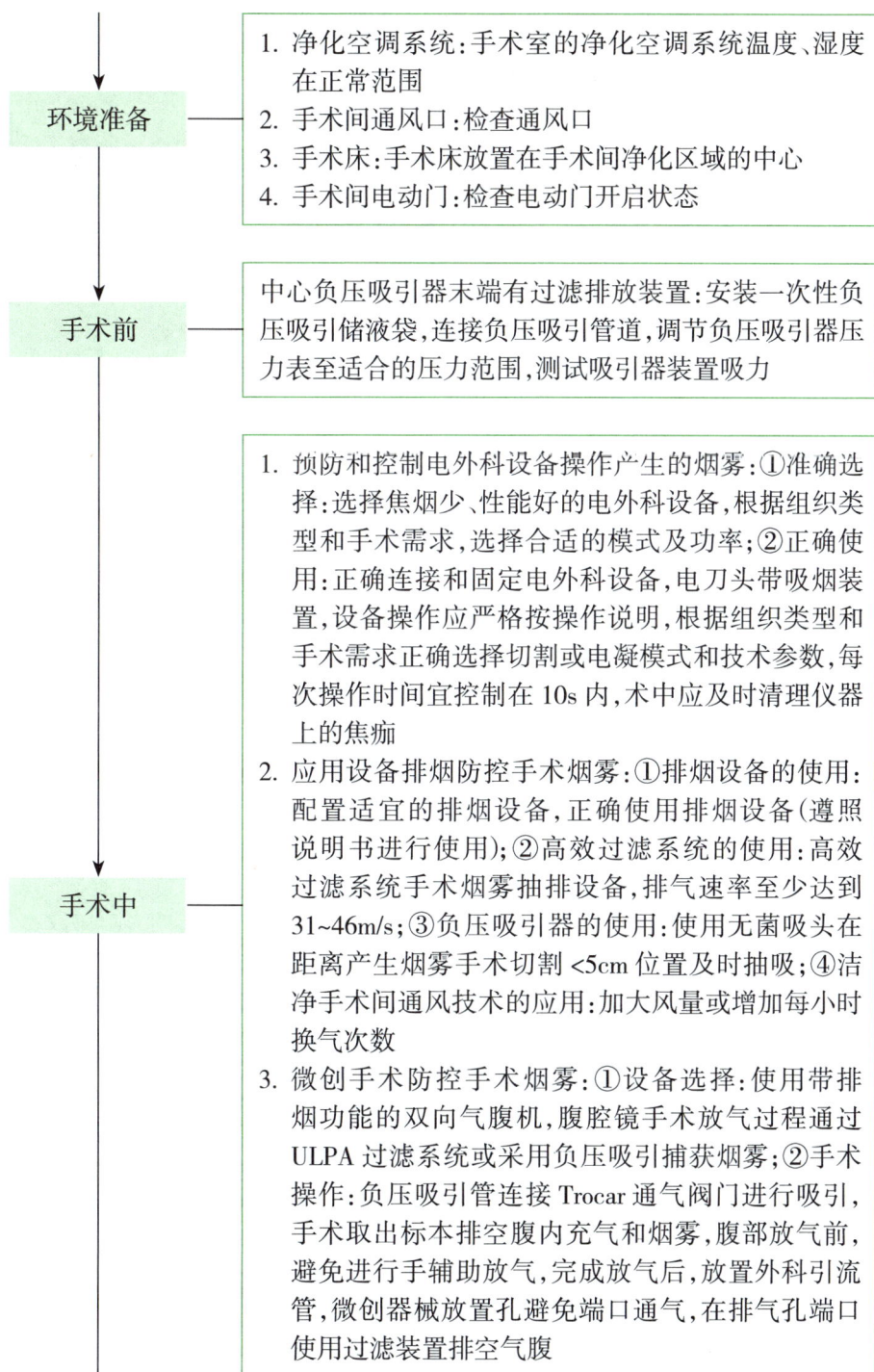

环境准备

1. 净化空调系统:手术室的净化空调系统温度、湿度在正常范围
2. 手术间通风口:检查通风口
3. 手术床:手术床放置在手术间净化区域的中心
4. 手术间电动门:检查电动门开启状态

手术前

中心负压吸引器末端有过滤排放装置:安装一次性负压吸引储液袋,连接负压吸引管道,调节负压吸引器压力表至适合的压力范围,测试吸引器装置吸力

手术中

1. 预防和控制电外科设备操作产生的烟雾:①准确选择:选择焦烟少、性能好的电外科设备,根据组织类型和手术需求,选择合适的模式及功率;②正确使用:正确连接和固定电外科设备,电刀头带吸烟装置,设备操作应严格按操作说明,根据组织类型和手术需求正确选择切割或电凝模式和技术参数,每次操作时间宜控制在 10s 内,术中应及时清理仪器上的焦痂
2. 应用设备排烟防控手术烟雾:①排烟设备的使用:配置适宜的排烟设备,正确使用排烟设备(遵照说明书进行使用);②高效过滤系统的使用:高效过滤系统手术烟雾抽排设备,排气速率至少达到 31~46m/s;③负压吸引器的使用:使用无菌吸头在距离产生烟雾手术切割 <5cm 位置及时抽吸;④洁净手术间通风技术的应用:加大风量或增加每小时换气次数
3. 微创手术防控手术烟雾:①设备选择:使用带排烟功能的双向气腹机,腹腔镜手术放气过程通过 ULPA 过滤系统或采用负压吸引捕获烟雾;②手术操作:负压吸引管连接 Trocar 通气阀门进行吸引,手术取出标本排空腹内充气和烟雾,腹部放气前,避免进行手辅助放气,完成放气后,放置外科引流管,微创器械放置孔避免端口通气,在排气孔端口使用过滤装置排空气腹

手术后

1. 排烟设备使用后的处理:确认排烟设备的清洁工作;定期维护
2. 使用后正确关闭手术电外科设备
3. 正确脱去防护用品:采用正确的方法脱去隔离衣、护面屏或护目镜、医用防护口罩,并处理

(马 艳 安晶晶 王 薇 于 婧)

一、低体温预防质量评价标准及操作流程

(一) 目的

为手术室护士提供手术病人体温护理管理的实践指导原则,以维持病人正常体温,防止围手术期(尤其是术中)低体温的发生。

(二) 注意事项

1. 应采用综合保温措施。

2. 在使用加温冲洗液前需再次确认温度。

3. 应使用安全的加温设备,并按照生产厂家的使用说明进行操作,避免对病人造成损伤。

4. 不建议使用加温后的袋装/瓶装液体给病人保温。

5. 使用充气式加温装置时,软管末端空气温度极高,容易造成病人热损伤。不能在没有加温毯的情况下直接加温或使用中软管与加温毯分离。

6. 加温后的袋装/瓶装液体的保存时间应遵循静脉输液原则及产品使用说明。

7. 使用加温设备需做好体温检测及交接班工作。

8. 加强护士培训,掌握预防低体温及加温设备使用的相关知识。

9. 加温使用的仪器设备应定期检测、保养和维护,保障病人安全。

（三）低体温预防质量评价标准

评价指标		评价内容	分值	扣分标准	扣分
操作前准备（12分）	环境准备（2分）	在洁净区内	1	环境不符合要求各1分	
		环境清洁	1		
	自身准备（10分）	服装、鞋帽整洁	2	不符合要求各1分	
		仪表端庄、举止大方、语言文明、态度和蔼	5	不符合要求各1分	
		洗手，戴口罩	3	不符合要求各1分	
操作流程质量标准（68分）	术前评估和保温（15分）	术前有效评估病人发生术中低体温及其相关并发症的危险因素：①病人因素（年龄、BMI、ASA分级、基础体温、并发症）；②手术因素（分级、类型、时间、伤口冲洗）；③麻醉因素（方式、时间、麻醉药物、术中输液/输血）；④环境因素	4	遗漏一项1分	
		术前告知：术前告知病人及家属低体温发生的风险，建议病人及家属参与体温管理	3	未告知3分	
		术前监测：术前评估及记录病人实时体温，积极应对及预防非计划低体温的发生；维持术前等候区温度不低于23℃	5	未监测体温2分；未评估及记录2~3分	
		术前保温：从术前即病人在转运途中和在等候区时就采取体温保护措施，必要时针对高危人群进行主动加温	3	未保温3分	
	术中管理（38分）	针对低体温高危人群，每15~30min测量及记录体温直至手术结束	3	未达标1~3分	
		维持手术间温度21~25℃，相对湿度维持在30%~60%，病人皮肤暴露时，温度不低于21℃，当建立主动加温后可根据实际情况调节温度	3	未达标1~3分	
		观察是否出现低体温相关症状和体征，如寒战等；任何阶段出现相关症状，应重新评估	3	未达标1~3分	
		术中应充分覆盖非手术区域，尽可能保存热量	3	未达标1~3分	

续表

评价 指标		评价内容	分 值	扣分标准	扣 分
操作流 程质量 标准 (68分)	术中 管理 (38分)	超过1 000ml的液体以及冷藏血制品建议使用静脉输液加温设备加温至37℃以上再输注,但血制品加温不应超过43℃	3	未达标1~3分	
		术中伤口冲洗液应在恒温柜中加温至38~40℃后再使用	3	未达标1~3分	
		应全程、连续、动态监测体温,涵盖术前、术中和术后,根据体温变化调整保温策略,高危病人(婴儿、新生儿、严重创伤、大面积烧伤病人等)除采取保温措施外还需要额外预防措施防止计划外低体温,如可适当调高室温,设定个性化的室温,对使用负极板的病人应注意观察负极板局部温度,防止负极板局部过热性状改变对病人皮肤造成损害	5	遗漏一项3~5分	
		体温低于36℃时,应调高室温;增加体温监测次数并采用复合保温措施	5	遗漏一项3~5分	
		体温监测部位:正确测量核心体温的部位包括肺动脉导管、鼓膜、鼻咽部、远端食管、膀胱、直肠等部位	5	遗漏一项3~5分	
		安全有效的加热设施包括液体加温仪、冲洗液体加温箱、充气升温毯、循环水服、水循环热能传输垫等。充气升温装置的温度调节以维持病人体温至少36.5℃;必要时使用电加温装置,使用加温毯时,软管末端空气温度极高,容易造成病人热损伤。不能在没有加温毯的情况下直接加温或使用中软管与加温毯分离	5	遗漏一项3~5分	
	术后 护理 (15分)	术后评估:针对低体温高危人群,每隔15~30min测量一次,如病人体温正常,可采用被动温度保护措施如覆盖棉毯等,维持麻醉恢复室室温不低于23℃	5	未达标酌情2~5分	
		密切观察:动态评估病人的热舒适度,注意观察低体温症状如寒战、竖毛反应等;可根据医嘱予以药物减轻或抑制寒战反应	5	未达标酌情2~5分	
		做好交接:做好体温保护措施的交接	5	未达标酌情2~5分	

续表

评价指标		评价内容	分值	扣分标准	扣分
效果评价（10分）	熟练程度	操作熟练、动作流畅、准确	4	酌情1~4分	
		操作期间注重人文关怀	4	酌情1~4分	
		操作时间<6min	2	酌情1~2分	
理论（10分）	提问内容	目的、注意事项	10	酌情1~10分	

（四）低体温预防操作流程

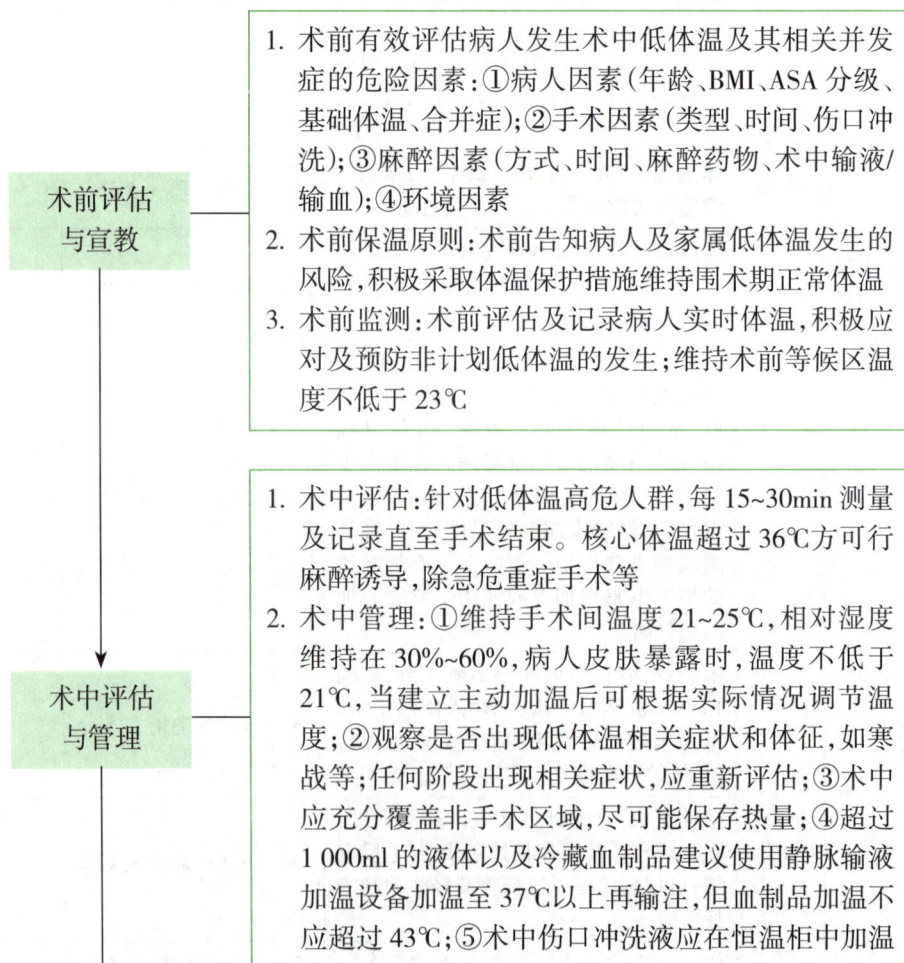

术前评估与宣教

1. 术前有效评估病人发生术中低体温及其相关并发症的危险因素：①病人因素（年龄、BMI、ASA分级、基础体温、合并症）；②手术因素（类型、时间、伤口冲洗）；③麻醉因素（方式、时间、麻醉药物、术中输液/输血）；④环境因素
2. 术前保温原则：术前告知病人及家属低体温发生的风险，积极采取体温保护措施维持围术期正常体温
3. 术前监测：术前评估及记录病人实时体温，积极应对及预防非计划低体温的发生；维持术前等候区温度不低于23℃

术中评估与管理

1. 术中评估：针对低体温高危人群，每15~30min测量及记录直至手术结束。核心体温超过36℃方可行麻醉诱导，除急危重症手术等
2. 术中管理：①维持手术间温度21~25℃，相对湿度维持在30%~60%，病人皮肤暴露时，温度不低于21℃，当建立主动加温后可根据实际情况调节温度；②观察是否出现低体温相关症状和体征，如寒战等；任何阶段出现相关症状，应重新评估；③术中应充分覆盖非手术区域，尽可能保存热量；④超过1 000ml的液体以及冷藏血制品建议使用静脉输液加温设备加温至37℃以上再输注，但血制品加温不应超过43℃；⑤术中伤口冲洗液应在恒温柜中加温

术中评估与管理

至 38~40℃后再使用;⑥应全程、连续、动态监测体温,涵盖术前、术中和术后,根据体温变化调整保温策略,高危病人(婴儿、新生儿、严重创伤、大面积烧伤病人等)除采取上述保温措施外还需要额外预防措施防止计划外低体温,如可适当调高室温,设定个性化的室温;⑦对使用负极板的病人应注意观察负极板局部温度,防止负极板局部过热性状改变对病人皮肤造成损害

3. 体温低于 36℃时,应调高室温;增加体温监测次数并采用复合保温措施

4. 体温监测部位:正确测量核心体温的部位包括肺动脉导管、鼓膜、鼻咽部、远端食管、膀胱、直肠等部位

5. 仪器设备:安全有效的加热设施包括液体加温仪、冲洗液体加温箱、充气升温毯、循环水服、水循环热能传输垫等。充气升温装置的温度调节以维持病人体温至少 36.5℃;必要时使用电加温装置,使用加温毯时,软管末端空气温度极高,容易造成病人热损伤。不能在没有加温毯的情况下直接加温或使用中软管与加温毯分离

术后护理

1. 术后评估:针对低体温高危人群,每隔 15~30min 测量一次,如病人体温正常,可采用被动温度保护措施如覆盖棉毯等,维持麻醉恢复室室温不低于 23℃

2. 密切观察:动态评估病人的热舒适度,注意观察低体温症状如寒战、竖毛反应等;可根据医嘱予以药物减轻或抑制寒战反应

3. 做好交接:做好体温保护措施的交接

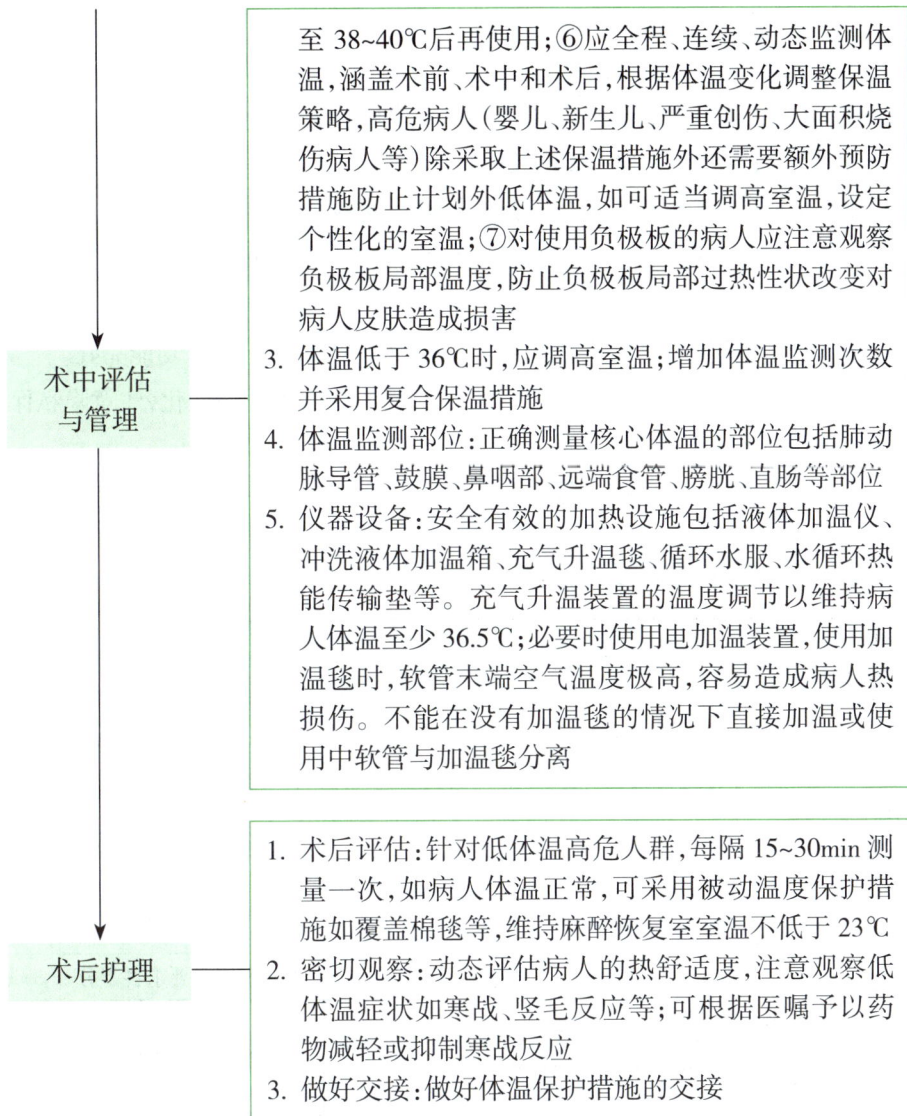

二、手术病人转运交接质量评价标准及操作流程

(一) 目的

为手术病人转运和交接提供指导性意见,明确手术病人转运交接的原则、方法及流程,保障病人安全,避免发生不良事件。

(二) 注意事项

1. 转运人员应为经过医院培训考核后取得转运资质的人员。

2. 转运前应确保病人身份正确。

3. 转运前应确认病人的病情是否能够耐受转运。

4. 转运应根据手术病人病情选择合适、安全的转运方式和适合的转运工具。

5. 转运前应确认转运所需携带的医疗设备及物品、并确认功能完好。

6. 转运中应将病人固定稳妥,确保安全,注意观察病情变化,注意隐私保护和保暖。

7. 交接过程中应明确交接内容及职责,并按《手术病人交接单》记录。

(三) 手术病人转运交接质量评价标准

评价指标		评价内容	分值	扣分标准	扣分
操作前准备（12分）	环境准备（2分）	在洁净区或手术转运区内	1	环境不符合要求各1分	
		环境清洁	1		
	自身准备（10分）	服装、鞋帽整洁	2	不符合要求各1分	
		仪表端庄、举止大方、语言文明、态度和蔼	5	不符合要求各1分	
		洗手,戴口罩	3	不符合要求各1分	
操作流程质量标准（68分）	用物准备（5分）	转运通知单、平车、病人病历牌、病人术中用药、影像学资料等	5	遗漏一件1分	
	入室转运（34分）	交接人员应至少使用两种的方式核对病人身份,包括病人姓名、性别、年龄、床号、住院号、手术名称、手术部位、麻醉方式、术中特殊用药、皮试结果(需皮试病人)、影像资料、所带物品及文件资料等,是否佩戴金属饰物,是否有活动义齿,体内起搏器、金属植入物等。核对无误后双方在病人转运交接核查记录单或PDA上签全名	8	遗漏一项5~10分	

续表

评价指标		评价内容	分值	扣分标准	扣分
操作流程质量标准(68分)	入室转运(34分)	仔细检查病人各类导管(吸氧、鼻饲管、伤口引流管、导尿管、补液通路);各类仪器(输液泵等)转运情况;病人皮肤情况;治疗医嘱执行情况、检查化验完成情况	8	遗漏一项5~10分	
		协助病人移至手术床上,并采取保护性约束措施,防止病人坠床	10		
		操作期间注意观察病人状况,安抚病人,做好心理疏导	8		
	出室转运(34分)	麻醉医生确保病人意识清醒能够转运,整理好深静脉、外周静脉导管	3	遗漏一项2~8分	
		手术医生观察病人情况及引流管的颜色、性质、引流量	3		
		三方确认:麻醉医生确认病人意识及静脉通路;手术医生确认引流液情况;巡回护士确认皮肤情况、各类管路固定情况、整理病人用物并联系转运人员	6		
		由麻醉医生站于病人头端、手术医生站于病人左侧,工勤人员站于病人右侧,巡回护士站于病人脚端,共同将病人搬于转运床上	8		
		全程注意病人安全,保障管路通畅,防止肢体受压等	5		
		填写手术病人转运交接单	2		
		若送往苏醒室,则应与麻醉护士详细交接;达到苏醒指标后由麻醉护士或有资质的转运人员送至病区与病区护士交接	5		
		特殊感染手术病人转运应遵循《医疗机构消毒技术规范》WS/T367—2012做好各项防护	2		
效果评价(10分)	熟练程度	操作熟练、动作流畅、准确	5	酌情1~5分	
		操作期间注重人文关怀	5	酌情1~5分	
理论(10分)	提问内容	目的、注意事项	10	酌情1~10分	

（四）手术病人转运交接操作流程

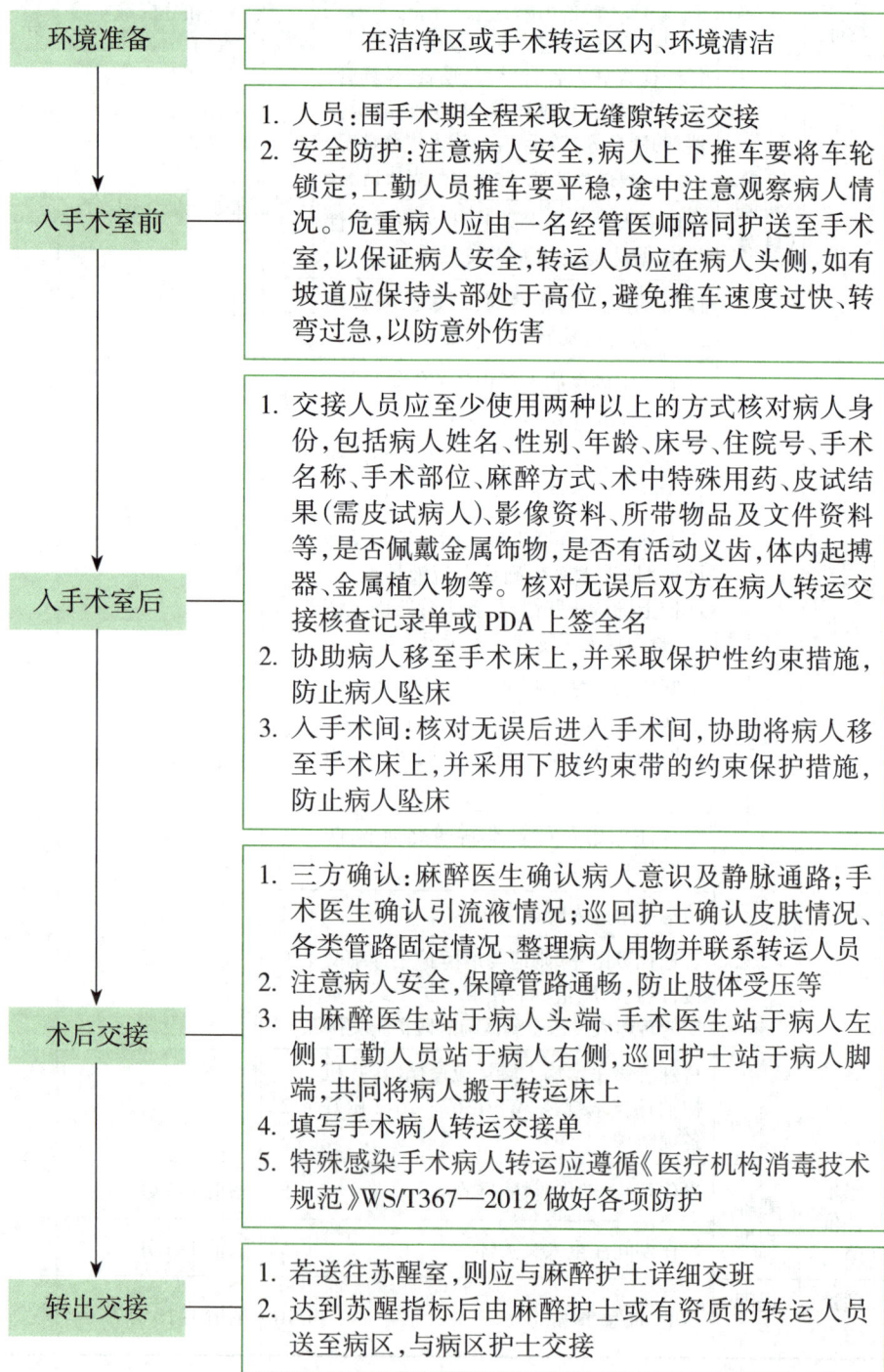

| 环境准备 | 在洁净区或手术转运区内、环境清洁 |

入手术室前
1. 人员：围手术期全程采取无缝隙转运交接
2. 安全防护：注意病人安全，病人上下推车要将车轮锁定，工勤人员推车要平稳，途中注意观察病人情况。危重病人应由一名经管医师陪同护送至手术室，以保证病人安全，转运人员应在病人头侧，如有坡道应保持头部处于高位，避免推车速度过快、转弯过急，以防意外伤害

入手术室后
1. 交接人员应至少使用两种以上的方式核对病人身份，包括病人姓名、性别、年龄、床号、住院号、手术名称、手术部位、麻醉方式、术中特殊用药、皮试结果（需皮试病人）、影像资料、所带物品及文件资料等，是否佩戴金属饰物，是否有活动义齿，体内起搏器、金属植入物等。核对无误后双方在病人转运交接核查记录单或 PDA 上签全名
2. 协助病人移至手术床上，并采取保护性约束措施，防止病人坠床
3. 入手术间：核对无误后进入手术间，协助将病人移至手术床上，并采用下肢约束带的约束保护措施，防止病人坠床

术后交接
1. 三方确认：麻醉医生确认病人意识及静脉通路；手术医生确认引流液情况；巡回护士确认皮肤情况、各类管路固定情况、整理病人用物并联系转运人员
2. 注意病人安全，保障管路通畅，防止肢体受压等
3. 由麻醉医生站于病人头端、手术医生站于病人左侧，工勤人员站于病人右侧，巡回护士站于病人脚端，共同将病人搬于转运床上
4. 填写手术病人转运交接单
5. 特殊感染手术病人转运应遵循《医疗机构消毒技术规范》WS/T367—2012 做好各项防护

转出交接
1. 若送往苏醒室，则应与麻醉护士详细交班
2. 达到苏醒指标后由麻醉护士或有资质的转运人员送至病区，与病区护士交接

三、术中输血质量评价标准及操作流程

(一) 目的

1. 维持血容量 补给血量,维持血容量,提高血压以抗休克和防止出血性休克。

2. 纠正红细胞减少 可供给具有携氧能力的红细胞以纠正因红细胞减少或其携氧能力降低所导致的急性缺氧血症。

3. 纠正凝血功能 补充各种凝血因子以纠正病人的凝血功能障碍。

(二) 注意事项

1. 严禁一名医护人员同时为两名病人取血。输血时必须实施两人核查流程。

2. 血液制品不应加热,不应随意加入其他药物。血小板输注前应保持振荡,取出即用。

3. 全血、成分血和其他血液制剂应从血库取出后 30min 内输注,4h 输完。

4. 用于输注全血、成分血或生物制剂的输血器宜 4h 更换一次。手术中输入不同组交叉配血的血制品,应更换输血器。

5. 术中大量输血时,建议使用输血输液加温仪,确保输血安全。

6. 术中加压输血时,要确保输血通道的通畅,避免压力过大破坏血液的有效成分。

7. 使用输血加温仪或加压仪器时,遵照使用仪器设备使用说明。

(三) 术中输血质量评价标准

评价指标		评价内容	分值	扣分标准	扣分
操作前准备 (12分)	环境准备 (2分)	在洁净区内	1	环境不符合要求各 1分	
		环境清洁	1		
	自身准备 (10分)	服装整洁、着装符合手术室规范	2	不符合要求各1分	
		帽子遮住所有头发;口罩佩戴正确,松紧适宜	2	帽子未遮住头发1分、口罩佩戴不正确或松紧不适宜1分	

续表

评价指标		评价内容	分值	扣分标准	扣分
操作前准备（12分）	自身准备（10分）	手部无伤口；指甲长度不超过指尖、无指甲油及装饰；不佩戴首饰	2	不符合要求各1分	
		按外科手消毒法洗手，戴口罩	4	有一项不符合要求1分	
操作流程质量标准（68分）	用物准备（10分）	输液架、治疗盘、输血器、安尔碘、弯盘、注射器、试管	10	少一件1分	
		医嘱单、临床输血申请单			
	取血流程（20分）	医护人员凭取血单，携带取血专用箱到输血科（血库）取血	2	不符合标准1~2分	
		取血与发血的双方共同查对病人姓名、性别、病案号、门急诊/病室、床号、血型、血袋号、血液种类、有效期及配血试验结果，以及血液外观（检查血袋有无破损渗漏、血液颜色、形态是否正常）等，核对准确无误后，双方共同签字后方可发出	18	核对项目遗漏一项2分	
	输血流程（38分）	输血前：由麻醉医生和巡回护士核对输血医嘱、交叉配血报告单、血袋标签及上述各项内容，确保准确无误后在《输血报告单》正面签名	8	核对项目遗漏一项2分	
		输血时：由麻醉医生和巡回护士共同再次核对病人信息，宜使用PDA进行输血扫描，扫描血袋及手腕带	8	未双向核对2分，未按标准2~4分	
		注意事项：①输血时使用符合标准的输血器进行输血；②取回的血应尽快输用，不得自行储血；③输血前后用静脉注射生理盐水冲洗输血管道；④术中输血遵循先慢后快的原则，但同时根据病情和年龄遵医嘱调节输血速度；⑤严密观察受血者有无输血不良反应，如出现异常情况应及时处理	10	不符合标准2~10分	
		疑为溶血性或细菌污染性输血反应，应立即停止输血，用静脉注射生理盐水维护静脉通路，及时报告上级医师，在积极治疗抢救的同时，做核对检查	6	未处理、未上报、未查对均2~4分	
		静脉通道观察：保持血液输注通畅，防止输血管道扭曲、受压；当出现针头脱落、移位或阻塞时应及时处理	3	根据处理能力1~3分	

续表

评价指标		评价内容	分值	扣分标准	扣分
操作流程质量标准（68分）	输血流程（38分）	输血完毕:保留空血袋24h后弃去;医护人员对有输血反应的应逐项填写病人输血反应回报单,由两名执行者签名;最后将输血记录单(交叉配血报告单)贴在病历中	3	未按标准1~3分	
效果评价（10分）	熟练程度	操作过程无菌观念强,操作熟练、动作流畅、准确	5	酌情1~5分	
		严格执行查对制度	3	酌情1~3分	
		操作时间<6min	2	酌情1~2分	
理论（10分）	提问内容	目的、注意事项	10	酌情1~10分	

（四）术中输血操作流程

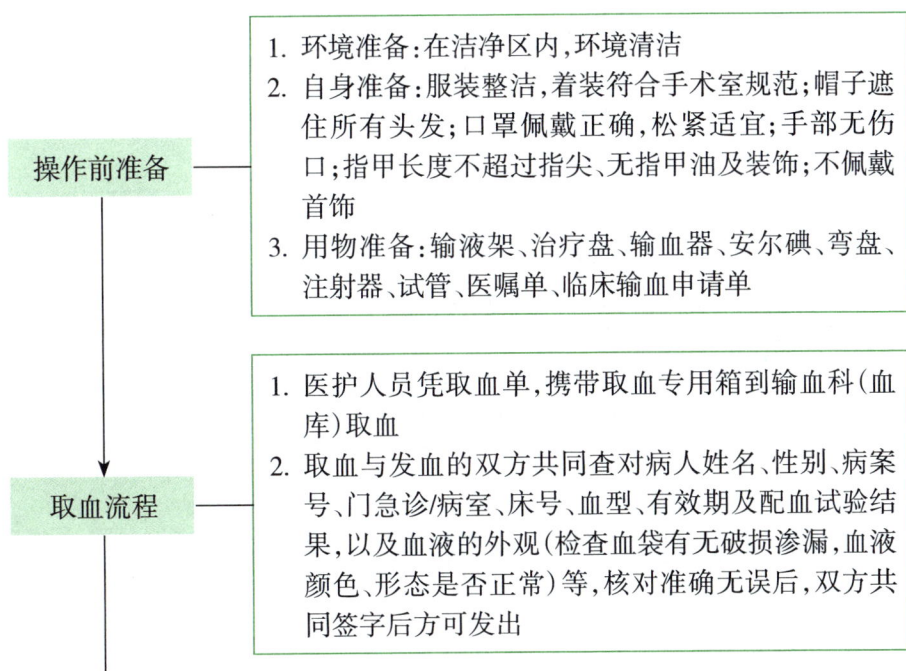

操作前准备

1. 环境准备:在洁净区内,环境清洁
2. 自身准备:服装整洁,着装符合手术室规范;帽子遮住所有头发;口罩佩戴正确,松紧适宜;手部无伤口;指甲长度不超过指尖、无指甲油及装饰;不佩戴首饰
3. 用物准备:输液架、治疗盘、输血器、安尔碘、弯盘、注射器、试管、医嘱单、临床输血申请单

取血流程

1. 医护人员凭取血单,携带取血专用箱到输血科(血库)取血
2. 取血与发血的双方共同查对病人姓名、性别、病案号、门急诊/病室、床号、血型、有效期及配血试验结果,以及血液的外观(检查血袋有无破损渗漏,血液颜色、形态是否正常)等,核对准确无误后,双方共同签字后方可发出

输血流程

1. 输血前：由麻醉医生和巡回护士核对输血医嘱、交叉配血报告单、血袋标签及以上各项内容，确保准确无误后在《输血报告单》正面签名
2. 输血时：由麻醉医生和巡回护士共同再次核对病人信息，宜使用 PDA 输血扫描，扫描血袋及手腕带
3. 注意事项：①输血时使用符合标准的输血器进行输血；②取回的血应尽快输用，不得自行储血；③输血前后用静脉注射生理盐水冲洗输血管道；④术中输血遵循先慢后快的原则，但同时根据病情和年龄遵医嘱调节输血速度；⑤严密观察受血者有无输血不良反应，如出现异常情况应及时处理
4. 疑为溶血性或细菌污染性输血反应，应立即停止输血，用静脉注射生理盐水维护静脉通路，及时报告上级医师，在积极治疗抢救的同时，做核对检查
5. 静脉通道观察：保持血液输注通畅，防止输血管道扭曲、受压；当出现针头脱落、移位或阻塞时应及时处理
6. 输血完毕：低温保留空血袋 24h 后弃去；医护人员对有输血反应的应逐项填写病人输血反应回报单，由两名执行者签名；最后将输血记录单（交叉配血报告单）贴在病历中

效果评价

1. 严格执行查对制度
2. 操作过程无菌观念强，操作熟练、动作流程、准确，熟练
3. 操作时间<6min
4. 输血的目的、注意事项

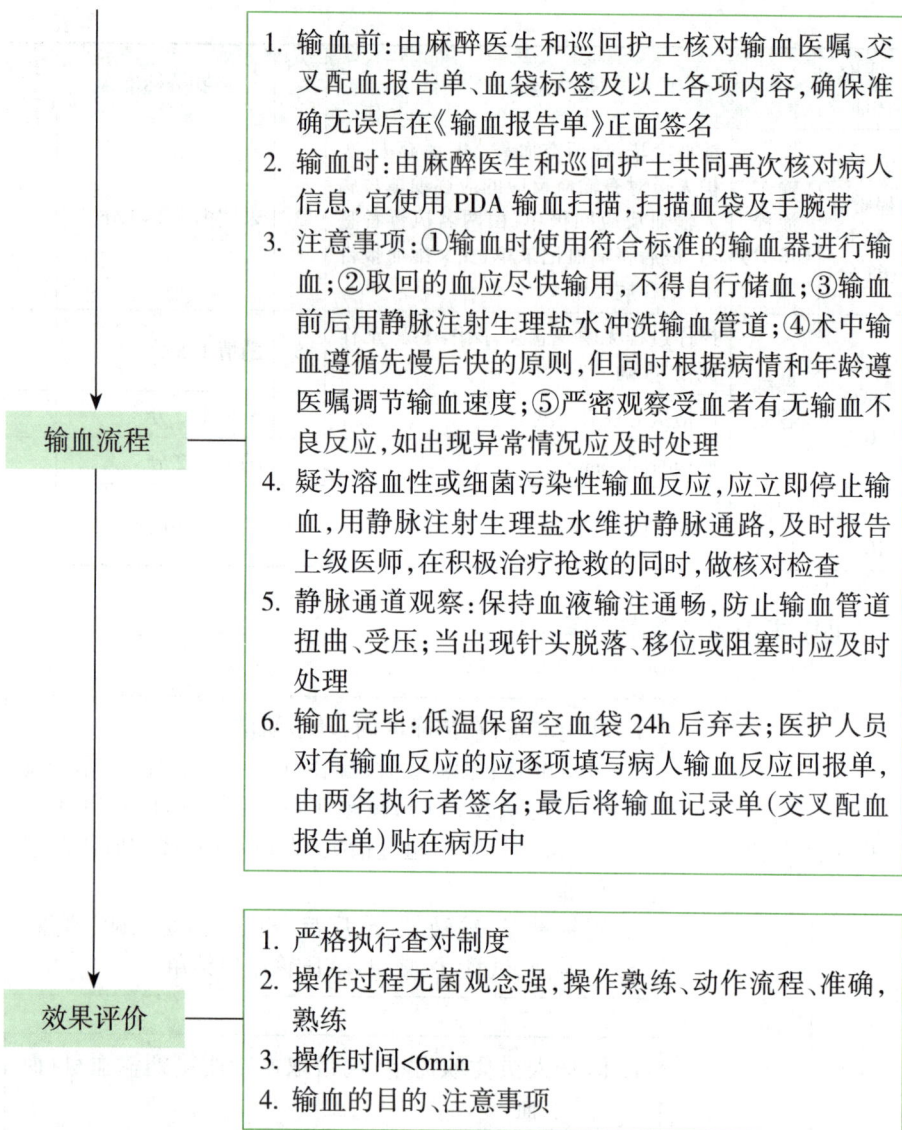

四、回收式自体输血质量评价标准及操作流程

(一) 目的

对一时无法获得同型血的病人提供血源，避免血源传播性疾病和免疫抑制。

（二）注意事项

1. 术中回收的血液不得转让给其他病人使用。

2. 术中常规回收的血液应经洗涤操作，其血小板、凝血因子、血浆蛋白等基本丢失，故应根据回收血量补充血小板和凝血因子。

3. 术中快速回收的血液未做洗涤时，含大量抗凝剂，应给予相应的拮抗剂。

4. 对回收的血液回输时必须使用符合标准的输血器。

（三）回收式自体输血质量评价标准

评价指标	评价内容		分值	扣分标准	扣分
操作前准备（12分）	环境准备（2分）	在洁净区内	1	环境不符合要求各1分	
		环境清洁	1		
	自身准备（10分）	服装、鞋帽整洁	2	不符合要求各1分	
		仪表端庄、举止大方	2	不符合要求各1分	
		洗手、戴口罩	6	不符合要求各3分	
操作流程质量标准（68分）	用物准备（10分）	输液架、治疗盘、输血器、安尔碘、弯盘、注射器、消毒液等	10	少一件1分	
		自体血回收机、一次性使用回输管路			
	评估（15分）	适应证：用于预计出血量大于500ml或超过其血容量10%、稀有血型、血型鉴定和/或交叉配血困难、拟实施手术的平均异体输血率超过10%以及拒绝接受异体输血的手术病人	5	遗漏一项2分	
		禁忌证：①血液离体时间超过6h；②怀疑流出的血液被细菌、粪便、羊水或消毒液污染；③怀疑流出的血液含有癌细胞；④流出的血液严重溶血	5		
		病人告知：术前告知病人及病人家属术中如有必要，将采取回收式自体输血	5		
	输血流程（43分）	巡回护士与麻醉医生、手术医生共同核实病人信息，严格遵守自体血回输流程	6	遗漏一项5分	

续表

评价 指标		评价内容	分 值	扣分标准	扣 分
操作流程质量标准 （68分）	输血流程 （43分）	将所需物品与麻醉医生核对无误后，按照无菌技术递给洗手护士	6	遗漏一项5分	
		辅助麻醉医生建立自体血回输管路	6		
		确保自体血回输安全	5		
		全过程严格无菌操作	5		
		所有使用耗材一人一次一套	5		
		严密观察病人反应，发现问题及时处理	10		
效果评价 （10分）	熟练程度	操作过程无菌观念强，操作熟练、动作流畅、准确	5	酌情1~5分	
		严格执行查对制度	3	酌情1~3分	
		操作时间<6min	2	酌情1~2分	
理论 （10分）	提问内容	目的、注意事项	10	酌情1~10分	

（四）回收式自体输血操作流程

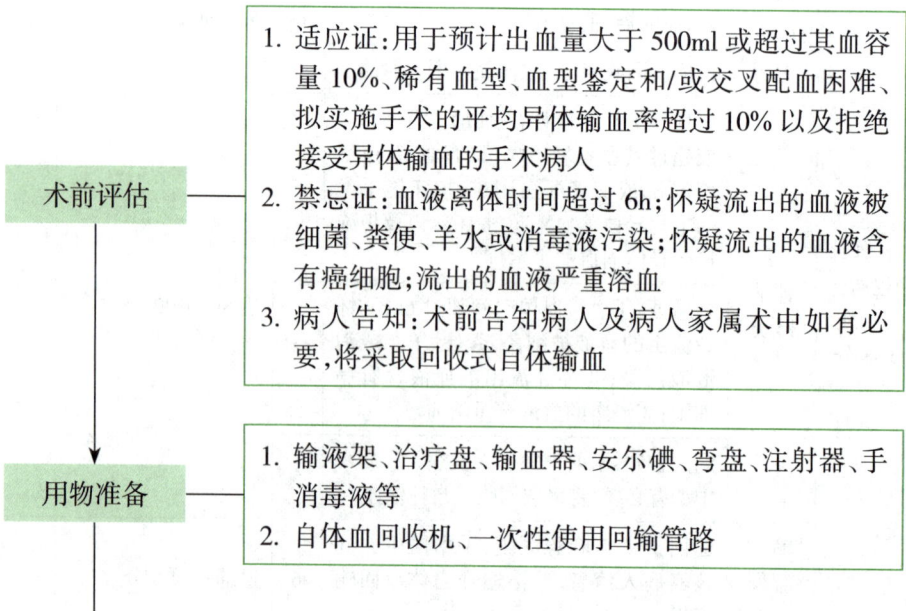

术前评估

1. 适应证：用于预计出血量大于500ml或超过其血容量10%、稀有血型、血型鉴定和/或交叉配血困难、拟实施手术的平均异体输血率超过10%以及拒绝接受异体输血的手术病人
2. 禁忌证：血液离体时间超过6h；怀疑流出的血液被细菌、粪便、羊水或消毒液污染；怀疑流出的血液含有癌细胞；流出的血液严重溶血
3. 病人告知：术前告知病人及病人家属术中如有必要，将采取回收式自体输血

用物准备

1. 输液架、治疗盘、输血器、安尔碘、弯盘、注射器、手消毒液等
2. 自体血回收机、一次性使用回输管路

实施自体输血	1. 巡回护士与麻醉医生、手术医生共同核实病人信息,严格遵守自体血回输流程 2. 将所需物品与麻醉医生核对无误后,按照无菌技术递给洗手护士 3. 辅助麻醉医生建立自体血回输管路,将 Y 形吸引管一端置于手术野并与吸引头连接,吸引管剩下的一端与抗凝剂袋连接,无菌空袋与引流瓶连接,引流瓶与负压吸引器连接 4. 手术期间确保自体血回输安全
观察与记录	1. 全过程严格无菌操作 2. 所有使用耗材一人一次一套 3. 严密观察病人反应,发现问题及时处理 4. 正确记录自体血回输量

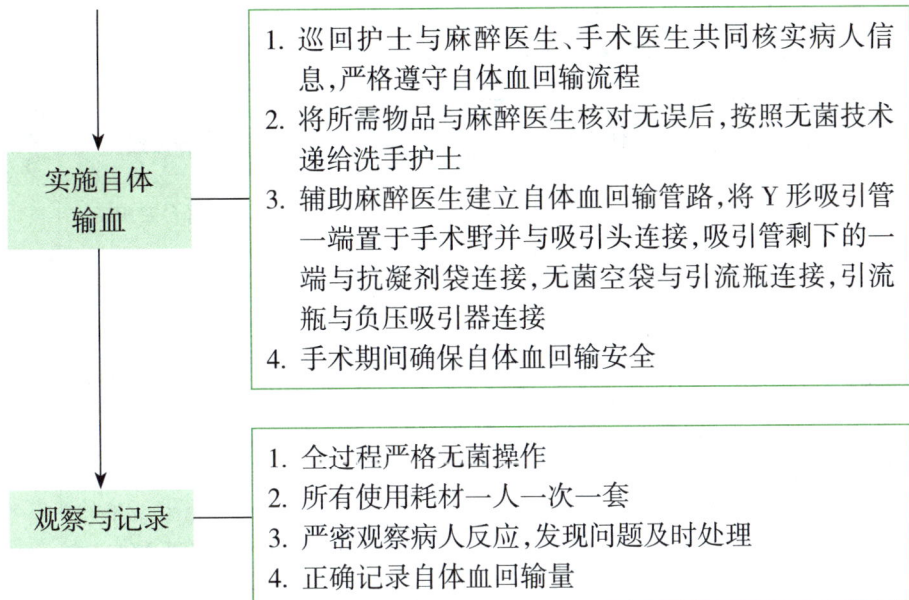

五、加压输血质量评价标准及操作流程

(一) 目的

术中输血不具备建立更多通道或已建立的通道输液、输血速度不能满足抢救需要时,可以进行加压输血。

(二) 注意事项

1. 术中加压输血时,要确保输血通道的通畅,避免压力过大破坏血液的有效成分。

2. 加压输血过程中应缓慢加压,压力不能超过 300mmHg,以防加压皮囊破裂。

3. 确保静脉通畅,防止输血管和针头衔接处脱落、针头脱出血管、穿刺部位肿胀等,确保血液顺利注入血管。

4. 术中加压输血时,巡回护士应全程监护,密切观察受血者病情变化,如有异常立即停止输血,换输注射用生理盐水保持静脉通路,并立即报告医生处理。

（三）加压输血质量评价标准

评价指标	评价内容			分值	扣分标准	扣分
操作前准备（12分）	环境准备（2分）		在洁净区内	1	环境不符合要求各1分	
			环境清洁	1		
	自身准备（10分）	着装（2分）	服装整洁、着装符合手术室规范	2	洗手衣、裤着装不符合要求各1分	
		帽子口罩（4分）	帽子遮住所有头发;口罩佩戴正确,松紧适宜	4	帽子未遮住头发1分、口罩佩戴不正确1分,松紧不适宜2分	
		手及指甲（3分）	手部无伤口;指甲长度不超过指尖、无指甲油及装饰	3	手有伤口1分、指甲不符合要求2分	
		首饰（1分）	无戒指、无手镯、无耳环、无珠状项链	1	有一项不符合要求1分	
操作流程质量标准（68分）	物品准备（6分）	加压血液输送器（4分）	使用前设备检查	2	物品准备遗漏一项2分	
			做好设备使用登记	2		
		静脉注射针头（2分）	静脉注射针头成人不少于20G(儿童不少于22G)	2		
	加压输血前（12分）		检查充气塞不漏气	3	未执行每项3分	
			加压皮囊无破裂	3		
			检查加压表运行正常	3		
			检查静脉注射针大小是否符合要求	3	未检查或者静脉针头不符合要求3分	
	加压输血操作（50分）		将已接上静脉通道的血袋装入加压血液输送器	5	动作不轻柔、充气塞未拧紧各5分	
			拧紧充气塞,手握皮球缓慢充气	5		
			根据病情施加压力	5	压力大小与病情不符酌情1~5分	
			加压输血速度可达50~100ml/min	5	输血速度过快或过慢5分	

续表

评价指标	评价内容		分值	扣分标准	扣分
操作流程质量标准（68分）	加压输血操作（50分）	加压压力不得超过300mmHg	10	加压压力大于300mmHg 10分	
		确保静脉通道畅通	10	未及时发现针头脱落、针头脱出血管、穿刺部位肿胀等上述情况一项3分	
		加压输血时,巡回护士全程监护,密切观察受血者病情变化	10	巡回护士未全程监控酌情1~10分	
	加压输血输注完毕(6分)	拧松充气塞、放气,输血管换接静脉注射用生理盐水冲洗输血管道	6	未拧紧充气塞放气3分,输血管换接未按照无菌原则3分	
效果评价（10分）	熟练程度	安装加压血液输送器操作熟练	5	安装动作不熟练5分	
		加压输血过程中压力增加速度达标	3	酌情1~3分	
		施加压力动作缓慢,不可急速加压	2	酌情1~2分	
理论（10分）	提问内容	目的、注意事项	10	酌情1~10分	

（四）加压输血操作流程

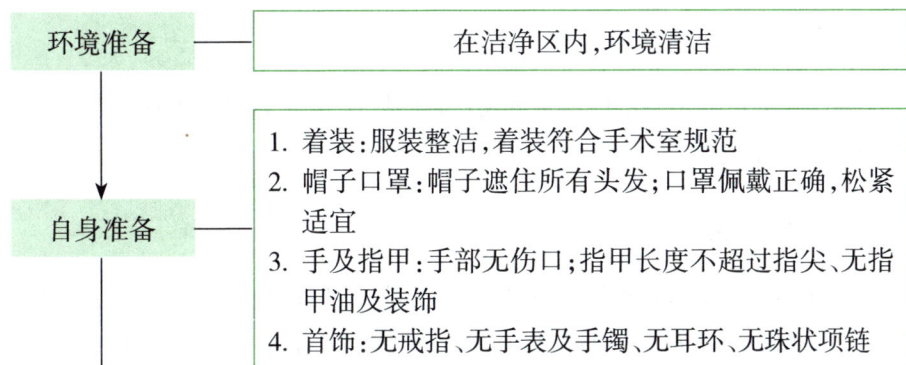

环境准备	—	在洁净区内,环境清洁
自身准备	—	1. 着装:服装整洁,着装符合手术室规范 2. 帽子口罩:帽子遮住所有头发;口罩佩戴正确,松紧适宜 3. 手及指甲:手部无伤口;指甲长度不超过指尖、无指甲油及装饰 4. 首饰:无戒指、无手表及手镯、无耳环、无珠状项链

| 物品准备 | 1. 加压血液输送器：使用前检查设备完好无损
2. 静脉注射针头：备静脉注射针头，成人不少于 20G（儿童不少于 22G） |

| 加压输血前 | 1. 检查充气塞无漏气
2. 加压皮囊无破裂
3. 检查加压表运行正常
4. 检查静脉注射针型号符合要求 |

| 加压输血操作 | 1. 将已接上静脉通道的血袋装入加压血液输送器
2. 拧紧充气塞，手握皮球缓慢充气
3. 根据病情施加压力，加压压力不得超过 300mmHg
4. 加压输血速度可达 50~100ml/min
5. 加压输血时，巡回护士全程监护，确保静脉通道畅通，密切观察受血者病情变化
6. 如发现异常立即停止输血，换静脉注射用生理盐水保持静脉通路，并立即报告医生 |

| 加压输血输注完毕 | 拧松充气塞、放气，输血管换接静脉注射用生理盐水冲洗输血管道，再次检查设备并做好设备使用记录 |

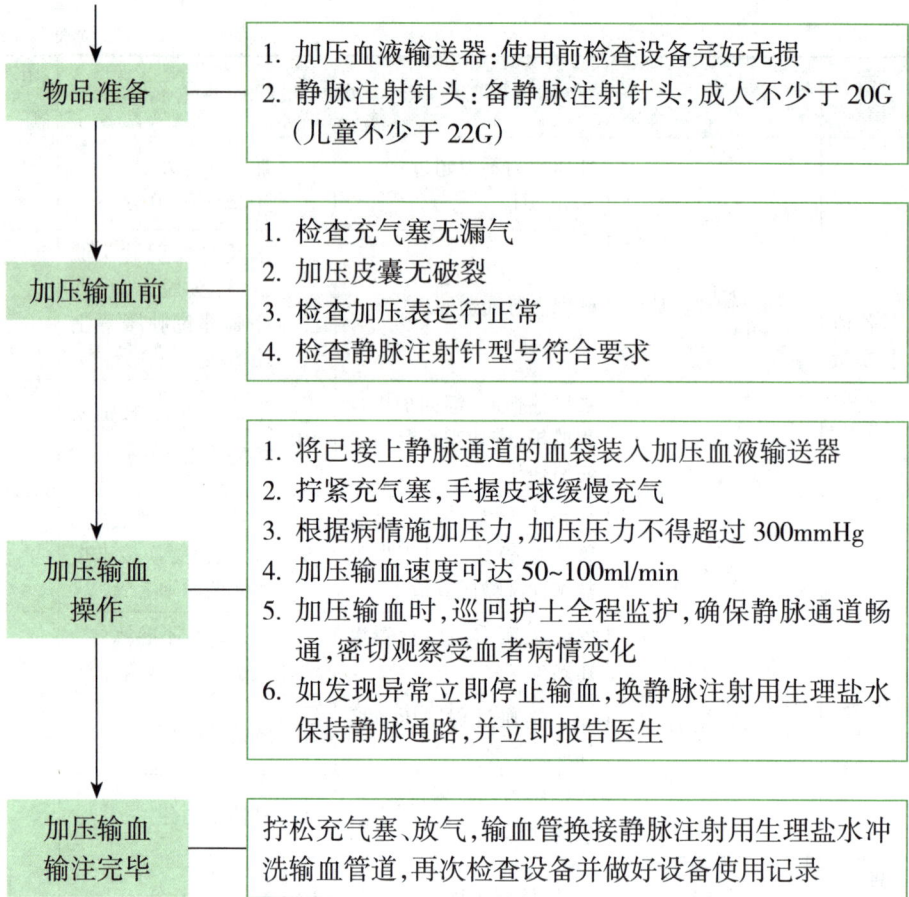

六、手术病理标本送检质量评价标准及操作流程

(一) 目的

为医务人员提供手术标本管理及送检的操作规范，防止手术标本丢失、混淆、干涸、自溶、送检错误等。

(二) 注意事项

1. 手术标本应有单独存放区域，不得与清点物品混放。

2. 主管医生负责填写/提交标本单上各项内容，手术标本信息应与手术室护士核对后签字确认。

3. 任何人不得随意取走手术标本。如有特殊原因必须取走时,须经主管医生、手术室护士同意,做好记录后由主管医生签字确认。

4. 处理标本时,除按核对内容核对外,处理者还应注意容器中是否有标本;容器内是否添加足量固定液;标本标识及标本申请单内容是否一致、准确、清晰、完整;是否有特殊标记等。

5. 若需固定标本时,应使用 10% 中性甲醛缓冲液,固定液的量至少为手术标本体积的 10 倍,并确保标本全部置于固定液之中。特殊情况如标本巨大时,建议及时送检新鲜标本,以防止标本自溶、腐败、干涸等。标本离体 1h 内送检。

6. 标本处理者应根据暴露于甲醛溶液的风险,选择适合的防护装备(如手套、防水围裙、防溅屏等)。

7. 标本转运时,应将标本放于密闭、不渗漏的专用容器内,送检人员应确保全程护送、避免停留。如使用纸质标本单应与标本一同放置。

8. 标本送检人员应经过专门培训,送检时应与病理科接收人员逐一核对,双方签字确认。

(三) 手术病理标本送检质量评价标准

评价指标	评价内容		分值	扣分标准	扣分
操作前准备 (12分)	环境准备 (2分)	环境清洁	2	环境不洁2分	
	自身准备 (10分)	着装 (2分)	服装整洁、着装符合手术室规范	2	洗手衣、裤着装不符合要求各1分	
		帽子口罩 (4分)	帽子遮住所有头发;口罩佩戴正确,松紧适宜	4	帽子未遮住头发1分、口罩佩戴不正确1分,松紧不适宜2分	
		手及指甲 (3分)	手部无伤口;指甲长度不超过指尖、无指甲油及装饰	3	手有伤口1分,指甲不符合要求2分	
		首饰 (1分)	无戒指、手镯、无耳环、无珠状项链	1	有一项不符合要求1分	

续表

评价 指标	评价内容			分 值	扣分标准	扣 分
操作流程质量标准 (68分)	物品准备 (6分)	标本固定液 (2分)	查固定液有效期	2	物品准备遗漏一项2分	
		盛装容器 (2分)	备合适的盛装容器,外面做好警示标志	2		
		送检防护装备 (2分)	根据标本性质采取相应防护(手套、防水围裙、防溅屏)	2		
	手术标本管理各岗位操作 (62分)	洗手护士 (22分)	手术标本产生后 (22分)	应立即与主刀医生核对标本来源及送检方式	8	未对八项关键信息双人核对各1分	
				手术台上暂存标本应妥善保管	5	未根据标本的类型、体积、数量选择合适的容器盛装,各1分	
				手术台上保持标本湿润、做好标识、放置安全位置	4	未做好标识、未放置安全位置或与清点物品混放各2分	
				及时交给巡回护士固定或者送至病理室	5	未及时固定5分	
		巡回护士 (21分)	术前准备 (3分)	了解手术过程及手术标本等相关信息	3	未做好充分的了解及准备3分	
			手术标本产生后 (18分)	标本取出后应立即记录标本名称及数量	5	未及时记录5分	
				与洗手护士做好三查八对	8	核对漏一项1分	
				按核对内容记录	5	未做好记录5分	
		标本处理者 (19分)	用物准备 (3分)	固定液、防护装备、盛装容器	3	遗漏一项1分	
			标本处理 (12分)	标本处理时按三查八对原则核对标本,确保标本申请单内容与病历一致	8	遗漏一项或者不一致各1分	

评价 指标	评价内容				分 值	扣分标准	扣 分
操作流 程质量 标准 (68 分)	手术标 本管理 各岗位 操作 (62 分)	标本处 理者 (19 分)	标本 处理 (12 分)	接收标本后应及时处 理并注意容器中是否 有标本	2	未按照要求处理 2 分	
				做好标本登记本的记 录及交接记录	2	未做好记录或记 录不符各 1 分	
			标本 送检 (4 分)	标本转运应放置在密 闭不渗漏的专用容器, 送检人员全程护送,避 免停留	2	未执行各 1 分	
				送检者按三查八对原 则与病理科人员核对, 交接双方应在记录单 上签名	2	未做好两人核对、 未签名 1 分	
效果 评价 (10 分)	熟练程度			标本取出后盛装未污 染无菌区	5	污染无菌区 5 分	
				操作熟练、动作流畅、 准确	3	酌情 1~3 分	
				标本固定及时有效	2	酌情 1~2 分	
理论 (10 分)	提问内容			目的、注意事项	10	酌情 1~10 分	

(四)手术病理标本送检操作流程

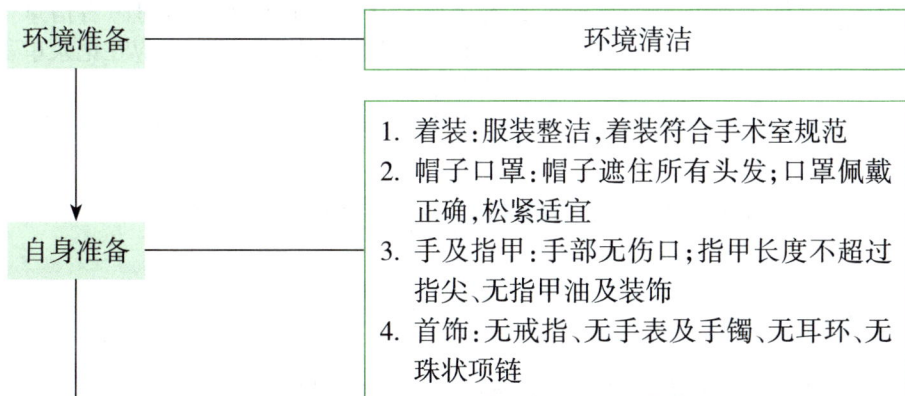

环境准备 —— 环境清洁

自身准备 ——
1. 着装:服装整洁,着装符合手术室规范
2. 帽子口罩:帽子遮住所有头发;口罩佩戴
   正确,松紧适宜
3. 手及指甲:手部无伤口;指甲长度不超过
   指尖、无指甲油及装饰
4. 首饰:无戒指、无手表及手镯、无耳环、无
   珠状项链

```
          ┌─────────┐        ┌────────────────────────────────────┐
          │ 物品准备 │────────│ 1. 标本固定液:固定液在有效期之内         │
          └─────────┘        │ 2. 盛装容器:准备合适的盛装容器,容器外    │
                             │    面贴好警示标志                      │
                             │ 3. 送检防护装备:根据标本性质采取相应防   │
                             │    护(手套、防水围裙、防溅屏)           │
                             └────────────────────────────────────┘
```

洗手护士
1. 遵循即刻核对、三查八对、双人核对原则,立即与主刀医生按核对内容完成核对
2. 手术台上暂存的标本应妥善保管,保持标本湿润、做好标识,放置于安全位置
3. 及时交给巡回护士,双人核对无误后按要求及时固定或者送至病理科

各岗位操作

巡回护士
1. 标本取出后应立即在盛放容器处记录患者信息、标本名称及数量并与洗手护士再次核对
2. 检查手术病理申请单填写是否正确,无漏项、填写完整,书写正确,并与主管医师核对无误

标本处理者
1. 标本应及时固定处理,做好标本登记本的记录及交接记录
2. 标本处理时,核对手术病理标本申请单内容与标本盛放容器记录及病历一致

标本送检转运
1. 标本转运应放置在密闭不渗漏的专用容器,送检人员全程护送,避免停留
2. 标本送检者与病理科人员核对患者信息及标本信息,核对无误后双方应在记录单上签名

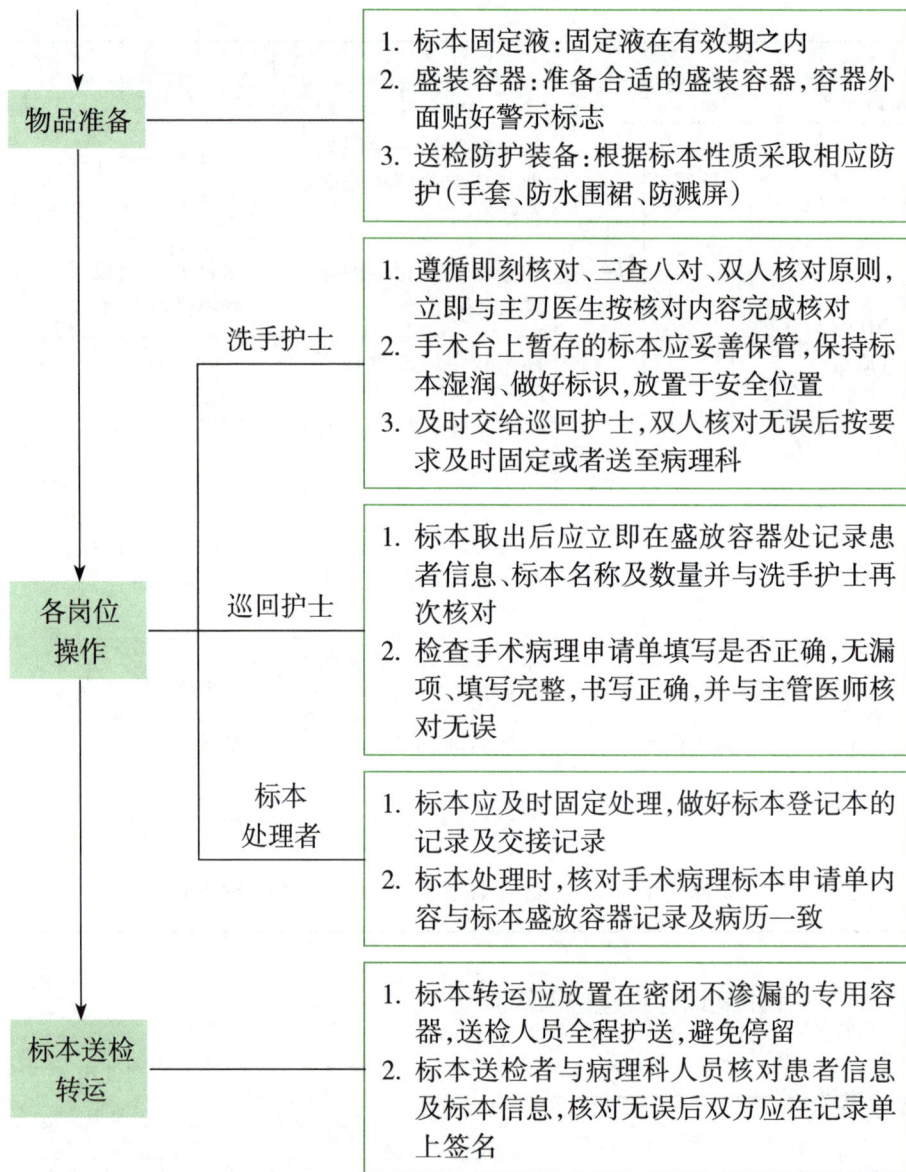

七、术中冰冻标本送检质量评价标准及操作流程

(一) 目的

用于手术中的快速诊断参考,为临床手术治疗提供及时的依据。

(二) 注意事项

1. 预计送冰冻标本时,主管医生应在术前填好/提交标本单,注明冰冻。

2. 标本产生后应即刻送检(离体后 1h 内送检),不应用固定液固定。

3. 送检前,洗手护士、巡回护士应与主刀医生按核对内容要求核对无误后方可送检。

4. 术中冰冻标本病理诊断报告采用书面形式(可传真或网络传输),严禁采用口头或电话报告的方式,以避免误听或误传。

(三) 术中冰冻标本送检质量评价标准

评价指标	评价内容			分值	扣分标准	扣分
操作前准备(12分)	环境准备(2分)		环境清洁	2	环境不清洁2分	
	自身准备(10分)	着装(2分)	服装整洁、着装符合手术室规范	2	洗手衣、裤着装不符合要求各1分	
		帽子口罩(4分)	帽子遮住所有头发;口罩佩戴正确,松紧适宜	4	帽子未遮住头发1分、口罩佩戴不正确1分,松紧不适宜2分	
		手及指甲(3分)	手部无伤口;指甲长度不超过指尖、无指甲油及装饰	3	手有伤口1分、指甲不符合要求2分	
		首饰(1分)	无戒指、手镯、无耳环、无珠状项链	1	有一项不符合要求1分	
操作流程质量标准(68分)	物品准备(6分)	盛装容器(2分)	盛装容器,外面做好警示标志	2	物品准备遗漏一项3分	
		送检防护装备(2分)	根据标本性质采取相应防护	2		
		病理申请单(2分)	主管医生术前填好申请单并注明冰冻	2		
	术中冰冻标本送检各岗位职责(62分)	洗手护士(22分) 手术标本产生后(22分)	应立即与主刀医生核对标本来源及送检方式	8	未对八项关键信息双人核对各1分	
			及时交给巡回护士并做好核对	5	未根据标本的类型、体积、数量选择合适的容器盛装各1分	

续表

评价指标	评价内容				分值	扣分标准	扣分
操作流程质量标准(68分)	术中冰冻标本送检各岗位职责(62分)	洗手护士(22分)	手术标本产生后(22分)	及时交给巡回护士,由巡回护士交给标本送检人员送至病理科(标本离体后尽快送检)	9	未及时送检9分	
		巡回护士(21分)	术前准备(3分)	检查病理申请单是否完成填写	3	未做好充分的准备3分	
			手术标本产生后(18分)	标本取出后应立即记录标本名称及数量	5	未及时记录5分	
				与洗手护士做好三查八对	8	核对漏一项1分	
				按核对内容做好记录	5	未做好记录5分	
		标本处理者(17分)	用物准备(3分)	防护装备、盛装容器	3	遗漏一项1分	
			标本处理(10分)	送检者按三查八对原则核对标本,确保标本申请单内容与病历及标本标签一致	8	遗漏一项或者不一致各1分	
				接收标本后应及时送检,做好标本登记本的记录及交接记录	2	未按照要求送检未做好记录或记录不符各1分	
			标本送检(4分)	送检者按三查八对原则与病理科人员核对	2	未做好两人核对2分	
				交接双方应在记录单上签名	2	未做好签名2分	
		冰冻病理(2分)	冰冻病理报告单	术中冰冻标本病理诊断报告采用书面形式(可传真或网络传输),以避免误听或误传	2	采用口头或电话报告的方式2分	

续表

评价 指标	评价内容		分值	扣分标准	扣分
效果 评价 (10分)	熟练程度	标本取出后盛装未污染无菌区	5	污染无菌区5分	
		操作熟练、动作流畅、准确	3	酌情1~3分	
		标本固定及时有效	2	酌情1~2分	
理论 (10分)	提问内容	目的、注意事项	10	酌情1~10分	

（四）术中冰冻标本送检操作流程

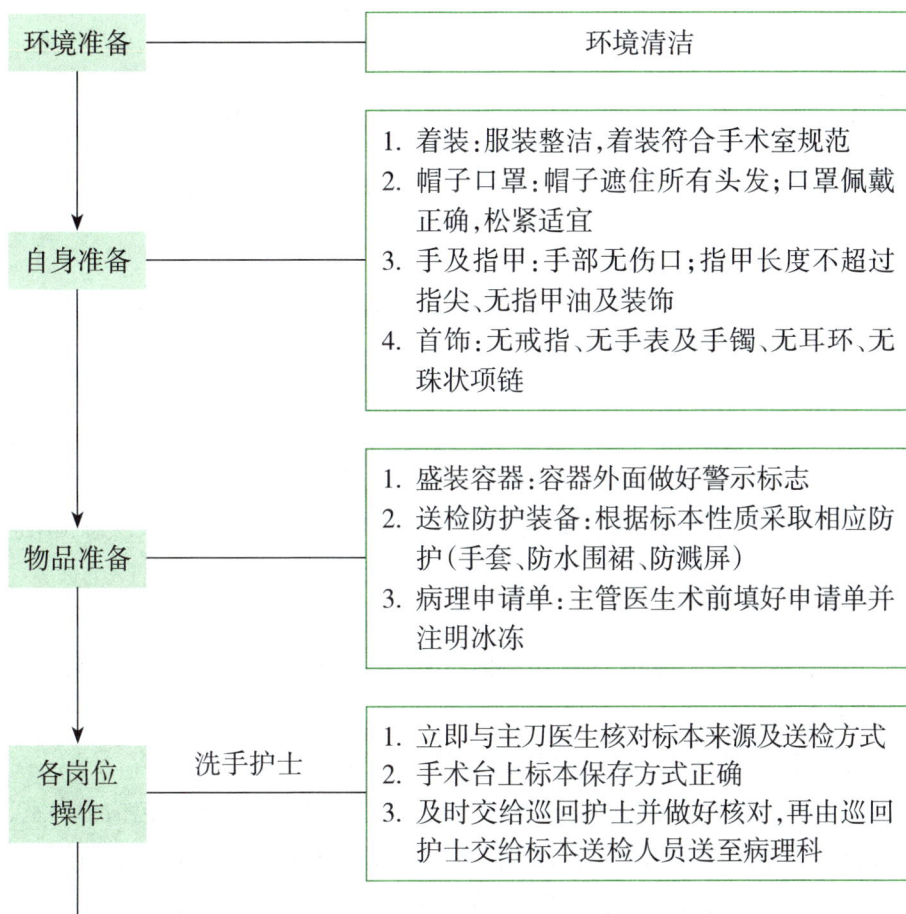

| 环境准备 |—| 环境清洁 |

↓

| 自身准备 |—|
1. 着装:服装整洁,着装符合手术室规范
2. 帽子口罩:帽子遮住所有头发;口罩佩戴正确,松紧适宜
3. 手及指甲:手部无伤口;指甲长度不超过指尖、无指甲油及装饰
4. 首饰:无戒指、无手表及手镯、无耳环、无珠状项链

↓

| 物品准备 |—|
1. 盛装容器:容器外面做好警示标志
2. 送检防护装备:根据标本性质采取相应防护(手套、防水围裙、防溅屏)
3. 病理申请单:主管医生术前填好申请单并注明冰冻

↓

| 各岗位操作 |—| 洗手护士 |
1. 立即与主刀医生核对标本来源及送检方式
2. 手术台上标本保存方式正确
3. 及时交给巡回护士并做好核对,再由巡回护士交给标本送检人员送至病理科

	巡回护士	1. 标本取出后应立即在盛放容器处记录患者信息、标本名称及数量,并与洗手护士做好三查八对 2. 检查手术病理申请单填写信息是否正确,无漏项,送检前应与洗手护士、主刀医生按核对内容要求再次核对无误后方可送检
各岗位操作	标本送检转运	1. 标本应即刻送检,核对术中冰冻申请单内容与标本盛放容器记录及病历一致 2. 标本送检者与病理科人员核对患者信息及标本信息,核对无误后双方应在记录单上签名 3. 若纸质标本送检单随同标本一起送至病理科
接收冰冻病理报告		术中冰冻标本病理诊断报告采用书面形式(可传真或网络传输),严禁采用口头或电话报告的方式,以避免误听或误传

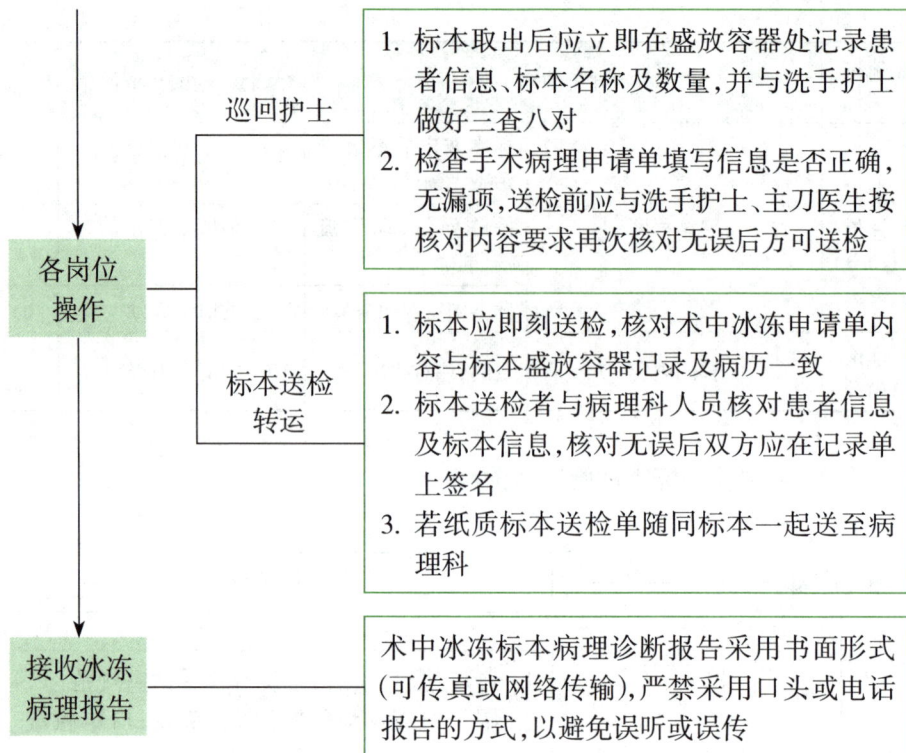

八、手术室火灾应急处置质量评价标准及操作流程

(一) 目的

加强手术室工作人员应对火灾突发事件的应急处置能力,保障生命安全,最大限度地减少火灾事件造成的损失和影响,制定切实可行的火灾应急预案。

(二) 注意事项

1. 首先发现火源的人员,应立即报警,如火势在可控范围内就近采用灭火器灭火。

2. 初期灭火失败,立即按照应急预案进行疏散。

3. 手术室火灾应急预案演练应联合多部门定期完成,主要包括手术室、麻醉科、临床科室、保卫科、后勤部门等。演练应避开病人手术期间进行。对手术室工作人员,包括手术室护士、手术医生、麻醉医生、工友等应每年进行火灾安全教育,熟悉各种灭火设备的地点、类型和使用方法等。

4. 灭火时以确保手术病人和医务人员安全为首要原则,必要时疏散。

5. 火灾处置结束后,对事件发生原因进行分析和整改,并持续质量改进。

(三) 手术室火灾应急处置质量评价标准

评价指标			评价内容	分值	扣分标准	扣分
预案处置流程质量标准(80分)	物品准备(20分)	灭火器(4分)	手术室常见的灭火器为二氧化碳灭火器,数量、存放位置	4	灭火器类型不对2分,存放位置不清2分	
		示意图位置(4分)	火警逃生线路图、消防器具位置和使用示意图、消防通道	4	每项1分	
		报警装置(3分)	手动和自动报警装置、烟雾探测器数量、位置	3	数量、位置不清1~3分	
		灭火装置(3分)	消火栓、喷淋装置数量、位置	3	数量、位置不清1~3分	
		疏散逃生工具(3分)	应急灯的数量和位置	3	数量、位置不清1~3分	
		火灾发生时抢救病人物品(3分)	防烟面罩等数量、存放位置	3	数量、存放位置不清1~3分	
	应急预案各岗位处置(60分)	接警人员(6分)	评估火情,火势可控灭火后报警,不可控时即刻报警	3	未及时报警3分	
			指引消防通道	3	未做好指引3分	
		防火负责人、总指挥(11分)	日间由麻醉科主任和手术室护士长担任,夜间由麻醉科值班负责人、手术室夜班组长报告并指挥火灾预案的启动	3	指挥人员未及时到场3分	
			安排人员立即切断电源、关闭氧气总阀门	3	电、气关闭不及时3分	

续表

评价指标			评价内容	分值	扣分标准	扣分
预案处置流程质量标准（80分）	应急预案各岗位处置（60分）	防火负责人、总指挥（11分）	指挥工作人员有秩序地将手术病人从消防通道疏散，并协助病人疏散；检查确认有无遗留人员	3	未有序疏散3分	
			疏散结束，清点病人和工作人员数量	2	未做好清点人数2分	
		麻醉医生（6分）	使用简易呼吸器或气囊保证病人呼吸平稳	2	物品准备不全2分	
			观察病人意识状态及病情变化	2	观察不及时2分	
			转移与保管病历资料	2	病历资料等资料丢失2分	
		手术医生（9分）	尽快结束手术	3	未终止手术3分	
			负责病人病情、伤口、引流管的处理	3	病人伤口处理不全3分	
			决定转移方式和转移点	3	未决定转移点3分	
		洗手护士（6分）	保护病人伤口	3	未做好伤口保护3分	
			评估病人情况	3	未及时评估病人情况3分	
		巡回护士（9分）	确认报警、限制、灭火等救援工作	4	未确认救援工作落实情况1~4分	
			组织手术间内病人转运	5	未组织手术间内病人转运5分	
		复苏护士（9分）	根据病人情况辅助呼吸	3	未连接辅助呼吸器3分	
			观察病人意识状态及病情变化	3	未持续观察病情3分	
			保管和转移病历资料	3	未保管和转移病历3分	
		辅助人员（2分）	协助手术病人疏散	2	未听从指挥2分	
		进修人员及学生（2分）	协助手术病人疏散	2	未听从指挥2分	

续表

评价指标		评价内容	分值	扣分标准	扣分
效果评价（10分）	熟练程度	各岗位配合默契	4	酌情 1~4 分	
		疏散有序	4	酌情 1~4 分	
		灭火设备使用熟练	2	酌情 1~2 分	
理论（10分）	提问内容	目的、注意事项	10	酌情 1~10 分	

（四）手术室火灾应急处置操作流程

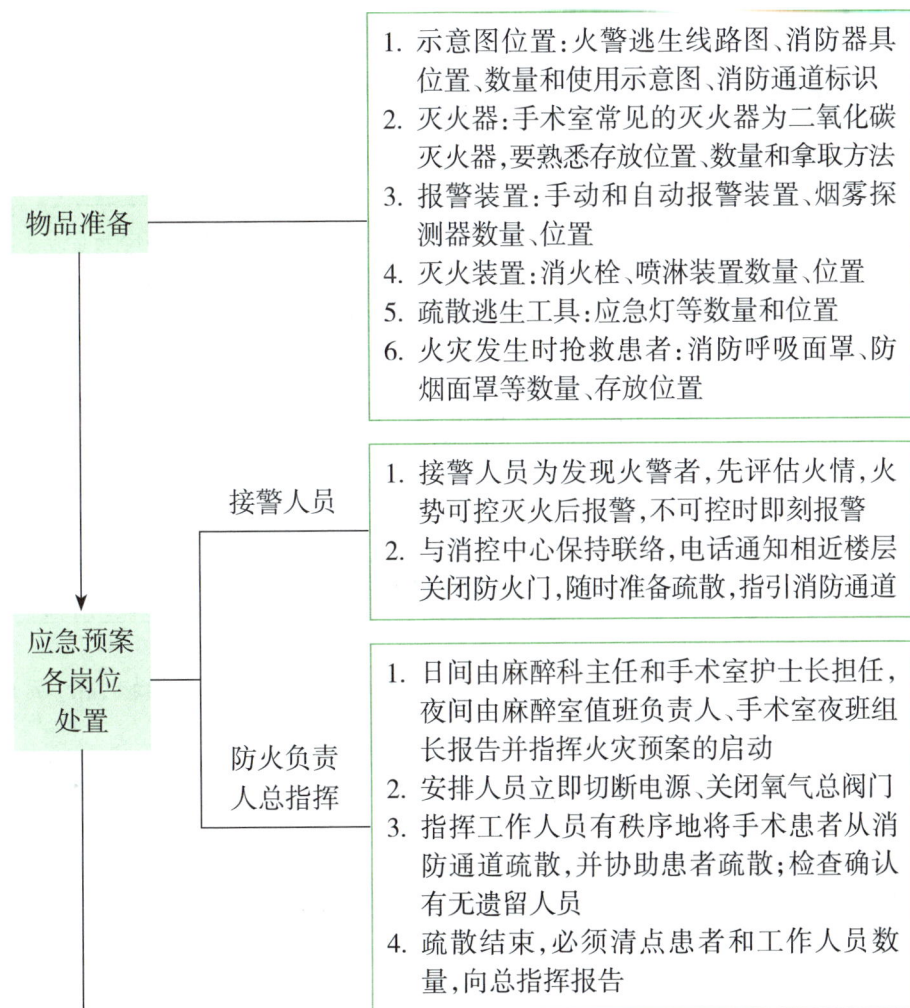

物品准备

1. 示意图位置：火警逃生线路图、消防器具位置、数量和使用示意图、消防通道标识
2. 灭火器：手术室常见的灭火器为二氧化碳灭火器，要熟悉存放位置、数量和拿取方法
3. 报警装置：手动和自动报警装置、烟雾探测器数量、位置
4. 灭火装置：消火栓、喷淋装置数量、位置
5. 疏散逃生工具：应急灯等数量和位置
6. 火灾发生时抢救患者：消防呼吸面罩、防烟面罩等数量、存放位置

应急预案各岗位处置

接警人员

1. 接警人员为发现火警者，先评估火情，火势可控灭火后报警，不可控时即刻报警
2. 与消控中心保持联络，电话通知相近楼层关闭防火门，随时准备疏散，指引消防通道

防火负责人总指挥

1. 日间由麻醉科主任和手术室护士长担任，夜间由麻醉室值班负责人、手术室夜班组长报告并指挥火灾预案的启动
2. 安排人员立即切断电源、关闭氧气总阀门
3. 指挥工作人员有秩序地将手术患者从消防通道疏散，并协助患者疏散；检查确认有无遗留人员
4. 疏散结束，必须清点患者和工作人员数量，向总指挥报告

麻醉医生
1. 停用吸入性麻醉气体,脱开麻醉机使用简易呼吸器或皮囊,保证手术患者呼吸平稳
2. 观察患者意识状态及病情变化
3. 负责麻醉手术记录的转移与保管

手术医生
1. 尽快结束手术或简单处置包扎/覆盖,并进行手术患者的转运
2. 负责疏散过程中的患者病情、伤口、引流管的处理
3. 决定转移方式和转移地

应急预案各岗位处置

洗手护士
1. 清点器械敷料
2. 保护患者伤口
3. 评估患者情况

巡回护士
1. 确认报警、限制、灭火等救援工作
2. 准备转运设备,组织手术患者转运
3. 做好病历资料的保管和转移

复苏护士
1. 根据患者情况辅助呼吸
2. 观察患者意识状态及病情变化
3. 负责患者转运病历的保管和转移

辅助及进修人员
协助手术患者疏散

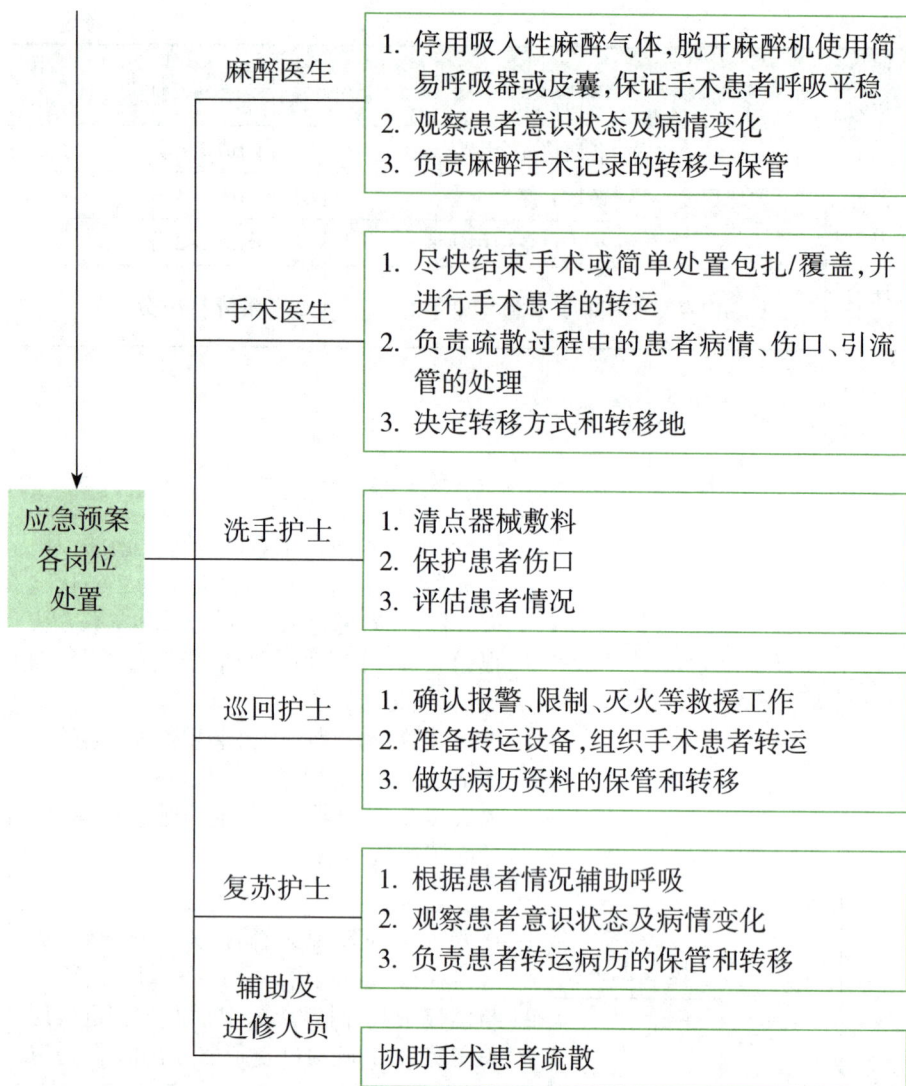

(彭玉娜　敬洁　李根娣　普鹰)

参考文献

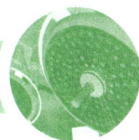

[1] 郭莉,徐梅.手术室专科护理[M].北京:人民卫生出版社,2019.

[2] 中华护理学会手术室护理专业委员会.手术室护理实践指南(2024版)[M].北京:人民卫生出版社.2024.

[3] 谢晋东,张明.医用放射防护学[M].北京:人民卫生出版社,2022.

[4] 秦月兰,郑淑梅,刘雪莲.影像护理学[M].北京:人民卫生出版社,2020.

[5] 谭文君,朱皓阳,张娜娜,等.半肝切除术中不同组织产生手术烟雾PM 2.5浓度及防护措施的研究[J].护理研究,2019,33(18):3258-3260.

[6] 刘秋爽,孙志丹,张妍,等.基于指南及专家共识推荐的腹腔灌注化疗药物选择及用药监护[J].实用药物与临床,2024,27(8):561-570.

[7] 中国核学会核应急医学分会,中华医学会放射医学与防护学分会,中华预防医学会放射卫生专业委员会,等.放射工作人员职业健康监护专家共识[J].辐射防护,2024,44(2):101-109.

[8] 张哲,朱奇,柳洋,等.大型综合医院放射防护管理探索与实践[J].中国医疗设备,2021,36(2):130-133.

[9] 谭文君,朱皓阳,马涛,等.局部负压吸引对手术室烟雾PM2.5浓度的影响[J].护理研究,2019,33(08):1325-1329.

[10] 段青鸾,洪彬芳,林珂,等.医护人员手术烟雾防范措施的证据总结[J].中国护理管理,2023,23(09):1339-1343.

[11] 陈伟伟,雷璐敏,张宇宏,等.不同类型手术烟雾的危害及其防护研究进展[J].解放军医学院学报,2023,44(08):922-927.

[12] 孙育红,张颖,支慧,等.手术室护理人员手术烟雾知识与防护行为的调查[J].中国护理管理,2022,22(04):529-533.